绩效评价、校正及优化研究
——以职业病防治领域为例

张　乐　窦丹丹　孟祥鹏　主编

山东大学出版社

图书在版编目(CIP)数据

绩效评价、校正及优化研究:以职业病防治领域为例/张乐等主编.—济南:山东大学出版社,2016.8

ISBN 978-7-5607-5596-0

Ⅰ.①绩…　Ⅱ.①张…②窦…③孟…　Ⅲ.①职业病—防治—研究　Ⅳ.①R135

中国版本图书馆 CIP 数据核字(2016)第 203131 号

责任策划:李昭辉
责任编辑:唐　棣　李昭辉
封面设计:张　荔

出版发行:山东大学出版社
　　社　　址　山东省济南市山大南路 20 号
　　邮　　编　250100
　　电　　话　市场部(0531)88364466
经　　销:山东省新华书店
印　　刷:山东省英华印刷厂
规　　格:720 毫米×1000 毫米　1/16
　　　　　16 印张　350 千字
版　　次:2016 年 8 月第 1 版
印　　次:2016 年 8 月第 1 次印刷
定　　价:35.00 元

编委会

主　编　张　乐　窦丹丹　孟祥鹏

副主编　栗　超　朱媛媛　刘素萍　玄丽丽　石秀娟

编　委　黄然然　刘芳名　王　璇　明　明　马德珍
李青彦　冯海霞　李蕴佳　苏　雨　吕仁君
王　欣　李　程　信　月　宗小兵　赵丽瑶
闫伟广　韩　雨　燕春婷　尹秀生　魏　晋
张　悦　姜珊珊　王　惠　慕一丹　马莹莹
邱　栋　孙伏伽　张新宇　刘丽娜　宓庆坤
郝　奇　曹　爽　张珈宁　万　瑞　王若楠
魏　然　孙　悦　郭　涛　范诒才

前　言

绩效评价是绩效管理的重要工具，对于强化责任、监控进程、界定成败影响因素和提供实证依据有着十分重要的意义。绩效测量是绩效评价过程中的一个重要组成部分，与其他测量工具一样，绩效测量也存在效度的问题，即测量绩效与实际绩效是否吻合的问题。真实的绩效没能被纳入测量绩效中的情况被称为“绩效缺失”，而非真实绩效被纳入测量绩效的部分被称为“绩效污染”。造成绩效污染的一个重要原因就是不可控的环境因素的干扰。如何剔除不可控因素对绩效的污染从而使得评价结果更为科学、可靠，已经成为绩效评价领域中一个亟待解决的难题，解决这一难题具有很强的理论意义。另外，绩效评价不是目的而是手段，只有明确了制约绩效的内部根源，并采取有针对性的干预措施，才能最终实现绩效改善及优化的目的。

目前我国已进入职业病的高发期和矛盾凸显期，职业病患者人数和死亡人数均居世界首位，职业病已成为重大的公共卫生问题和社会问题。职业病防治形势日益严峻的现实，使人们产生了“我国职业病防治工作是否有效，绩效几何”的疑惑。因此，以何种标准来衡量我国职业病防治工作所取得的成绩，如何客观、公正地对我国职业病防治的投入、产出以及结果进行综合评价，已成为各级政府关注的问题，也是亟待职业病防治领域理论研究者及实践工作者解决的问题。由此可见，解决这一问题还具有极强的实际价值。

本书以职业病防治领域为例，探讨了绩效评价的方法学以及优化策略。全书内容分上、中、下三篇，其中上篇为职业病防治绩效评价体系的构建及实证研究，中篇为区域职业病防治绩效不佳的经济学分析，下篇为发达国家职业卫生管理经验对我国的借鉴意义。

职业病防治绩效评价、校正及优化研究具有十分重要的意义：在理论上，这类研究可以完善绩效评价的方法;在实践上,这类研究可以为相关部门采取有针对性的干预措施提供实证依据。由于作者的能力所限,本书中错漏讹误之处在所难免,还望诸位读者多多批评指正。

张　乐

2016年7月24日

目 录

上 篇 职业病防治绩效评价体系的构建及实证研究

中篇　区域职业病防治绩效不佳的经济学分析

下篇　发达国家职业卫生管理经验对中国的借鉴意义

附　录

上篇

职业病防治绩效评价体系的构建及实证研究

第一章　职业病防治绩效评价体系研究概述

第一节　研究背景及意义

一、研究背景

作为社会群体的一员，职业人群面临着与一般人群相同的公共卫生问题的挑战；同时，作为某一特定职业的群体，职业人群又面临着诸多职业相关因素的威胁。因此，职业人群面临着双重的健康问题，其中职业病的发生就是较为严重的问题之一。

职业病是指企业、事业单位和个体经济组织等用人单位的劳动者在职业活动中，因接触粉尘、放射性物质和其他有毒、有害因素而引起的疾病，是严重危害劳动者身体健康和生命安全的疾病。从一定意义上来讲，职业病是一种人为的疾病，是经济发展特别是工业化的产物，其发病率与患病率的高低反映了生产工艺与技术以及医疗预防工作的水平。

（一）职业病防治体系的有效运行是职业健康的重要保障

职业病防治工作事关亿万劳动者的健康，关系到经济的可持续发展和社会的和谐稳定。但是，我国目前面临的职业健康形势却较为严峻，这也使得我国职业病防治工作的绩效评价工作备受社会各界的关注，也引起了党和政府的高度重视。目前，我国职业病防治体系正在逐步完善，但若要让该体系实现有效运行，绩效的提高就至为重要。然而，粗放型的经济增长模式以及我国职业病防治工作的积弱，使得职业病人群不断扩大职业病防治形势日益严峻，突出表现为以下五点：

（1）职业病危害接触人数、职业病发病人数和职业病患者死亡人数均居世界第一位。据不完全统计，我国涉及有毒有害作业的企业超过 1600 万家，接触职业病危害因素的人数超过 2 亿人，仅 2015 年一年我国新发职业病患者人数就达3万人;截至2015年,我国累计报告职业病发病人数已超过90万例,死亡15万多例。同时,由于我国职业健康监护的覆盖率仅为10%,因此现有的职业病例报告数字反映的显然只是“冰山一角”,实际情况会更加严重。

(2)职业病危害分布行业广,涉及煤炭、冶金、化工等30多个行业,尤其是在一些中小企业,劳动保护条件差,职业病危害尤为严重。一个不容忽视的事实是,在我国,中小企业占企业总数的90%以上。据统计,2015年我国50%的尘肺病例与66.74%的急性职业中毒事件发生在中小企业。

(3)尘肺病依然是最严重的职业病,且并没有得到有效的控制。据统计,2015年,我国尘肺病例数占职业病报告总例数的比例接近90%,急性职业中毒的发病率仍居高不下。

(4)劳动者流动性强,给我国的职业病防治工作增添了更大的难度。我国流动人口众多,约有2.5亿农村外出务工人员,其中约60%就业于职业健康风险高的行业。近年来,我国农民工人群职业病发病人数占总发病人数的比例达80%以上,已成为职业病的高发群体。

(5)职业病危害造成的经济损失和社会影响非常严重。据世界卫生组织的专家估计,职业病危害造成的经济损失相当于全球GDP的4%,我国每年因职业病危害产生的直接经济损失达1000亿元,间接经济损失达2000亿元。

职业病防治形势日益严峻的现实,迫使我们产生了以下疑惑:我国职业病防治工作是否有效?绩效几何?由此可见,以何种标准衡量我国职业病防治工作所取得的成绩,如何客观、公正地对我国职业病防治的投入、产出及结果进行综合评价,已成为各级政府关注的问题,也是职业病防治领域理论研究者及实践工作者亟待解决的问题。

(二)绩效评价是加强职业病防治体系建设研究的需要

职业病防治体系的自身建设关系到其能否有效运行、能否真正发挥保障劳动者健康安全的作用。不过,职业病防治体系的建设是一项复杂的系统工程,必须按照计划分阶段稳步推进。其中,关键在于系统地回答“职业病防治体系应该做什么?”“如何做?”“做这些需要什么条件?”“做得如何?”以及“总体的建设效果如何?”等一系列问题,主要可分为以下三个阶段,如图1-1所示。

第一阶段的重点是对职业病防治体系内外部环境的研究。该阶段的主要任务是:①在政府对职业病防治工作重视的基础上适当加大投入。其中,必须清晰界定职业病防治体系的公共职能,明确政府、职业卫生技术服务机构、职业卫生监督监管机构、用人单位以及其他辅助机构的功能定位,解决我国职业病防治体系定位不准、职责不清的问题,同时明确政府和用人单位的责任。②以全面落实公共职能为前提,明确职业病防治机构的人员、经费、设施、设备配置标准和政府对职业病防治工作的投入。③建立稳定、适宜的投入机制,提高投人效率。④改革管理体制，提高职业病防治体系的运作效率。⑤改革劳动人事制度，吸引高素质人才，稳定人才队伍。⑥规范职业病防治机构的技术服务。

第二阶段的重点是规范服务和能力建设。应该着重研究如何整合资源，提高工作效率和服务能力，更好地将职业病防治的各项公共职能落实到位，解决“怎么做”的问题。该阶段的主要任务是：①拟订并推行职业病防治体系能力建设标准，改善防治资源及工具。②开展现场检测、评价、督导以及实验室能力培训，加强职业病防治体系提供职业卫生服务的能力。③拟订并推行重点职业病防治工作技术规范，促进职业病防治工作的规范化。④拟订并推行各项职业病防治工作管理规范，促进职业病防治工作领域的管理科学化。

第三阶段的重点则是工作能力建设和绩效评估，即如何客观评估职业病防治机构乃至体系的工作绩效，建立工作绩效与投入之间的量化联系，全面推进职业病防治工作的科学管理。

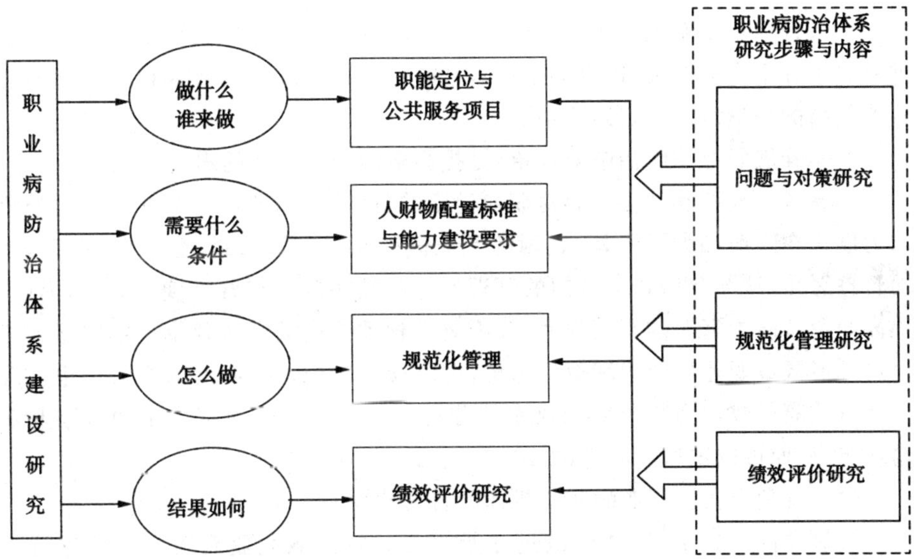

图 1-1　我国职业病防治体系建设研究进程

到目前为止，在上述三个阶段的职业病防治体系建设研究内容中，“做什么”“需要什么”和“如何做”的研究已经基本完成。“做得怎样”（即职业病防治体系的绩效如何）这一问题也随着职业病防治相关指标和任务被纳入政府绩效考核体系而被提上了议事日程。因此，如何科学地衡量职业病防治体系提供职业卫生服务的能力和效率和如何科学地评估职业病防治工作的评估标准及评估办法尚有待进一步的研究，以提出有效的解决办法，提高职业病防治体系的工作能力和效率，向劳动者提供优质高效的职业卫生服务。

（三）绩效评价是转变政府发展理念、促进可持续发展的需要

职业病防治工作有着外部性、公共性的特征，仅仅依靠市场机制这只“无形的手”无法有效解决这一难题；而在市场化的大背景下，政府的功能是为了弥补“市场失灵”，根据社会的发展要求和公众的需要提供公共服务是政府的职能核心，因此，政府在职业病防治领域担负着巨大的责任，职业病防治工作是政府公共服务的重要组成部分。目前，“绿色政府”的理念已经深入人心，经济的发展不能以牺牲环境和资源为代价，更不能以劳动者的鲜血为代价，因此，把职业病防治指标纳入政绩考核范围，有助于政府转变发展理念，摒弃以往单纯以经济增长为核心的政绩考核方式。通过实施职业病防治体系绩效评价，可以对政府部门履行其职业病防治职责的情况进行监督和考核，从而激励、促进和规范地方政府切实履行其职责，为劳动者提供一个更加安全、舒适的工作环境。

二、研究意义

绩效评价的实施对强化责任、监控进程、界定成败影响因素和提供实证依据有着十分重要的意义，因此，以职业病防治绩效评价为主要内容的本项研究具有较高的理论意义和实践价值。

（一）开展职业病防治绩效评价，是提高资源利用效率的需要

随着各级政府和社会各界对职业健康的日益重视，我国对职业病防治的投入力度正在逐渐加大。但是，我国的职业健康状况却没有得到显著的改善，反而日益恶化，这与政府相关部门的管理不力和效率低下有着直接的关系，因此，提高职业病防治资源的利用效率，改善政府相关部门的行政效率刻不容缓。而通过开展区域职业病防治绩效的评价，可以通过对职业病防治的投入产出情况以及对政府行政行为的效果和效率的分析发现职业病防治工作中的缺陷和薄弱环节，从而可以采取针对性的改进措施。

（二）有利于我国职业病防治机构的自身建设

绩效评价只是手段，绩效改进才是目的。对区域职业病防治工作进行评价，能充分发挥指标的激励作用和标杆作用，有利于当地政府对照标准进行横向和纵向的比较，找出自身的不足，从而加大对职业病防治工作的财政和政策支持力度，推动该区域职业病防治机构的自身建设。

（三）有利于我国职业病防治工作的科学评价

一直以来，由于其自身的复杂性、专业性和广泛性，导致职业病防治工作缺乏科学、合理的考核方法。目前，现有的评价方法多以一些历史资料或经验为主，有很大的局限性。本研究旨在构建一套以行政区域为对象的职业病防治绩效评价指标体系，并制定相应的标准和评价方法，从而可以科学、及时地对区域职业病防治工作进行考核。此外，本研究虽然以行政区域为评价对象，但采用

的相关方法和步骤、评价指标的形成、标准的确定和评价方法的选择都可以向以机构为评价对象的职业病防治工作绩效评价提供指导，这些均有利于对我国职业病防治工作的科学评价活动的开展。

第二节　研究目的

基于上述背景，本研究以职业病防治绩效评价为主题，旨在通过构建职业病防治绩效评价体系，对我国职业病防治的绩效作出科学、公正的评价，确定制约我国职业病防治绩效的关键因素，从而为相关部门采取针对性的改进措施提供客观依据。具体目标为：

(1)构建以行政区域为对象的职业病防治绩效评价指标体系，包括指标的筛选、权重的确定以及评价标准的形成等。

(2)探讨并完善绩效评价的方法学，并在此基础上构建职业病防治绩效评价及校正模型。

(3)通过对样本地区的实证研究，对构建的评价体系进行检验，并对样本地区存在的缺陷进行"诊断"，发现其中的薄弱环节，为实施针对性的改进措施提供依据。

第三节　研究内容

本研究围绕职业病防治的绩效评价与分析这一中心问题，从理论与实践两个方面进行了研究。首先，我们对国内外在该问题上的研究进展进行了综述，并分析了存在的问题。其次，我们构建了职业病防治绩效评价指标体系及评价模型。最后，我们从实务方面出发，以市级行政区域职业病防治绩效评价为例，对职业病防治绩效评价进行了系统研究。研究主要包括以下几个方面：

一、国内外相关研究进展

具体内容包括对绩效及绩效评价内涵的界定，绩效评价在卫生领域的应用，并对国内外在职业病防治绩效评价方面具体的研究进展进行了综述。

二、职业病防治绩效评价体系的构建

具体内容包括指标体系的构建、基础数据集的建立、评价模型的确定以及评价标准的形成等。

(一)职业病防治绩效评价指标体系构建的内容

通过政策分析、查阅文献和专题访谈，构建职业病防治绩效概念模型，以确

定评价的层面与维度;通过文献复习和专家专题访谈,从投入、产出和结果三个维度初选评价指标;利用 Delphi 专家咨询法,从指标的重要性、敏感性和可操作性角度对初选指标进行筛选,然后从区分能力的角度选用离散趋势法筛选指标,最后确定有代表性的常规指标体系。

(二)基础数据集的建立

其主要方法是利用现有数据以及专项调查的数据,建立职业病防治绩效评价的基础数据集。

(三)评价模型的确定

评价模型的确定包括职业病防治绩效的初步测量模型以及校正模型,并将二者结合形成职业病防治绩效评价模型。

(四)评价标准的形成

这是指采用百分比法,对各样本地区职业病防治绩效评价的结果进行分类。

三、职业病防治绩效评价实证研究

我们选择了山东省为样本地区,对构建的职业病防治绩效评价指标体系进行了信效度检验。在此基础上,我们进一步利用构建的评价模型对样本地区进行了评价,并确定了制约职业病防治绩效的关键因素。

第四节　研究思路与方法

职业病防治绩效评价是一个复杂的系统工程,因此,在对其进行研究时,需要有严谨的思路、科学的方法以及便于操作的步骤,这样才能使研究有章可循、有据可依。本研究采用理论与实证相结合的研究方法,通过对职业病防治绩效评价体系的开发和应用,进一步提出了完善我国各项职业病防治工作的政策建议,以供决策者参考。现分述如下:

一、研究思路

从一般意义上讲,研究计划步骤表现为计划的各项措施与安排以及计划内容的完整性。

(一)明确研究课题的内涵

要明确研究对象、问题和方法,部署所要研究的问题,特别是对某项目的具体行动步骤进行设计,就应采取收集资料和绩效评价行动相结合的方法。可以把研究计划付诸行动,在行动过程中不断发现问题、研究问题,并根据行动的实际情况随时调整计划、完善行动,以便在良性的状态中解决问题。

(二)阐述课题研究的背景

课题研究的背景即根据什么或受什么启发而开展本项研究的,以及此项研究的目的和意义,也就是为什么要研究,研究的价值是什么,解决什么问题;还有就是国内外研究的历史和现状,以及本课题研究的特色或突破点是什么。为此,研究人员应该认真、仔细地查阅与本课题有关的文献资料,了解前人或他人对课题或有关问题做过哪些研究及其研究的指导思想、研究范围、方法、成果等;还要把已有的研究成果作为自己的研究起点,并从中发现以往研究的不足。要确认自己的创意,从而确定自己研究的特色或出发点,这样既可以更加突出本课题研究的价值、意义,也可以使自己开阔眼界、受到启发、拓展思路。

(三)对研究范围边界的确定

本研究有一定的研究范围,其一是对研究对象的总体范围进行界定,其二是对一些研究对象的模糊概念进行界定,因为这既关系到研究对象如何选取,也关系到研究成果的适用范围。此外,对研究课题中的一些关键概念必须下比较明确的定义,以便使本研究在确定的范围内开展,从而做到研究思路明确清晰,具有可操作性,使本研究成为一个有确切含义的研究。

(四)确定课题研究的内容

研究人员应依据科学发展观,注重遵循"理论先行—善于解决热点问题—关键问题—准确选定科学问题—分析难点问题以及辨别问题根本原因"的顺序,从而得出解决方案,确立最佳方案,实现对工具表单和问题陈述检查表(构成要素)的有效运用以及得出对有关问题陈述的分析等,具体研究内容不再赘述。

二、研究方法

(一)文献法

文献法是指利用文献情报分类回顾分析法和文献资料分析优选法对国内外已开展的绩效评价模式进行回顾性分析,对已有的职业病防治绩效评价或考核的相关指标进行收集、汇总与分析。本研究所采用文献的主要来源是中文数据库 CNKI、CBM、万方数据库等,检索词包括职业病、职业健康、防治、疾病预防、疾病控制、绩效、绩效评价、绩效评估、影响因素等。我们还使用了外文数据库 Medline, Proquest, Elsevier,PubMed 等,检索词包括 occupational disease, occupational health, prevention and control, OHSMS, disease prevention, disease control, performance, performance evaluation, performance appraisal, influencing factor 等,以及相关政府文件、政府网站、报告等。

本研究方法的主要产出包括:①国内外职业病防治绩效评价的研究现状;②职业病防治绩效评价概念模型的形成;③职业病防治绩效评价体系设计思路

和理论框架的初步形成；④职业病防治绩效评价备选指标库的形成。

(二)头脑风暴法

头脑风暴法是由美国创造学家 A. F. 奥斯本提出的一种激发思维的方法，该法一般邀请 10～15 名相关领域的专家，通过无限制的自由联想和讨论，以产生新观念或激发创新设想。本研究邀请了 12 名在职业病防治实践和理论研究领域享有盛名的权威专家，对通过文献研究形成的备选指标库进行了论证，从而形成了职业病防治绩效评价指标体系的初稿，以供 Delphi 专家咨询。职业病防治绩效不可控因素模型的构建过程与职业病防治绩效评价指标体系的构建过程完全一致，在此不再赘述。

本研究方法的主要产出包括：①职业病防治绩效评价体系设计思路和理论框架的最终确定；②指标设计、筛选及其权重确定原则的确立；③第一轮专家咨询备选指标体系初稿的形成；④对备选指标的内涵、测量方法及其收集方式等进行界定。

(三)Delphi 专家咨询法

Delphi 法本质上是一种反馈匿名函询法，目前已在众多领域得到了广泛的应用。在本研究中，无论是职业病防治绩效评价指标体系的构建，还是绩效不可控因素模型的确立，均采用改进的 Delphi 法进行指标的筛选。本研究共进行了两轮函询。

1. 专家的选择

本研究选择了在疾病控制、职业卫生监管、职业卫生服务、医学教育或其他相关领域工作十年以上，具有副高级以上职称或硕士学位以上文化程度的专家，共计 30 名。

2. 咨询的实施

本研究通过邮寄或电子邮件的方式，向选择的专家介绍了本次咨询的背景、任务和意义，并开始了第一轮专家咨询。我们首先请专家根据自己的专业知识，针对指标的重要性、灵敏性及可操作性作出分析判断，收回咨询反馈信息后，对专家的积极系数、专家意见的协调程度等进行了分析。当专家意见的协调系数较高且具有显著性时，结束咨询。然后根据专家意见相应地调整指标体系，进行第二轮专家咨询。

3. 指标之间两两重要性的比较

本研究通过邮寄或电子邮件的方式，向专家介绍了最终入选的指标，请专家就各层次之间、各指标之间的两两重要性进行了比较，并据此确定各指标的权重。

4. 进行访谈

我们根据研究目的制定了访谈提纲，就指标的筛选和评价方法对专家进行了面对面半结构式的访谈。

本研究方法的主要产出包括：①职业病防治绩效评价指标体系的形成；②指标之间重要性的两两比较；③职业病防治绩效不可控因素模型的形成。

(四)现场调查

1. 样本地区及样本量的确定

本研究采用了分层随机抽样的方式，按照工业化水平的高低，将山东省地市级行政区域分为高、中、低三类，并从工业化水平高的地区选择了烟台市、威海市和莱芜市，从工业化水平中等的地区选择了枣庄市、济南市和潍坊市，从工业化水平低的地区选择了济宁市、聊城市和菏泽市，共计九个地级市为样本。

2. 调查方法

本研究采用定性和定量相结合的调查方式。定性研究方法主要是咨询专家，即就一些职业病防治绩效评价涉及的问题对选定的专家进行咨询；定量研究方法针对的是初选指标，主要是调查职业病防治绩效评价的常规数据，或用二级资料提取法来补充部分数据。

(五)统计与分析方法

研究人员在对原始数据资料进行了编码整理后，将其全部输入计算机，用软件 Access 建立数据库，在进行逻辑分析和处理后，在统计软件 SAS 9.1 上进行数据分析。本研究所采用的分析方法如下：

(1)用一般描述性分析、$\bar{x}$ 检验、权威系数、协调系数等方法分析 Delphi 专家咨询的结果。

(2)应用克朗巴赫 CV 系数检验指标体系的可信度，应用主成分分析法检验指标体系的结构效度，应用聚类分析检验指标体系的区分度。

(3)采用综合指数法对样本地区的职业病防治绩效进行初步评价。

(4)应用结构方程模型中的偏最小二乘回归法(PLSR)分析不可控的环境因素对职业病防治绩效的影响。

第五节　技术路线

本研究试图建立“确定概念模型—设计指标体系—选择综合评价模型—实证研究—结论”的研究框架和分析路线，围绕职业病防治绩效评价这一主题，以行政区域为评价对象，构建科学、合理的职业病防治绩效评价体系，并通过实证研究对其进行检验，最后根据评价结果确定制约职业病防治绩效的关键因素。本研究的基本技术路线如图 1-2、图 1-3 和图 1-4 所示。其中，图 1-2 为职业病防治绩效评价指标体系构建的技术路线，图 1-3 为职业病防治体系外部因素评价模型构建的技术路线，图 1-4 为绩效评价模型构建及实证研究的技术路线。

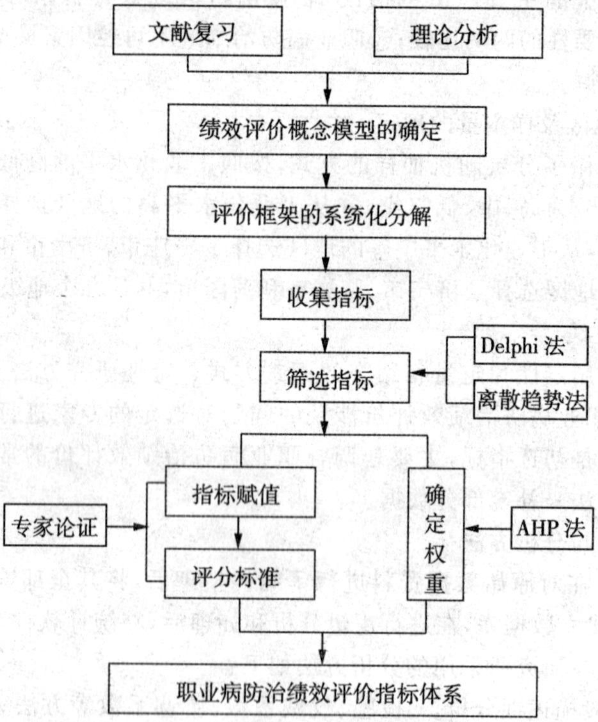

图 1-2　职业病防治绩效评价指标体系构建的技术路线

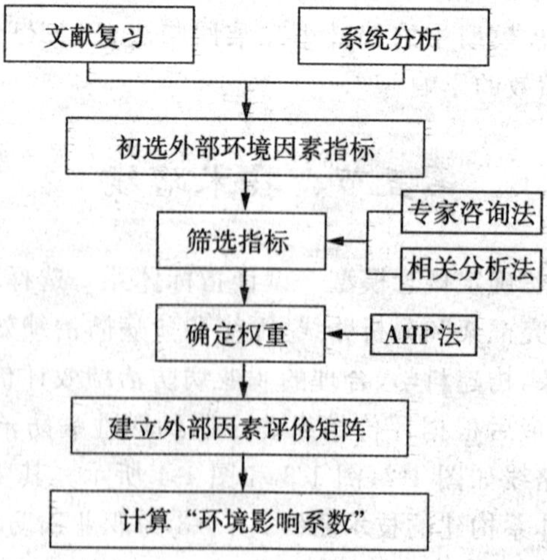

图 1-3　职业病防治体系外部因素评价模型构建的技术路线

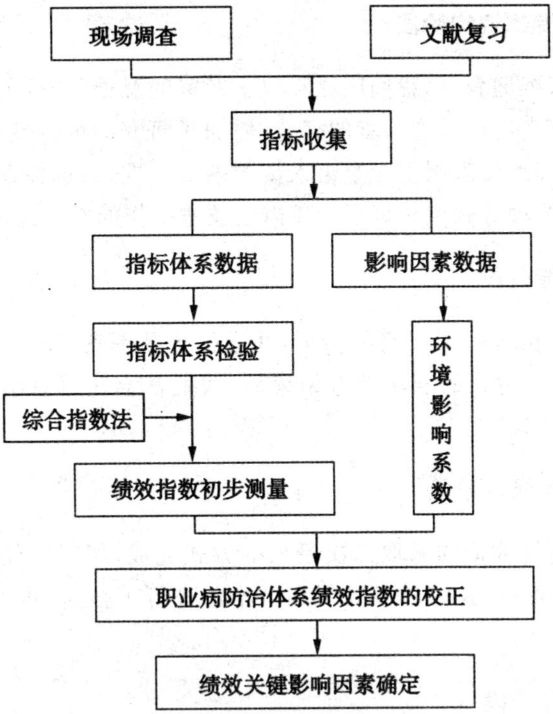

图 1-4　绩效评价模型构建及实证研究的技术路线

第六节　质量控制

本研究对职业病防治绩效评价研究的几个关键点进行了缜密的策划设计，在指标设计与初选、Delphi 专家咨询、数据统计处理和实证研究等阶段采取了必要的质控措施。

一、指标设计与初选阶段

指标设计是构建指标体系的第一步。在本阶段，我们查阅了大量相关文献，收集了相关政策和要求，按照“思路符合逻辑、方法得到公认、过程便于操作、结果容易考核、内容抓住重点、兼顾现实情况”的原则，初步选择了 127 个指标，然后通过专家咨询与论证及现场考察，筛选出了 56 个指标，以供下一步的专家咨询。

二、Delphi 专家咨询阶段

在设计专家咨询表时，我们广泛听取了专家的意见，进行了预调查，并根据调查结果对调查表进行了进一步的完善，增加了研究的可行性和科学性。为保证调查质量，我们严格限制了专家组人员的纳入标准，只选择在职业健康、疾病预防控制、卫生管理等领域从事了十年以上技术工作的专业人员。

三、现场调查阶段

我们对调查员进行了严格的培训，并进行了预调查，还对预调查中出现的问题进行了改正。每天的现场调查结束后，我们都会接着总结经验，提出遇到的问题，并加以解决。

四、资料整理录入阶段

本研究所有的数据均采取二次录入的方式完成，纠正了任何可能的错误。在资料录入的过程中，我们对极大值和极小值进行了核对，将不符合逻辑的数字作为缺失值处理。

五、指标处理阶段

本研究对指标计算的结果与实际情况相符合的程度进行了检查，若观察到异常值就回溯查找原始资料，及时纠正。

第七节　难点与创新之处

一、研究的难点

本研究的难点(即需要优先解决的关键技术问题)包括：

(一)如何筛选职业病防治绩效评价指标

评价指标的确定是绩效评价工作的基础。本研究所面临的第一个技术难题，就是以何种方法、采用何种纳入标准从众多的相关指标中筛选出灵敏度高、可操作性强的指标。本研究采用主客观相结合的方法筛选指标，前者主要是采用了 Delphi 法，后者主要是采用了离散趋势法，从而很好地解决了这一难题。

(二)如何确定各指标的权重和标准

对一个指标体系而言，如果没有各指标的权重和评价标准，那么这个体系就是没有效用的。因此，以何种方法确定指标的权重和标准，是本研究所面临的又一技术难题。本研究采用了主客观赋权相结合的方法，其中前者主要是采用了改进的层次分析法，后者主要是采用了熵值法，从而很好地解决了这一难题。

（三）如何使绩效评价结果能够横向比较

绩效评价不是目的，只有对绩效评价结果进行横向或纵向的比较，并据此采取必要的激励约束措施，才能达到绩效改进的目的。但是，目前的绩效评价结果是不能进行横向比较的，因此，如何确定影响职业病防治绩效的不可控因素，并定量测算其对评价对象的影响程度，从而对职业病防治绩效进行有效校正，是本研究所面临的又一技术难题。本研究筛选了不可控的环境因素，并建立了其与职业病防治绩效指数之间的回归模型，在此基础上计算了“环境影响系数”，以消除不可控因素的干扰。

二、研究的创新之处

本研究的创新之处有以下几个方面：

（一）研究对象的创新

目前，关于职业病防治绩效评价的研究较多，但多以职业病防治体系的各子系统为评价对象，而以整个防治体系为评价对象的绩效评价研究却未见报道。本研究所要开展的职业病防治绩效评价选择以整个区域的职业病防治体系为评价对象。

（二）研究思路的创新

本研究在对职业病防治体系进行绩效评价时，不仅考虑了职业病防治体系及其各子系统的结构、功能以及运行效果，而且还将外部环境因素的影响考虑在内了。本研究不仅要构建职业病防治体系绩效评价指标体系，而且还将建立外部因素评价模型：前者用来对绩效进行初步测量，后者用来测量环境因素对职业病防治绩效的影响程度，最后，将二者结合起来对职业病防治体系的绩效进行评价和校正。

（三）研究方法的创新

如何剔除不可控因素的干扰一直是评价领域中的一个难题，本研究通过PLS模型构建了不可控因素与职业病防治绩效的回归方程，并结合内部影响因素模型定量测量了职业病防治绩效评价中不可控因素的作用，计算出了每个评价区域的“环境影响系数”，从而为实现剔除这些不可控的环境因素影响的目的打下了坚实的基础。

（四）研究结果的创新

我们的主要研究内容之一就是职业病防治体系绩效评价指标体系的构建，这将填补该研究领域内的一项空白。另外，由于本项目对外部环境因素对绩效的影响进行了定量测定，并用测定的“环境影响系数”作为校正因子对初步测量的绩效指数进行校正，从而在一定程度上剔除了外部环境因素对绩效的干扰，从而使得评价结果更加客观、公正，可以进行横向比较。

本章小结

本章是本研究项目的绪论部分，主要是通过对背景的介绍提出了研究的主要问题——对职业病防治绩效的评价及分析，并通过对国内外研究进展的分析，提出了开展本项研究的重要意义。本章主要介绍了研究的基本思路、方法以及研究的逻辑框架，包括研究的目的意义、研究的主要内容、研究的方法以及技术路线等。

第二章　国内外相关研究进展

第一节　绩效与绩效评价的内涵

对绩效内涵的界定是研究绩效评价的逻辑起点。从字面意义上讲，“绩”是指业绩，“效”是指“效果”，因此综合来讲，“绩效”指的就是对一个组织、机构或内部成员的业绩与效果的全面系统的表达。目前，学术界对绩效的定义尚未形成统一的意见，且对绩效内涵的理解存在以下三种截然不同的观点：

第一种观点认为，绩效是胜任力，即支撑条件。经济合作与发展组织(OECD)认为绩效是获取与使用资源的能力，是机构或政府在成本预算的基础上获取并高效率地利用资源来实现目标的熟练程度。目前，在资源有限的条件下，胜任力日益成为绩效考核的重要内容。

第二种观点认为，绩效是行为或过程。Murphy 认为绩效是与目标有关的行为；Campbell 认为，绩效包括与组织目标有关的，且可以按照个体的能力(即贡献程度)进行测量(衡量)的行动或行为。Campbell 强调绩效是行为本身，而不是行为的结果。

第三种观点认为，绩效是结果。以 Bernardin 为代表的“绩效就是结果”这一观点的持有者认为，绩效是在特定时间内，由特定的工作职能或活动产生的产出记录；孟华则认为绩效是一个机构或组织的相关活动或项目的产出和结果。

绩效评价就是指运用数理统计和运筹学方法，采用特定的指标体系，对照统一的标准，按照一定的程序，通过定量定性对比，对企业或组织一定经营时期内的经营效益和经营者的业绩作出客观、公正和准确的评价。评价模式和评价方法的选择是绩效评价的关键，其中前者包括评价主题、评价维度和评价指标三个方面。

评价主题即评价的主体范畴，一般认为评价主题包括“3E”，即“经济”(Economy)、“效率”(Efficiency)和“效益”(Effectiveness),后来又加入了“公平”(Equity)指标,形成了“4E 理论”。目前,质量也越来越受到重视,而且已经成为评价的主题之一。

评价维度是指对评价对象和评价行为的类型划分,它并不是一成不变的。美国政府在进行绩效评价时,采用的是投入、能量、产出、结果、效率和成本效益以及生产力这六个维度,而在采用平衡计分卡法构建指标体系时,则采用财务、顾客、内部流程和学习与创新这四个维度。

评价指标是评价内容的载体。在绩效评价的过程中,指标的选择和确立是最为关键也是最为困难的工作,指标的筛选应遵循 SMART 准则。

绩效评价的方法分为定性和定量两种,前者主要以访谈的形式进行,后者则包括多种数理统计方法,目前常用的有模糊综合评价法、层次分析法、主成分分析法、神经网络模型法、综合指数法及 TOPSIS 法等,以上各种方法并没有优劣之分,只是适用范围不同而已。

目前,绩效评价在公共管理领域已有较为广泛的应用,并已成为各级政府和机构以及非营利性组织的重要评价手段。1983 年英国公布的《英国国家审计法》将政府绩效评价定义为:“检查某一组织为履行其职责而使用资源的经济性、效率和效益的情况”,这就是著名的“3E 理论”,后来又将公平性加入其中,形成了如今的“4E 理论”。1993 年颁布的美国《政府绩效结果法案》对绩效测量的过程作出了明确的界定,它提供了对任何组织都适用的绩效评价纲要,因此,《政府绩效结果法案》也被戏称为“项目评价人员的全面就业方案”。

第二节 绩效评价在卫生系统中的应用

一、国外卫生系统的绩效评价研究

2000 年发布的《世界卫生报告》提出,卫生系统的目标主要有三个,分别是促进健康、增强反应性和确保卫生筹资的公平性。在此基础上,世界卫生组织给出了卫生系统绩效的定义:“卫生系统绩效就是指在给定的卫生资源下,卫生系统三个总目标的完成情况。”此外,世界卫生组织还并制定了卫生系统绩效评价的框架,分别是人群总体健康水平、不同人群的健康水平差异、卫生系统总体反应性、不同人群中卫生系统的反应性差异、不同人群医疗卫生费用的分担情况。

在此基础上,各个国家和地区也纷纷开展了对卫生系统的绩效评价。例如,澳大利亚成立了“国家卫生系统绩效委员会”,并制定了卫生系统绩效评价的框架,该框架包含三个层次,分别为健康状况和健康结果、影响健康的决定因素和卫生系统绩效，测量内容包括有效性、适宜性、效率、反应性、可及性、安全性、连续性、能力和可持续性九个方面。

二、国内卫生系统的绩效评价研究

目前，我国对卫生系统绩效评价的研究主要集中在医院、社区卫生服务及新型农村合作医疗等方面，对疾病预防控制绩效评价的研究尚处在探索阶段，对职业病防治绩效评价的研究更少，基本是一片空白。

目前我国对疾病预防控制总体绩效的研究主要包括两个层次：其一是对区域疾病预防控制绩效的评价，其二是对疾病预防控制机构绩效的考核。蔡正茂、郝模等人对疾病预防控制的功能和目标进行了系统的分解，利用 Delphi 法构建了包含 6 个一级指标和 19 个二级指标的区域疾病预防控制绩效评价指标体系，并对评价的方法学进行了探讨。2008 年，卫生部制定了《疾病预防控制工作绩效评估标准》，其中既包含了对区域疾病预防控制绩效的评价，又包含了对疾病预防控制机构绩效的考核标准。郭玉莲构建了地方公共卫生支出项目绩效评价指标体系，其中包括对“肺结核防治”与“艾滋病防治”等六个公共卫生支出项目的绩效评价。

对单个疾病防治绩效的研究则主要集中在传染病和慢性病方面。李洁雪、秦侠等从需求评价、组织保障评价、防治活动评价、防治效果评价、经济学指标评价、满意度和反应性六个方面出发，构建了包括 6 个一级指标和 52 个二级指标的艾滋病综合防治绩效评价指标体系；陈任对艾滋病综合防治绩效评价中防治活动和经济学评价指标进行了探讨；李霞对艾滋病综合防治绩效评价中防治效果、满意度和反应性指标进行了探讨；李绍奎对艾滋病综合防治绩效评价中需求评价和组织保障指标进行了探讨。

刘飞鹰利用 Delphi 法筛选出了 9 个指标对结核病的防治效果进行了评价；罗万军构建了一套包含 6 个一级指标、15 个二级指标和 39 个三级指标的结核病防治效果评价指标体系；李新旭对中国结核病防治规划与监测评价指标的可行性进行了论证；王明科构建了一套乡镇级结核病防治效果评价指标体系，其中包括 4 个一级指标、7 个二级指标、25 个三级指标；徐凌忠教授从政策评价的角度出发，对我国结核病防治策略的效果进行了评价。

三、国外职业病防治绩效的评价研究

目前，国外对公共卫生绩效的研究较为成熟，但对职业病防治绩效评价以及其影响因素的研究则不多。目前国外关于职业病防治绩效评价的研究主要集中在以下三个方面：政府干预职业病防治的必要性，以用人单位或职业健康安全管理体系（OHSMS）为对象的绩效评价和以政府及相关部门为对象的绩效评价。现分述如下：

(一)政府干预职业病防治的必要性

国外对于政府干预职业病防治必要性的研究存在两种截然不同的观点：以Thomas C. Schelling为首的支持者认为，工作场所中存在的安全健康风险应该归入政府的管制范围，应通过政府干预促使企业消除存在的风险，保护工人的安全与健康。与之相反，英国古典经济学家亚当·斯密则提出了安全与健康后果的“危险自负说”理论。他认为，雇主与工人约定的工资标准包含了对工作岗位风险的补偿，工人既然接受了雇佣条件，说明他们自愿接受了风险。这一理论成为质疑职业病防治政府干预的理论基础。这一观点得到了Richard Thaler和Sherwin Rosen等人的支持，即通过补偿性工资差别来激励工人从事危险性较高或环境条件较差的工作。

Bacow也质疑政府干预职业病防治的成效，他认为政府的许多功能完全可以由工会来执行，并且能执行得更好。Simcon Djankov和Rafael La Porta等人认为政府干预职业病防治会造成低效率、高成本，这显然与政府干预的公共利益理论相冲突。学者Andrei Shleifer和Robert W. Vishny认为政府和政府官员是为了自己的利益而进行干预的，政府官员会利用手中的权力寻租，同时执法者很可能会受到企业的干扰而影响执法，甚至出现腐败行为。

(二)职业健康安全管理体系(OHSMS)效果评价

Robert Smith对OSHA的效果进行了研究，他调查了一些实施OSHA的企业，并采用大样本分析了1973～1974年OSHA对制造业职业病发生率的影响。其研究结果表明，OSHA的效果是比较好的。Wayne Gray和Mendeloff以美国制造业1979～1998年的历史数据为样木，对OSHA的效果进行了考察，发现OSHA在减少职业病的发生方面起到了积极的作用，只不过随着时间的推移其效果有所减弱罢了。目前以OECD为首的国家及理论界多采用成本收益分析或成本效果分析的方法来评价职业病防治的效果。Ghahramani采用对照试验的方式，通过比较实施与不实施OHSMS的企业的职业病发生情况对OHSMS的运行绩效进行了评价。Yoon等人对实施OHSMS的100家韩国建筑企业进行了调查，发现2006～2011年间这些企业的职业病和安全事故发生率下降了67%。Yazdani等人从单一病种入手探讨了OHSMS的绩效，结果发现OHSMS能有效降低MSD疾病的发病率。

(三)以政府或相关部门为对象的职业病防治绩效评价

Bena以建筑行业为例评价了组织管理对降低职业健康安全事故的作用。Godderis通过专家咨询的方式，在登记的常规指标中筛选出了评价职业卫生服务绩效的指标，构建了职业卫生服务绩效评价指标体系。Johanna利用成本—效益模型对职业卫生服务的绩效进行了评价，van Dongen则利用成本—效益模型对职业卫生干预措施的绩效进行了评价。此外，Tompa、Uegaki 及 Verbeek 等人也进行了相关研究。

四、国内职业病防治绩效的评价研究

与国外相比，目前我国对职业病防治绩效评价的研究较少，且多集中在对政府和用人单位的评价上，现分述如下：

(一)以政府或相关部门为对象的绩效评价

2008 年，卫生部制定了《疾病预防控制工作绩效评估标准》，其中在对疾病预防控制机构的绩效考核中，涉及职业病防治绩效的指标只有 2 个。2011 年 5 月，卫生部发布了《职业病防治机构能力建设指导意见(征求意见稿)》，从职业病防治重点项目开展情况、运行保障等八个维度对防治职业病机构的能力建设情况进行了考核。2012 年 6 月，我国制定了《职业病危害防治考核办法(初稿)》，其中包含了职业病危害因素检测率、职业卫生监督覆盖率等 12 个考核指标，并规定了各指标的评分标准。在此基础上，冯志明、倪锦标、肖友立等人对相应行政区域的职业病防治机构的能力建设情况进行了评价。

孙胤羚在对我国职业卫生管理政策进行分析的基础上，对政府职业卫生管理绩效进行了评价。柯娜对政府职业卫生监管的成本及收益进行了分析，但仅停留在理论层面，没有进行实证研究。

汤海滢及蒋冰玲利用统计学方法筛选出了 13 项指标，用以评价不同行政区域的职业卫生管理能力。

(二)以用人单位或 OHSMS 为评价对象的研究

张敏开发了用人单位职业病防治评估体系及相关工具，从 12 个方面 95 个细目提出了具体的评分标准、要点及依据。李甜甜根据职业卫生绩效操作手册和相关的职业病防治措施，构建了企业职业健康绩效考核体系。张敬东利用有代表性的 9 个指标，对湖北省 68 家企业的职业健康管理水平进行了聚类分析，并将其划分为四个等级。

黄盛仁构建了一个评判组织职业安全健康管理体系绩效的模型，他认为 OHSMS 的绩效主要包括四个方面：①安全信誉的提高；②工作效率的提高；③工伤事故和职业病减少；④其他社会效益。此外，他还给出了以上四个方面的定量核算方法。杨甲文设计了一些主动和被动测量指标，从员工认可度、事故率、企业经济和社会效益三个方面评价了 OHSMS 的绩效。边卫华通过对实施 OHSMS 后影响的社会和经济效益、管理问题、事故影响以及职业伤害等方面进行了调查，结果显示 OHSMS 正向作用突出。周小燕对 OHSMS 绩效进行了测量，但她并未构建相应的指标体系，而是通过比较某钢铁企业在实施 OHSMS 前后一些职业病危害因素的浓度或强度的变化来评价其绩效。陈全构建了基于二元语义的 OHSMS 绩效评价模型，并将其应用于实证研究。

我国国家安全监督管理局利用其编制的《职业安全管理现状调查表》对 125 家实施 OHSMS 的企业进行了调查，对 OHSMS 的效果进行了评估，结果表明 OHSMS 具有良好的经济效益和社会效益。

(三)以区域为对象的职业病防治绩效评价

汤海滢及蒋冰玲利用统计学方法筛选出了 13 项指标，用以评价不同行政区域的职业卫生管理现状。朱俐冰利用 TOPSIS 法对青岛市各行业职业卫生管理状况进行了评价。此外，卫生部还发布了《职业病防治机构能力建设指导意见》，对区域职业病防治绩效考核指标进行了界定。张乐等人从投入、产出和结果三个维度构建了政府职业病防治绩效评价指标体系，并以山东省 9 个市为样本地区进行了实证研究。但是，以上这些以区域为对象的职业病防治绩效评价的考核目标均为政府及职业病防治机构，而不包括用人单位及劳动者等。

(四)职业病防治绩效影响因素研究

陈秋玲利用我国省际面板数据，借助广义回归模型对影响地区安全生产的经济社会风险因子进行了分析，结果显示，地区人均 GDP、GDP 增速、产业结构系数、城市化水平、从业人员素质等因素对地区安全生产形势有正面影响，第二产业从业人员比重、高危行业增加值占比则起负向作用；王崇鲜、房曰荣等人则分别对北京市和福建省的安全生产的经济社会风险因子进行了分析。

陈小娥、蓝恭彦等人认为，造成我国职业健康形势不断恶化的原因是政府的不作为，以及用人单位社会责任感的丧失；杭一平认为用人单位与劳动者“学法”“用法”的自觉性和职业健康监管机构执法的严格与否是影响职业病防治效果的重要因素；张莹、李小三等从博弈的角度分析了影响用人单位职业安全健康投入的原因。

本章小结

本章对国内外相关研究进行了详细的综述，并发现目前的研究存在以下问题：

首先，职业病防治绩效评价总体上不系统。从“大卫生观”的角度来看，职业病防治体系应该是一个复杂的、多层次的体系，它应该包括政府相关职能部门、用人单位、劳动者和职业卫生技术服务机构等，它们均在职业病防治工作中发挥着不可或缺的作用，因此，所要评价的职业病防治绩效是其共同努力的结果。但是，目前无论是政府部门还是学术界，在进行职业病防治绩效评价时，均仅对其中一部分或几部分进行评价，这显然是不合理、不系统的，不利于绩效评价工作的开展。

其次，职业病防治绩效评价指标体系的不完善。目前尚未形成统一的、公认的指标体系，在进行职业病防治绩效评价时多采用职业病发病率或死亡率等几个有限的指标来衡量职业病防治绩效，这是不全面的。

再次，职业病防治绩效评价的方法学不健全。目前在进行职业病防治绩效评价时，没有将不可控的环境因素考虑在内，因此，无论采取何种综合评价方法，得出的评价结果都不能做到公平、公正，也不能进行横向比较。

最后，缺乏对职业病防治绩效评价结果的深层次探讨。绩效评价仅是手段，绩效改善才是目的。因此，对职业病防治绩效影响因素的研究就非常重要了。目前，对职业病防治绩效影响因素的研究尚停留在简单的定性分析层面，无法对其进行定量测量，因此缺乏实际应用价值。

第三章 理论及方法学基础

第一节 概念界定

一、职业病防治体系及策略

(一)职业病防治体系概述

我国职业病防治体系构建的基本准则是“用人单位负责、行政机关监管、行业自律、职工参与和社会监督”。其中,政府处于主导地位,负责对一定区域内的职业病防治工作进行监管,并且通过开设相关机构而间接提供职业健康服务,而用人单位则是直接负责人。

目前,我国的职业病防治体系可分为四个层次:第一个层次是职业病防治政策的制定与规划机构,如辖区政府、人大等,其主要负责区域职业病防治工作的规划,提供财政和政策支持等;第二个层次是行政管理机构及执法监督机构,主要包括卫生行政部门、安监部门、工会及卫生监督所等部门;第三个层次是职业病防治辅助机构和职业卫生服务机构,其中前者包括科学技术局、发展与改革委员会、人社局、财政局、媒体及相关社会团体,后者主要包括疾病预防控制中心、职业病防治院、职业病鉴定机构、职业病诊疗机构、民营服务机构等;第四个层次是用人单位及劳动者。以上四个层次共同构成了我国目前的职业病防治体系,如图 3-1 所示。

(二)职业病防治策略简介

我国职业病防治工作采取的是三级预防策略。其中,一级预防(即病因预防)包括通过岗前体检防止有职业禁忌证者从事相关工作,有职业病危害的建设项目要严格执行“三同时”制度,并通过改进生产工艺和生产设备、合理利用防护设施及个人防护用品等方法减少劳动者接触职业病危害因素的机会和程度;二级预防主要是定期对作业环境进行职业危害因素的检测和对接触者的定期体检，以早期发现病损，及时预防、处理；三级预防主要是在职业病危害发生以后予以受害者积极的治疗和合理的促进康复处理，主要措施包括将已受职业病危害的接触者调离原有岗位并予以合理的治疗，根据接触者受到损害的原因对生产环境和工艺过程进行改进，既治病人又治理环境，促进患者康复并预防并发症的发生，等等。

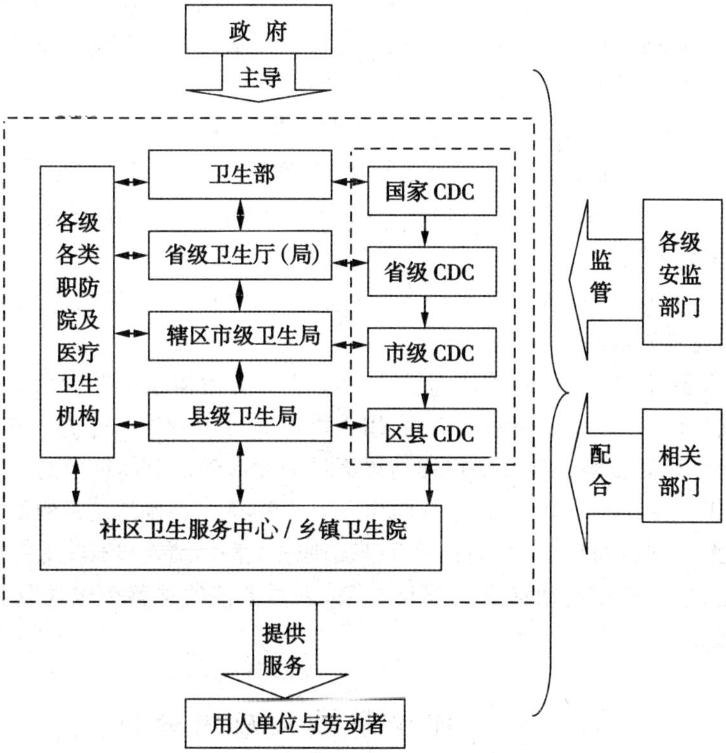

图 3-1　我国职业病防治体系框架

二、绩效评价概念界定

一般而言，对理论的研究首先始于概念的界定。在对职业病防治绩效评价进行系统研究之前，应该先对职业病防治绩效进行界定。本研究首先对绩效及绩效评价理论进行论述，进而界定职业病防治绩效的概念及内涵。

对绩效内涵的界定是研究绩效评价的逻辑起点，目前关于绩效的定义尚未形成统一的意见，学术界对绩效内涵的理解存在三种截然不同的观点：其一，绩效是行为或过程；其二，绩效是结果；其三，绩效是胜任力。这三种观点各自的缺点都很明显："行为学说"由于缺少目标激励，导致预期目标难以实现；"结果学说”容易导致行为短期化;“胜任力学说”由于片面强调自身能力建设而忽视了执行的过程和结果。因此,只有将三者有机结合起来,才能真正还原“绩效”一词的本质。

本研究将职业病防治绩效定义为“在现有条件下,一定区域内从事职业病防治工作的组织或机构履行其职责的过程及其取得的成绩和效果”。因此,职业病防治绩效评价就是指运用数理统计和运筹学方法,采用特定的指标体系,对照统一的标准,按照一定的程序,对一定行政区域内职业病防治绩效(职能履行过程、保障条件、成绩及效果)进行量化表达的过程。

需要注意的是,职业病防治绩效评价的对象包括三个层次,分别是宏观、中观和微观。其中,宏观层次以行政区域为评价对象,中观层次以职业病防治机构或企业为评价对象,微观层次以科室或个人为评价对象。本研究的对象为宏观层次,主要原因为:

(1)我国的职业病防治机构是按照行政区域划分的,相应的职业病防治工作也主要是在其所辖区域内进行的。

(2)职业病防治工作的落实需要整个职业病防治体系的共同努力,包括政府及相关部门、各级职业病防治机构、用人单位和劳动者等的通力合作,因此对任一行政区域而言均会涉及如何评估该区域职业病防治总体绩效的问题。

(3)职业病防治绩效是多部门共同作用的结果,无法精确地定量测量单个职业病防治机构或岗位的贡献,而评价一个区域的职业病防治绩效却不涉及这一问题。

因此,本研究以行政区域为评价对象,主要考核的是整个宏观职业病防治体系的绩效。

第二节　理论基础及应用分析

本节从系统的角度出发,以系统论、卫生系统宏观模型、信息论、复杂系统理论等为立论基础,介绍了逻辑框架理论以及内部因素评价矩阵理论,并探讨了这些理论在本研究中的应用情况,现简述如下:

一、系统论

系统论(ceneral system theory)是研究系统的一般模式、结构和规律的科学,它研究各种系统的共同特征。系统论认为,整体性、关联性、等级结构性、动态平衡性、时序性等是所有系统的共同的基本特征。系统论的核心思想是整体观念,贝塔朗菲(Von Bertalanffy)强调,任何系统都是一个有机的整体,研究应着眼于系统、要素、环境三者的相互关系和变动规律性,并优化系统的整体功能。著名学者钱学森认为,所有改造客观世界的从系统角度来设计、建立以及运转的工程实践都是系统工程,他还把系统工程运用的所有理论和方法统称为“运筹学”。20 世纪 60 年代耗散结构理论、协同学理论和突变论的诞生进一步丰富了系统论的内容。系统论不但已成为现代科学技术重要的生长点,而且还为丰富和发展辩证唯物主义提出了新课题,并提供了大量新素材。

任何一个系统在运行过程中都可以将一定的输入转化为一定的输出,通过对环境的影响进一步反馈给输入,然后再进行下一个循环,因此我们可以把系统的活动归纳为:输入、运行、输出和反馈四个环节,其中反馈包含两层意思,一是系统输出对环境的影响,其二是环境对系统的影响,如图 3-2 所示。

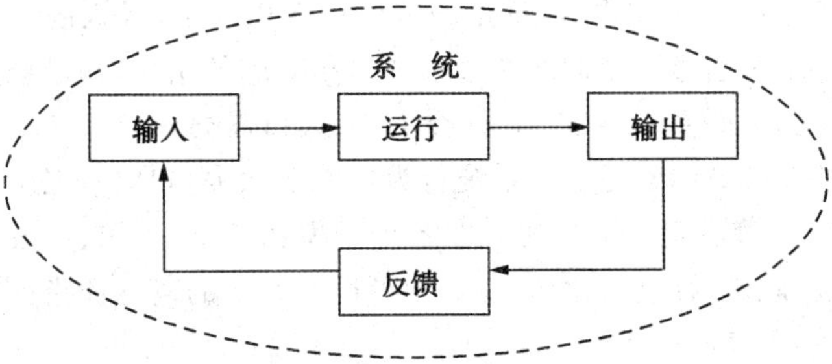

输入:指环境对系统的作用,即环境向系统输入物质、信息和能量的过程。
运行:指系统内部对接受的物质、信息和能量进行加工处理或改造,使之转化为新的形式的物质、信息和能量的过程。
输出:将系统转化的物质、信息和能量反输入给环境,并反作用于环境,这是系统存在的目的,是系统效率和目标实现程度的表现。
反馈:把系统的输出结果对环境的影响作为新的信息输入到系统中,开始新一轮的循环。

图 3-2 卫生系统宏观模型及其子模

显然,系统输出受到系统内部和外部环境的影响,前者起决定作用,后者通过前者发挥作用。职业病防治工作涉及自然、社会、经济的各个方面,是一项复杂的社会系统工程。在这一原理的指导下,本研究将区域职业病防治体系视为一个复杂的系统,从更为宏观的角度确定了职业病防治绩效评价的框架:输入(资源、信息等)、运行(防治活动)、输出(活动结果)、反馈(环境影响),充分考虑了外部环境因素对系统的影响。

同时,系统论认为任何复杂的系统都有一定的结构层次,都可以从纵向上把它划分为若干等级的系统层次结构,这就为本研究指标体系的构建提供了思路。我们可以把确定的框架进行层次化分解,从而形成指标体系的二级指标,然后按照此思路将二级指标再次分解为更具体的指标,这样结合文献复习的结果,就可以形成指标库以供专家筛选。

二、卫生系统宏观模型

该模型应用系统论对卫生系统的运作规律进行了描述，其基本原理是：卫生系统内部依据“结构—过程—结果”规律运作，这种影响和制约形成了卫生系统内部相对动态平衡的关系。

“卫生系统宏观模型”提示我们：①卫生系统的构成虽然繁杂，但是却能够借助一系列的子模对其进行精确表达。②各个构成子模之间是有关系的，而且关系明确，各个子模之间的相互影响和相互制约形成了卫生系统的相对动态平衡。卫生系统遵循一定的程式，在特定的卫生行政模式下，投入的卫生资源由一定的卫生服务组织通过一定的服务过程产出相对应的结果，即系统结果和健康结果，而经济发展水平、政治结构、社会文化、人口需要、生物、环境和行为习惯等卫生系统外在影响因素是卫生系统行为的外在动力，它们对卫生系统内部的相对动态平衡起着决定性的作用。③各个子模如资源、组织、行政、过程、结果以及社会经济、政治、社会文化、环境等均可用一系列的概念和指标来准确表达，具体如图 3-3 及表 3-1 所示。

职业病防治体系属于卫生系统的一个子系统，因此可以借助该模型中的一系列子模或模块来进行精确勾勒；职业病防治体系同样遵循着“结构—过程—结果”的内部规律运作，同时也受着系统外的经济发展水平、政治结构、社会文化、人口需要、生物、环境和行为习惯等的影响。对于职业病防治体系而言，其外部环境除了考虑卫生系统所处的环境外，还要考虑卫生系统内部除了职业病防治以外其他领域对其的影响。本研究从职业病防治工作的资源投入、产出、结果以及对其造成影响的社会经济文化、人口需要、生物行为和环境因素等方面来考虑，从而构建出了全面反映我国职业病防治体系绩效的框架，并将这个框架有机地、系统地模块化。

同时，我们借鉴该模型中职业病防治工作的资源投入、服务过程、产出结果等模块，可以用一系列概念和指标来对其进行准确表达。例如职业病防治工作的服务过程均可按照我国职业病防治体系各子系统应承担的职能展开，这些职能又可细分为若干任务和项目；履行每项职能均需要相应的资源投入，资源投入可演化为人力、物力两个方面，而人力又可演化成物力之量、物力之质、物力之质保三个方面。特定的结果包括直接结果和间接影响，直接结果表现为效果、效率、质量等，健康结果则表现为职业病发病率或健康期望寿命的改变等。以上这些可以指导本研究将模块化的职业病防治体系框架有机地层次化和模块化。

此外，卫生系统宏观模型提示我们：资源投入、服务过程、产出结果、外环境等模块之间的关系（即运作规律）是明确的。在社会经济文化、人口需要、生物行为和环境因素等的影响下，投入的卫生“资源”通过特定的服务“过程”产出相应的“结果”，因此，这一方法可切实指导研究将模块化、层次化的职业病防治体系框架有机地条理化。

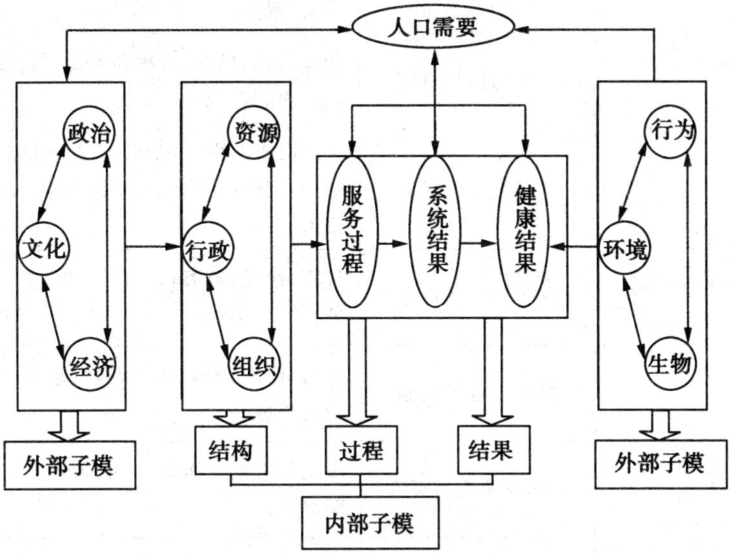

图 3-3 卫生系统宏观模型及其子模

表 3-1 卫生系统宏观模型的子模、子模的常见概念及指标

子模名称		概念或维度	常用指标
内部子模系统行为的内部动力，包括结构、过程、系统结果和健康结果，子模间相互影响制约形成动态平衡过程，遵循一定的程式，投入的卫生资源通过特定的服务过程产出相应的结果			
结构	资源	人力之量	单位人口卫生人力数
		人力之一般特征	年龄、性别、家庭状况、抚养人口、社会化状况、文化背景
		人力质量和质保	教育程度、资历、两者受承认程度和控制程度
		物力之量	单位人口物化资源配备量
		物力之质	物化资源可供程度的判断(Rand)曲线
		物力之质保	物化资源的质量层次、层次被承认和控制程度、投资控制

续表

<table>
<tr><th colspan="2">子模名称</th><th>概念或维度</th><th>常用指标</th></tr>
<tr><td rowspan="13"></td><td rowspan="10">组织</td><td>组织分类</td><td>医防保教研管、层次、级别等</td></tr>
<tr><td>布局和数量</td><td>密度、服务半径等</td></tr>
<tr><td>管理与监控机制</td><td>管理目标、模式、层次和人员、监控体系、方式和内容</td></tr>
<tr><td>计划与评价机制</td><td>资源配置类型、自主权、方法，规划类型、权威和实施内容，评价制度、方法、内容和评价者</td></tr>
<tr><td>财务与补偿机制</td><td>过程、途径、类型和内容（对机构、人员和服务）</td></tr>
<tr><td>协调与持续机制</td><td>纵向、横向、团体间协调，信息系统完善和利用程度</td></tr>
<tr><td>职业队伍特征</td><td>医生非医生比例、医生量质和分布、雇佣状况、认可</td></tr>
<tr><td>公平性特征</td><td>组织、资源、服务等描述性和分析性指标（基尼系数）</td></tr>
<tr><td>适宜性特征</td><td>覆盖程度、可接受性，职能间平衡</td></tr>
<tr><td>可计性特征</td><td>结构性、行动性（调研）、消费者可计</td></tr>
<tr><td rowspan="3">行政</td><td>自主权</td><td>中央性或地方性</td></tr>
<tr><td>管理层次</td><td>统筹政策和计划或事务性</td></tr>
<tr><td>政策工具使用</td><td>范围、内容和方法，质量（适宜、公平、可及、效率）</td></tr>
<tr><td colspan="2" rowspan="2">过程</td><td>利用</td><td>门诊：人次、未就诊人口、常规检查项目数、药品消费
住院：出入院率、平均住院日、人均住院天数、使用率、周转次数</td></tr>
<tr><td>可及性</td><td>物化可及：人口资源比、吸引率、可续性、时间基础指标
经济可及：服务覆盖、层次、费用负担
社会可及：年龄分布、女性比例、教育水平、服务可续和非急性服务利用
组织可及：与物化可及类似</td></tr>
</table>

续表

子模名称	概念或维度	常用指标
过程	伦理问题	资源分配利用障碍、常规机制
	机制问题	机制和机制操作有关的问题
	质量保证	利用状况的测评、监控和反馈
	社会损失	冲突频率和范畴、工作日损失等
系统结果	效果	目标和成就标准、目前服务水平、类型、程度、对象差距 现况与目标比较、修正与实施范围(成本效果)
	效率	分配、布局、管理和动态效率
	质量	质量调整期望寿命
	公平性	同上
	可及性	同上
	适宜性	同上

外部子模系统行为的外在动力，包括经济发展水平、政治结构、社会文化、人口需要、生物、环境和行为习惯等；对内部子模起着决定性作用

子模名称	概念或维度	常用指标
人口需要	人口需要	健康状况、一般社会指标、人类发展指标、社会经济状况
社会经济	直接影响	卫生总费用、人均卫生费用、费用构成、卫技人员收入
	间接影响	人均、收入和收入差异、教育失业和职业分布 公共支出中卫生比例、经济政策、体制变化和结果
政治	直接影响	卫生事业的地位、性质，政府部门职能和权限
	间接影响	政治体制、指导思想
社会文化	技术和知识	技术进步和知识传播
	社会价值观	社会共同价值观念
	文化风俗	有无不良的卫生习惯

续表

子模名称	概念或维度	常用指标
环境	环境	环境情况
	生物	生物类别、多样性
	生活	生活卫生习惯

三、信息论

信息论由美国学者香农于1948年创立，它是运用概率论与数理统计的方法研究信息、信息熵、通信系统、数据传输、密码学、数据压缩等问题的应用数学学科。随着人们对信息的认识与利用不断扩大，信息论的概念和方法也已广泛渗透到了各个科学领域之中，有的已经突破了香农信息论的范围。目前，人们已把早先建立的有关信息的规律与理论广泛应用在了物理学、化学、生物学等学科中，一门在信息论、电子学、计算机科学、人工智能、系统工程学、自动化技术等多学科基础上发展起来边缘性新学科正在形成。它的任务主要是研究信息的性质，研究机器、生物和人类对各种信息的获取、变换、传输、处理、利用和控制的一般规律，设计和研制各种信息机器和控制设备，实现操作自动化，以便尽可能地把人脑从自然力的束缚下解放出来，提高人类认识世界和改造世界的能力。

四、复杂系统理论

复杂适应系统(complex adaptive system，以下简称“CAS”)理论是美国的霍兰(John H. Holland，1994)教授于1994年(同时也是Santafe研究所成立十周年)时正式提出的。CAS理论的提出为人们认识、理解、控制、管理复杂系统提供了新的思路。CAS理论包括微观和宏观两个方面。在微观方面，CAS理论最基本的概念是具有适应能力的、主动的个体，简称主体。这种主体在与环境的交互作用中遵循一般的刺激—反应模型，表现为它能够根据行为的效果修改自己的行为规则，以便更好地在客观环境中生存。在宏观方面，由这样的主体组成的系统将在主体之间以及主体与环境的相互作用中发展，表现出宏观系统中的分化、涌现等种种复杂的演化过程。

CAS理论把系统的成员看作是具有自身目的与主动性的、积极的主体。更重要的是，CAS理论认为，正是这种主动性以及它与环境的反复的、相互的作用，才是系统发展和进化的基本动因。宏观的变化和个体分化都可以从个体的行为规律中找到根源。

五、逻辑框架理论

逻辑分析法是描述项目或政策实施后逐步发生作用并产生效果的整个过程的模型,它是一种通过对项目或政策背景进行分析,借助逻辑推理思想,将其分为投入、活动、产出、结果和影响等部分,进而寻求各部分之间的关系,找出投入与产出效果之间的内在联系的绩效分析方法,如图 3-4 所示。

本研究借鉴了逻辑框架理论,从投入、活动、产出、结果与影响以及外部环境等方面,构建了职业病防治绩效评价概念模型,并将其进一步应用于职业病防治绩效评价指标体系的构建中。

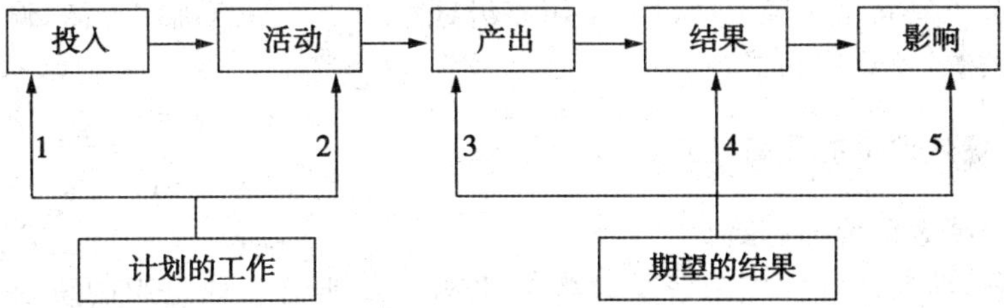

图 3-4　逻辑分析法

六、内部因素评价矩阵

内部因素评价矩阵(internal factor evaluation matrix,简称"IFE 矩阵"),是一种对内部环境进行分析的工具。该工具可以从优势和劣势两个方面确定影响企业发展的关键要素,并根据这些因素对行业发展的影响程度以及企业对这些要素的实际反应确定内部环境对企业的综合影响。其建立的具体步骤为:

(1)确定内部环境中的关键因素,包括优势和劣势,一般要求 10～20 个因素,并且代表这些因素的指标要尽可能地具体,多采用百分比或具体数值等表示方法。

(2)确定各个因素的权重,根据每个因素对该企业所在行业发展的重要程度,分别对其按 0～1 进行赋权,所有因素的权重之和为 1。

(3)对各因素进行赋分,优势赋分为 3 或 4,劣势赋分为 1 或 2,其中 1 分代表重要劣势,2 分代表次要劣势,3 分代表次要优势,4 分代表重要优势。值得注意的是,权重是针对整个行业而言的,而因素分值则是针对所评价企业而言的。

(4)计算每个因素的加权分值,因素的赋值乘以其权重,就可得到该因素的加权分值。

(5)计算企业总的加权分值,将各个因素的加权分值进行加总,就可以得到所评价企业总的加权分值。

总的加权分值反映了所有关键因素对企业的综合影响以及企业的反应能力，分值越大表示优势越大，分值越小表示优势越小或劣势越大。

内部影响因素矩阵在经济领域中有广泛的应用。本研究借助此方法，在筛选出对区域职业病防治的有利因素和不利因素的基础上，构建出了职业病防治内部影响因素矩阵，从而计算出了这些环境因素对开展职业病防治活动的影响程度。

第三节　方法学基础

本节主要介绍了绩效评价的常用方法、Delphi 法、权重确定方法、偏最小二乘回归法等，现分述如下：

一、绩效评价的思路与方法

(一)绩效评价的思路

目前，绩效评价已成为各级政府和机构以及非营利性组织的重要管理手段。1993 年颁布的美国《政府绩效结果法案》将绩效评价引入到了政府层面，自此绩效评价成为了政府与非营利性组织承担的、用以证明结果的典型标志。《政府绩效结果法案》对绩效评价作出了明确的界定，它提供了对任何组织都适用的绩效评价纲领，因此《政府绩效结果法案》也被戏称为“项目评价人员的全面就业方案”，现将其内容概述如下：

(1)确定政策或项目目标，以界定项目活动要实现的绩效标准。

(2)将目标客观化、量化及可测量化。

(3)简要描述运作过程、技能和技巧及人力、资金、信息或达到绩效目标必备的其他资源。

(4)确立绩效指标，用以衡量或评估相关的产品、服务水平及每一项活动的结果。

(5)设置基数，将项目实际结果与项目目标加以比较。

(6)描述证明衡量价值及其有效性的方法。

(二)绩效评价的方法

绩效评价方法分为定性和定量两大类，常用的有经济分析法、数理统计法、层次分析法等多种方法。需要注意的是，各种方法均有其优缺点和适用范围，如表 3-2 所示。

表 3-2 **绩效评价常用方法及其主要优缺点**

方法	定义	优点	缺点
经济分析法	是以经济指标作为尺度进行评价，以经济效益和社会效益作为评价的依据，通过成本收益分析对不同对象进行综合评价的方法，常用的分析方法有投入产出法、费用效益分析法等	方法含义明确，便于不同对象的比较	计算公式或模型不易建立，而且对于涉及较多评价因素的评价对象来说，往往很难给出一个统一使用同一种量纲的公式
数理统计法	主要是应用聚类分析、主成分分析、差别分析及因子分析等方法对对象进行评价和分类	排除了主观人为因素的干扰，适宜于评价指标间相关程度较高的对象	评价结果仅对方案决策和排序有效，并不能反映评价对象的真实重要程度
层次分析法	将决策问题的有关元素分解成目标、准则、方案等层次，在此基础上将决策者的定性判断和定量计算有效结合起来的决策分析方法	通过相对重要程度的比较以确定权重相对容易，在最大程度上消除了权重确定的随意性，可靠性高	解决因素众多、规模较大的问题时，该方法容易出现问题。此外，该方法在满足一致性要求后，再次分组较困难
数据包络分析	可以看作是一种非参数的经济估计方法，实际上是根据一组输入和输出的观测值来确定生产前沿面，并将其作为评价标准的一种方法	排除了主观因素，具有很强的客观性	计算过程复杂，不便于进行大规模的频繁批量计算，而且又容易出现与现实严重脱节的评价结果

续表

方法	定义	优点	缺点
灰色系统法	灰色系统理论由我国学者邓聚龙教授创建，其主要研究内容包括对客观事物的量化、建模、预测、决策、控制等	善于处理贫信息，特别是在系统数据较少和条件不满足统计要求的情况下	缺乏定量分析，主观性较强
模糊数学法	用隶属函数作为桥梁，将不确定性在形式上转化为确定性，从而可以利用传统数学方法进行分析和处理	能较好地解决综合评价中的模糊性问题，可最大限度地减少人为因素，较好地反映方案的实际情况	不能解决评价指标之间的相关性所造成的评价信息重复问题
360度评价法	本质上是一种基于多资源全方位反馈绩效的评价方法，由被考评者的上级、同事、下级以及本人从多角度进行绩效反馈	有利于实现组织的战略目标，实现组织文化的转变和员工个人的发展	较复杂，不易操作，并且容易受到相关利益关系的影响

二、Delphi 法

(一)概念及特点

Delphi 本质上是一种反馈匿名函询法。其大致流程是：在对所要预测的问题征得专家的意见之后，进行整理、归纳、统计，再匿名反馈给各专家，再次征求意见，然后再集中，再反馈，直至得到一致的意见。其过程可简单表示如下：匿名征求专家意见—归纳、统计—匿名反馈—归纳、统计……若干轮后停止。由此可见，Delphi 法是一种利用函询形式进行的集体匿名思想交流过程。它有三个明显区别于其他专家预测方法的特点，即匿名性、多次反馈和小组的统计回答。

1. 匿名性

由于采用这种方法时所有的专家组成员都不直接见面，只是通过函件交流，这样就可以消除权威的影响，这也正是该方法的主要特征。匿名是 Delphi 法极其重要的特点，从事预测的专家彼此互不知道有哪些其他人参加预测，他们是在完全匿名的情况下交流思想的。后来改进的 Delphi 法允许专家开会进行专题讨论。

2.反馈性

该方法需要经过3～4轮的信息反馈，在每次反馈中使调查组和专家组都可以进行深入研究，使得最终结果基本能够反映专家的基本想法和对信息的认识，所以结果较为客观、可信。小组成员的交流是通过回答组织者的问题来实现的，一般要经过若干轮反馈才能完成预测。

3.统计性

最典型的小组预测结果是反映多数人的观点，少数派的观点至多概括地提及一下，但是这无法表示出小组的不同意见的状况。统计回答却不是这样，它报告1个中位数和2个四分点，其中一半落在2个四分点之内，一半落在2个四分点之外。这样，每种观点都包括在这样的统计中了，从而避免了专家会议法只反映多数人观点的缺点。

（二）统计分析方法

1. 专家意见集中程度

专家意见集中程度用均数（M_j）和满分频率（K_j）来表示。

（1）均数（M_j）：$M_j=\frac{1}{m_j}\sum_{i=1}^{m}C_{ij}$

式中：M_j表示j指标评价的算术平均值，m_j表示参加j指标评价的专家数；C_{ij}表示i专家对j指标的评分值，M_j的取值越大，则对应的j指标的重要性越高。

（2）满分频率（K_j）：$K_j=\frac{m'_j}{m_j}$

式中：K_j表示j指标的满分频率，m_j：表示参加j指标评价的专家数，m'_j表示给满分的专家数。K_j取值在0～1之间，K_j可作为M_j的补充指标，K_j越大，说明对该指标给满分的专家的比例越大，该指标也越重要。

2. 专家意见协调程度

专家意见的协调程度用变异系数（V_j）和协调系数（W）来表示。变异系数用于说明m_j个专家对j指标的协调程度，协调系数说明全部m个专家对全部n个指标的协调程度，W越大说明专家意见协调程度越高。通过计算变异系数和协调系数可以判断专家对每项指标的评价是否存在较大的分歧，或找出高度协调专家和持异端意见的专家。

（1）变异系数（V_j）：$V_j=\frac{\sigma_j}{M_j}$

式中：V_j表示j指标的变异系数；σ_j表示j指标的标准差；M_j其中表示j指标的均数，$\sigma_j=\sqrt{\frac{1}{m_j-1}\sum_{i=1}^{m'_j}(C_{ij}-M_j)^2}$。

式中：m_j表示参加 j 指标评价的专家数；C_{ij}表示 i 专家对 j 指标的评分值。

变异系数(V_j)说明专家对 j 指标相对重要性的意见的波动程度，或者说是协调程度，V_j越小，表明专家们的协调程度越高。

(2) 协调系数(W)及 χ^2 检验：协调系数的计算过程如下：

①专家对 j 指标的等级和(S_j)：$S_j=\sum_{i=1}^{m_j}R_{ij}$

式中：S_j表示 j 指标的等级和；R_{ij} 表示 i 专家对 j 指标的评价等级。S_j越大，该指标的重要性就越高。

②等级和的算术平均值(M_{sj})：$M_{sj}=\frac{1}{n}\sum_{j=1}^{n}S_j$

式中：M_{sj}：表示全部方案评价等级和的算术平均值。

③协调系数(W)：$W=\sum_{j=1}^{n}{d_j}^2/\sum_{j=1}^{n}{d_j}^2(\max)$

式中：$\sum_{j=1}^{n}{d_j}^2=\sum_{j=1}^{n}(S_j-M_{sj})^2$　　$\sum_{j=1}^{n}{d_j}^2(\max)=\frac{1}{12}m^2(n^3-n)$

当专家对各指标没有给出相同评价时 W 的计算公式为：

$$W=\frac{12}{m^2(n^3-n)}\sum_{j=1}^{n}{d_j}^2$$

如果有相同评价等级时，要对 W 进行校正，校正公式为：

$$W=\frac{12}{m^2(n^3-n)-m\sum_{i=1}^{m}T_i}\sum_{j=1}^{n}{d_j}^2$$

式中：T_i表示相同等级指标，$T_i=\sum_{i=1}^{L}(t^3-t_i)$，$L$ 表示 i 专家在评价中相同的评价组数；t_i表示在 L 组中的相同等级数。协调系数 W 在 0～1 之间，W 越大，表示专家的协调程度越好，反之，意味着专家意见的协调程度较低。

④协调系数的显著性检验(χR^2)：$\chi R^2=\dfrac{1}{mn(n+1)-\frac{1}{n-1}\sum_{i=1}^{m}T_i}\sum_{j=1}^{n}d_j^2$

自由度$=n-1$

根据自由度和显著性水平 α，从 χ^2 值表中查得 χ^2 值，如果 $\chi R^2>\chi^2$，则可认为协调系数经检验后有显著性，说明专家评估或预测意见协调性好，结果可取。反之，χR^2 值很小，专家组的意见的非偶然协调的概率越大，如果 $p>0.05$，则可认为专家意见在非偶然协调方面将是不足置信的，评估或预测结论的可信度差，评价或预测结果不可取。

3. 专家意见权威程度

任何一个专家都不可能对预测中的每一个问题都作出权威的解答，而权威程度对评价的可靠性则有相当大的影响。因此，对评价结果进行处理时，常常需要考虑专家对某一问题的权威程度。专家的权威程度一般由两个因素决定：

一个是专家对方案作出判断的依据，另一个是专家对问题的熟悉程度。

(1)判断依据：专家一般以“实践经验”“理论分析”“对国内外同行的了解”及“直觉”等作为判断依据。我们用 C_a 表示判断影响程度系数，$C_a \leqslant 1$。当 $C_a = 1$ 时，判断依据对专家的影响程度很大；当 $C_a = 0.8$ 时，对专家判断的影响程度中等；当 $C_a = 0.6$ 时，影响程度较小。判断依据如表 3-3 所示。

表 3-3　　判断依据

判断依据(C_a)	量化值
实践经验	0.8
理论分析	0.6
国内外同行了解	0.4
直觉	0.2

(2)专家对问题的熟悉程度：我们用 C_s 表示专家对问题的熟悉程度系数，具体量化标准如表 3-4 所示。

表 3-4　　专家对问题熟悉程度系数

熟悉程度(C_s)	量化值
非常熟悉	1.0
很熟悉	0.8
熟悉	0.6
一般	0.4
不太熟悉	0.2
不熟悉	0.0

(3)专家的权威程度：我们用 C_r 表示专家的权威程度系数，其为判断系数和熟悉程度系数的算术平均值，即 $C_r = \frac{C_a + C_s}{2}$。

三、权重确定方法

权重的确定方法有很多种，如主观赋权和客观赋权等，本研究采取主客观组合赋权的方法确定权重，主观方面采用改进的层次分析法，客观方面采用熵值法。

(一)层次分析法(analytic hierarchy process, AHP)

层次分析法是由美国科学家 T. L. Saaty 于 20 世纪 70 年代提出的，它是一种定性分析和定量分析相结合的多因素决策理论和技术，通过对递阶层次内部因素之间的两两比较构建判断矩阵，由此得出所有决策因素相对于总评价目标的重要性优劣排序。具体来说，就是用系统分析的方法对评价对象按照评价目的所确定的总评价目标进行连续性分解，得到各级（各层）评价目标，并以最下层作为衡量目标达到程度的评价指标。然后，就可以依据这些指标计算出一个综合评分指数对评价对象的总评价目标进行评价，依其大小来确定评价对象的优劣等级。层次分析法在医学领域中主要用于辅助医学决策，而在卫生事业管理中则可用于卫生系统的综合评价、制定卫生政策和分配卫生资源等宏观管理方面。本研究利用改进的层次分析法，基于“序数”赋权，基本步骤叙述如下：

1. 建立层次结构模型

在用 AHP 法研究问题时，要根据问题中各因素的因果关系将其分成若干个层次。较简单的问题通常可分为三层：目标层（最高层）、准则层（中间层）和措施层（最低层），较复杂的问题可以继续分四、五等多层，然后根据相关的指标建立起层次结构模型。

2. 专家咨询

邀请相关领域的专家和利益相关者对各指标之间进行两两比较，但与常规的层次分析法不同的是，专家不再按照 1～9 的标度进行赋值，而是采取了一套基于序数的方法：专家按照 A 的方向，若专家认为指标 I_m 比 I_n 重要则在相应表格中填“+”号，若认为二者同等重要，则填“=”号，若认为 I_m 不如 I_n 重要则填“−”号。在填写过程中必须遵循“传递性”原则：如果指标 I_m 比 I_k 重要，同时 I_k 比 I_n 重要，则 I_m 比 I_n 重要，反之亦然。

3. 统计专家咨询的结果

对专家咨询的结果进行统计汇总，统计内容为：认为指标 I_m 比 I_n 重要的专家所占的百分比记为 P；认为二者同等重要的专家所占的百分比记为 E；认为指标 I_m 不如 I_n 重要的专家所占的百分比记为 M。显然，$P+E+M=1$。

4. 建立映射

根据统计汇总的资料，以 $(P-M)$ 的值作为建立映射的标准，详细情况如表 3-5 所示。若 $(P-M)$ 为负值，则对其按照 1/9～1 进行相应赋值。

表 3-5　　基于 $P-M$ 值的映射规则

$P-M$ 值	0～	10%～	20%～	30%～	40%～	50%～	60%～	70%～	80%～
赋值	1	2	3	4	5	6	7	8	9

然后就是建立比较矩阵，进行一致性检验，并确定权重，这就又回到层次分析法上来了。

5. 构造判断矩阵

在用 AHP 法研究问题时，要根据问题中各因素的因果关系将其分成若干个层次。可以请一些对所研究课题有一定研究和认识的专家组成专家组开展调查，调查的目的是应用专家们的集体智慧，对所列出的相关指标的相对重要性进行评估（评分标准采用 T. L. Saaty 1～9 标度评分标准，如表 3-6 所示），综合构造判断矩阵。

表 3-6　T. L. Saaty 1～9 标度评分标准

对比分值	相对重要程度	说明
1	同等重要	行指标与列指标贡献相同
3	略微重要	行指标贡献程度略微大于列指标
5	相当重要	行指标贡献程度大于列指标
7	明显重要	行指标贡献程度明显大于列指标
9	绝对重要	行指标贡献程度绝对大于列指标
2、4、6、8	两相邻程度的中间值	折中时采用的分值

6. 计算权重系数

权重系数的计算步骤为：

(1)计算初始权重系数 W'_i。

初始权重系数 W'_i，的计算公式为：$W'_i=\sqrt[m]{a_{i1}a_{i2}\cdots a_{im}}$

a_{im} 为专家确定的指标 i 对指标 m 的相对重要程度。

(2)进行归一化处理，得到权重系数 W_i，计算公式为：$W_i=W'_i/\sum_{i=1}^{m}W'_i$

(3)对判断矩阵进行一致性检验，一致性指数 CI 计算公式为：$CI=\frac{\lambda_{\max}-n}{n-1}$

式中：n 为受检验层次的子目标数；$\lambda_{\max}$ 为判断矩阵 A 的最大特征值。当 CI 小于 0.10 时该矩阵具有令人满意的一致性，可认为该层次各指标所赋予的权重系数是可以接受的。

(4)计算判断矩阵的随机一致性比率 CR，计算公式为：$CR=\frac{CI}{RI}$

为了度量判断矩阵是否具有令人满意的一致性，还需要计算判断矩阵的平均随机一致性指数 RI 值。

RI 的值是这样得到的，用随机方法构造 500 个样本矩阵：随机地从 1～9 及其倒数中抽取数字构造正互反矩阵，求得最大特征根的平均值 $\lambda'_{\max}$，并定义 $RI=\frac{\lambda'_{\max}-n}{n-1}$。对于 n 为 1～9 时，Saaty 给出了 RI 的值，如表 3-7 所示。

表 3-7　　　　1～9 阶平均随机一致性指数 RI 的取值

阶数	1	2	3	4	5	6	7	8	9
RI	0.00	0.00	0.58	0.90	1.12	1.24	1.32	1.41	1.45

当 CR 小于 0.10 时,可认为该判断矩阵具有令人满意的一致性,该层次各指标的权重系数是合乎逻辑的,可以采用。

(5)利用同样的方法可以获得每个层次中各项目指标的权重系数,通过一致性检验后,得到不同层次的权重系数。

(二)熵值法

熵值法是客观确定权重的一种重要方法,其基本步骤为:

(1)选取 n 个评价对象,m 个指标,则 $a\in A$ 为第 i 个评价对象的第 j 个指标的数值($i=1,2\cdots,n$; $j=1,2,\cdots,m$)。

(2)指标的标准化处理:由于各项指标的计量单位并不统一,因此在用它们计算综合指标前,我们先要对它们进行标准化处理。由于正向指标和负向指标数值代表的含义不同(正向指标数值越高越好,负向指标数值越低越好),因此,对于正负指标我们用不同的算法进行数据标准化处理。其具体方法如下:

正向指标:$x'_{ij}=\left[\dfrac{x_{ij}-\min(x_{1j},x_{2j},\cdots,x_{nj})}{\max(x_{1j},x_{2j},\cdots,x_{nj})-\min(x_{1j},x_{2j},\cdots,x_{nj})}\right]\times 100$

负向指标:$x'_{ij}=\left[\dfrac{\max(x_{1j},x_{2j},\cdots,x_{nj}-x_{ij})}{\max(x_{1j},x_{2j},\cdots,x_{nj})-\min(x_{1j},x_{2j},\cdots,x_{nj})}\right]\times 100$

则 x'_{ij} 为第 i 个评价对象的第 j 个指标的数值。($i=1,2\cdots,n$; $j=1,2,\cdots,m$)。为了方便起见,仍记数据 x。

(3)计算第 j 项指标下第 i 个评价对象占该指标的比重:

$p_{ij}=\dfrac{X_{ij}}{\sum\limits_{i=1}^{n}X_{ij}},(i=1,2,\cdots,n;j=1,2,\cdots,m)$

(4)计算第 j 项指标的熵值。

$e_j=-k\sum\limits_{i=1}^{n}p_{ij}\ln(p_{ij})$,其中,$k>0,k=1/ln(n),e_j\geqslant 0$

(5)计算第 j 项指标的差异系数。对第 j 项指标,指标值的差异越大,对方案评价的左右就越大,熵值就越小,定义差异系数:

$g_j=\dfrac{1-e_j}{m-E_e}$,式中 $E_e=\sum\limits_{j=1}^{m}e_j,0\leqslant g_i\leqslant 1,\sum\limits_{j=1}^{m}g_j=1$

(6)求权值:$w_j=\dfrac{g_j}{\sum\limits_{j=1}^{m}g_j}(1\leqslant j\leqslant m)$。

四、偏最小二乘回归法

在科学研究和实践中，多元线性回归分析是一种被广泛应用的统计和预测技术，一般采用最小二乘回归(OLS)，其建模原则是使残差平方和达到最小，但当自变量之间存在多重共线性时，这种建模方式的拟合效果明显欠佳。目前解决这一难题的方法有逐步回归法、主成分分析法、岭回归法以及偏最小二乘回归法等。

偏最小二乘回归法是结构方程模型的一种建模方法，结构方程模型在包括医学在内的众多领域中有广泛的应用，是一项在统计学领域得到了充分认可的数据分析技术。目前有两种求解结构方程的技术：一种是“硬模型”，以 LISREL 方法为代表，一般要求变量符合正态分布；另一种是“软模型”，以偏最小二乘回归法为代表。由于在现实情况下，数据分布通常是未知的或非正态的，因此，前者虽然应用广泛，但同时受到的质疑也很大。

偏最小二乘回归法是由 S. Wold 和 C. Albano 等人所创立的，最早应用于化学领域，目前已被广泛应用于包括医学在内的众多领域。其建模方法为：

(一)建模原理

设有 q 个因变量$\{y_1,\cdots,y_q\}$和 p 个自变量$\{x_1,\cdots,x_p\}$。为了研究因变量和自变量的统计关系，我们观测了 n 个样本点，由此构成了自变量与因变量的数据表 $X=\{x_1,\cdots,x_p\}$和 $Y=\{y_1,\cdots,y_q\}$。偏最小二乘回归分别在 X 与 Y 中提取出成分 t_1 和 u_1(也就是说，t_1 是 $x_1,\cdots,x_p$ 的线形组合，u_1 是 $y_1,\cdots,y_q$ 的线形组合)。在提取这两个成分时，为了回归分析的需要，有下列两个要求：

(1)t_1 和 u_1 应尽可能大地携带它们各自数据表中的变异信息。

(2)t_1 与 u_1 的相关程度能够达到最大。

这两个要求表明，t_1 和 u_1 应尽可能好地代表数据表 X 和 Y，同时自变量的成分 t_1 对因变量的成分 u_1 又有最强的解释能力。

在第一个成分 t_1 和 u_1 被提取后，偏最小二乘回归分别实施 X 对 t_1 的回归以及 Y 对 u_1 的回归。如果回归方程已经达到满意的精度，则算法终止；否则，将利用 X 被 t_1 解释后的残余信息以及 Y 被 t_1 解释后的残余信息进行第二轮的成分提取。如此往复，直到能达到一个较满意的精度为止。若最终对 X 共提取了 m 个成分 $t_1,\cdots,t_m$，偏最小二乘回归将通过实施 y_k 对 $t_1,\cdots,t_m$ 的回归，然后再表达成 y_k 关于原变量 $x_1,\cdots,x_m$ 的回归方程，$k=1,2,\cdots,q$。

(二)计算方法

为了数学推导方便起见，首先将数据做标准化处理。X 经标准化处理后的数据矩阵记为 $E_0=(E_{01},\cdots,E_{0p})_{n\times p}$，$Y_j$ 经标准化处理后的数据矩阵记为 $F_0=(F_{01},\cdots,F_{0q})_{n\times p}$。

第一步：记 t_1 是 E_0 的第一个成分，w_1 是 E_0 的第一个轴，它是一个单位向量，即 $\| w_1 \| = 1$。

记 u_1 是 F_0 的第一个成分，$u_1 = F_0 c_1$。c_1 是 F_0 的第一个轴，并且 $\| c_1 \| = 1$。

于是我们要求 t_1 与 u_1 的协方差达到最大，即：

$$\mathrm{Cov}(t_1, u_1) = \sqrt{Var(t_1)Var(u_1)}\, r(t_1, u_1) \rightarrow \max$$

采用拉格朗日算法可得：

$$E'_0 F_0 F'_0 E_0 w_1 = \theta_1{}^2 w_1 \qquad F'_0 E_0 E'_0 F_0 c_1 = \theta_1{}^2 c_1$$

可见，w_1 是矩阵 $E'_0 F_0 F'_0 E_0$ 的特征向量，c_1 是对应于矩阵 $F'_0 E_0 E'_0 F_0$ 最大特征值。求得轴 w_1 和 c_1 后，即可得到成分 $t_1 = E_0 w_1$，$u_1 = F_0 c_1$。

然后，分别求 E_0 和 F_0 对 t_1 和 u_1 的三个回归方程：

$$E_0 = t_1 p'_1 + E_1 \qquad F_0 = u_1 q'_1 + F^*{}_1 \qquad F_0 = t_1 r'_1 + F_1$$

式中，回归系数向量是：

$$p_1 = \frac{E'_0 t_1}{\| t_1 \|^2} \qquad q_1 = \frac{F'_0 u_1}{\| u_1 \|^2} \qquad r_1 = \frac{F'_0 t_1}{\| t_1 \|^2}$$

而 E_1，$F^*{}_1$，F_1 分别是三个回归方程的残差矩阵。

第二步：用残差矩阵 E_1 和 F_1 取代 E_0 和 F_0，然后，求第二个轴 w_2 和 c_2 以及第二个成分 t_2 和 u_2，有：

$$t_2 = E_1 w_2 \qquad u_2 = F_1 c_2 \qquad \theta_2 = \langle t_2, u_2 \rangle = w'_2 E'_1 F_1 c_2$$

w_2 是对应于矩阵 $E'_1 F_1 F'_1 E_1$ 最大特征值 $\theta_2{}^2$ 的特征值，c_2 是对应于矩阵 $F'_1 E_1 E'_1 F_1$ 最大特征值的特征向量．计算回归系数：

$$p_2 = \frac{E'_1 t_2}{\| t_2 \|^2} \qquad r_2 = \frac{F'_1 t_2}{\| t_2 \|^2}$$

因此，有回归方程 $E_1 = t_2 p'_2 + E_2 \quad F_1 = t_2 r'_2 + F_2$

如此计算下去，如果 X 的秩是 A，则会有：

$$E_0 = t_1 p'_1 + \cdots + t_A p'_A \qquad F_0 = t_1 r'_1 + \cdots + t_A r'_A + F_A$$

由于 $t_1, \cdots, t_A$ 均可以表示成 $E_{01}, \cdots, E_{0p}$ 的线性组合，因此，上式还可以还原成 $y_k{}^* = F_{0k}$ 关于 $x_j * = E_{0k}$ 的回归方程形式，即：

$$y_k * = \alpha_{k1} x_1{}^* + \cdots + \alpha_{kp} x^*{}_p + F_{Ak} \qquad k = 1, 2, \cdots, q$$

F_{Ak} 是残差矩阵 F_A 的第 k 列。

第四章　绩效评价体系的构建

职业病防治绩效评价是以一定的行政区域为评价对象，在对相关指标集进行定量测量的基础上，采用相应的评价模型，对整个区域的职业病防治绩效进行全面、系统的描述。职业病防治绩效评价体系由评价指标集、基础数据库、评价模型和评价标准构成，如图 4-1 所示。

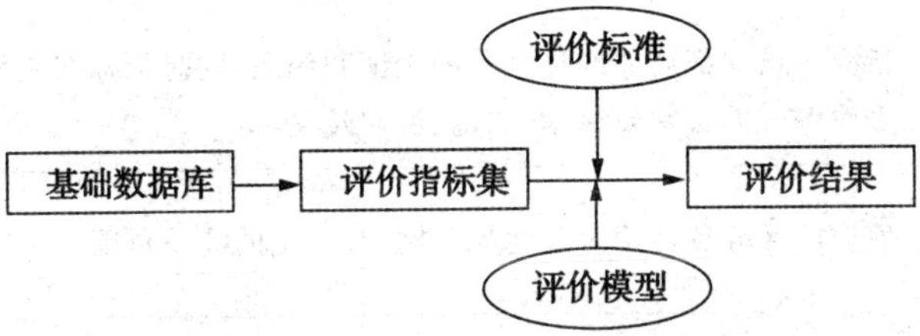

图 4-1　职业病防治绩效评价体系结构

(1)评价指标集：评价指标集由可操作性强，灵敏度高，能够概括职业病防治绩效的一系列因素构成。

(2)基础数据库：基础数据库是由现有的以及根据研究目的专门收集的资料构成的，它是分析评价指标的原始统计数据、进行绩效评价和分析的基础。

(3)评价模型：评价模型是以评价指标集以及基础数据库为分析对象，通过一定的演算步骤，对指标之间的内在联系以及综合评价结果进行描述，并给出定量结果的计量数学分析模型。

(4)评价标准：评价标准就是按照一定的尺度，对评价对象的实际值与理想值或目标值相符合程度的界定。确定评价标准的方法有多种，如黄金分割法、百分系数法以及目标值法等，研究者可以根据实际需要选择不同的方法。

第一节　职业病防治绩效评价框架的构建

一、设立评价指标体系的原则

指标体系的构建是进行评价研究的前提和基础，它是将抽象的研究对象按照其本质属性和特征的某一方面的标志分解成为具有行为化、可操作化的结构，并对指标体系中每一构成元素（即指标）赋予相应权重的过程。但是，指标体系的构建并不是研究的终结，而只是一个开端，构建的指标体系需要经过严格的检验才可以将其应用于实证研究。

根据目标管理和绩效考核 SMART 原则，本研究将设立评价指标体系的原则确定为科学性、灵敏性、实用性、独立性和可比性，如表 4-1 所示。

表 4-1　　绩效评价指标选取的原则及具体内容

原则	具体内容
科学性	每项指标的设立都需要经过充分的论证和调研，同时指标在名称、含义、内容、计算方法等方面必须要科学、明确、没有歧义
灵敏性	指标值应能区分各评价对象间的差别，有一定的波动范围
实用性	指标在实际应用中应力求简明、易于测量，且所需要的资料应易于收集，可操作性强
独立性	各项指标的含义和用途相互不能交叉、重叠和替代
可比性	指标在各评价对象之间应便于比较，一般选用相对数、比例数、指数和平均数

二、职业病防治绩效概念模型的确定

本研究借助逻辑分析的方法，将职业病防治工作分解为投入、活动、产出、结果和影响五个方面，以分析投入与绩效之间的因果关联。同时，根据上述分析我们知道，任何系统的运行都要受到环境的影响，因此，本研究在运用逻辑分析的思想对职业病防治绩效进行研究时，将环境影响纳入其中，这样就形成了职业病防治绩效的概念模型，如图 4-2 所示。

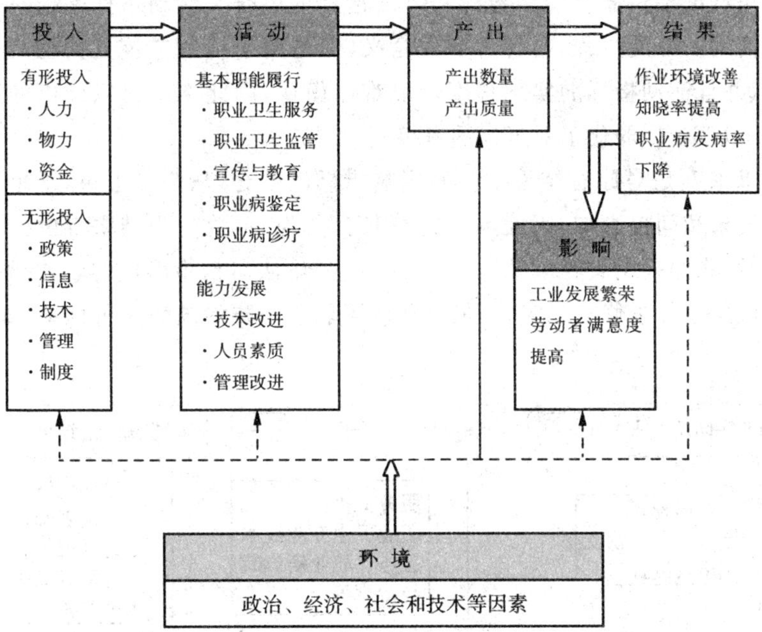

图 4-2 职业病防治绩效概念模型

职业病防治绩效概念模型提供了一个研究职业病防治绩效的整体框架,其中投入是指开展防治病防治活动所消耗的资源以及制度安排等;活动指标是指职业病防治体系履职的过程;产出指标是指职业病防治活动所输出的服务和产品,包括数量和质量;结果指标是指这些输出所产生的直接作用;影响指标是指这些输出所产生的中、长期结果;环境是指独立于职业病防治体系之外影响职业病防治活动开展的因素,包括政治、经济、社会、技术因素等。

三、指标体系框架的确定

基本框架的确定主要是文献归纳分析、系统分析和专家咨询论证的过程。结合开展区域职业病防治绩效评价的实际需要,同时在充分借鉴国内外政府绩效评价和卫生系统绩效评价研究的基础上,本研究对"职业病防治绩效概念模型"进行了优化,最终确定了投入、产出、结果三大评价维度,这实际上就形成了职业病防治绩效评价指标体系的框架。

投入维度是指在原有投入指标的基础上,纳入部分可以从投入角度加以处理的环境因素,而其他影响职业病活动开展的环境因素并没有被纳入其中,更没有包含在其他评价维度中。本研究单独构建了一个职业病防治绩效不可控因素模型。

产出维度是对原有活动指标和产出指标的整合。活动指标是指整个职业病防治活动的开展过程,具有重要的意义,但是由于绩效考核更关注的是产出和结果,并且活动指标的实现程度一般难以衡量,因此本研究以产出的数量和质量为考核重点,弱化了对过程的考核。

结果维度是对原有结果指标和影响指标的整合,从广义上讲,结果可以分为直接结果和间接影响,因此本研究将其合二为一,统一为结果维度。完成上述工作后,我们采用头脑风暴法和焦点小组讨论法对初步形成的职业病防治绩效评价框架进行了修订和完善,最终形成了职业病防治绩效评价框架,如图 4-3 所示。

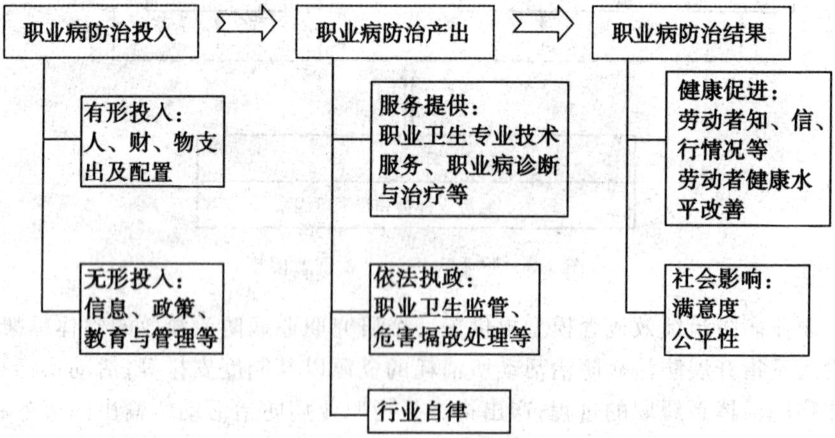

图 4-3　职业病防治绩效评价指标体系框架

本研究指标体系框架采用了投入—产出—结果的混合模式:

(1)投入评价。该评价目的是了解职业病防治的支撑条件,包括有形投入和无形投入等。

(2)产出评价。该评价主要是对职业病防治活动以及输出的服务、产品的数量和质量进行监测和评价。

(3)结果评价。该评价主要目的是判断项目是否达到了预期的目标,以及对外部环境造成的长期影响。

四、指标体系框架的分解

在文献复习的基础上,本研究以系统论为指导,结合专家咨询与论证的结果,从投入、产出和结果三个方面构建了职业病防治绩效评价指标体系。

(一)投入指标分解

职业病防治的投入是指在一定社会经济条件的约束下,各行政区域开展职业病防治活动所需要的公共资源的综合。就其组成而言,投入可以划分为有形投入和无形投入。其中,有形投入是指直接影响职业病防治活动开展的必要条件,涵盖了开展职业病防治活动所需要的人力、资金和物资等;而无形投入则主要是指在信息、政策、管理和教育等方面的投入,它提供了职业病防治活动开展的间接条件。

有鉴于此,本文从有形投入和无形投入两方面对职业病防治的投入进行了评价,以考察不同地域职业病防治的能力以及相互之间的差距。

(二)产出指标分解

产出是指在一定投入的基础上,开展职业病防治活动所产生的直接服务和产品的数量和质量,它是投入转化为结果的必由之路,其实质上是负责职业病防治工作的组织和机构履行其职责的过程。

政府对职业病防治进行干预的主要手段是提供职业卫生服务和依法行政,其中前者包括工作环境监测、健康监护、健康教育与健康促进、职业病的鉴定、诊断与治疗等,后者包括职业卫生监管、职业病危害调查处理、职业卫生行政处罚以及对职业卫生技术服务机构的监管等。同时,作为职业病防治的直接责任人,用人单位自身的职业卫生管理活动亦是职业病防治活动的重要组成部分。因此,本书主要从服务提供、依法行政和行业自律三个方面进行产出评价,以了解职业病防治工作是如何运作的并及时发现与解决问题,以便真正发挥评价的作用。

(三)结果指标分解

结果是投入和产出的终末环节,是对职业病防治工作目标的实现程度。虽然职业病防治的目标主要集中在保护劳动者的职业健康及其相关合法权益方面,但是由于职业病防治活动具有较强的外部性,会对外界环境产生较大的影响,因此本研究在进行结果评价时,不仅对职业病防治活动的健康促进水平进行了评价,而且还对其给社会造成的影响进行了评价。

总之,投入指标包括有形投入和无形投入两个二级指标,产出指标包括服务提供、依法行政和行业自律三个二级指标,结果指标包括健康促进和社会影响两个二级指标。同时,我们参考了《国家职业病防治规划(2009～2015)》和《职业病防治机构能力建设指导意见》等文件的指标,结合文献复习的结果,将每个二级指标分解为若干个三级指标,并通过专家咨询与论证,对这些指标进行了增减和修改,这样最终形成了56个三级指标,这就是第一轮Delphi专家咨询的结果,如表4-2所示。

表 4-2　　职业病防治体系绩效评价维度及部分指标

评价维度	评价指标
投入	职业病防治经费占 GDP 的比例、职业病防治经费占财政支出的比例、职业病防治经费到位率、人均职业病防治经费、政府拨付占职业病防治经费的比例、职业病防治费用占生产投入的比例、万人拥有职业卫生监管人员数、万人拥有职业卫生专业技术人员数、基础设施和仪器设备达标单位比例、万人拥有床位数、职业病防治机构设置率、职业病防治人员综合素质、网络直报覆盖率、职业病防治人员培训次数、成立职业病防治工作领导小组、建立多部门协调机制、制定职业病防治工作责任追究制度、制定职业病防治规划并组织实施
产出	职业卫生培训率、工作场所职业病危害因素监测率、建设项目职业病危害预评价率、建设项目职业病危害控制效果评价率、职业健康体检率、建设项目职业病危害评价质量指数、职业病危害因素检测质量指数、接触放射线工作人员个人剂量监测率、劳动者工伤保险覆盖率、职业病防治监管覆盖率、严重职业病危害事故查处率、职业病防治违法企业处罚率、职业病防治违法企业处罚到位率、监管企业占申报企业的比例、职业危害事故及时处理率、建设项目“三同时”实施率、疑似职业病患者及时安排就诊率、工作场所主要危害因素监测合格率、职业健康监护建档率、劳动合同职业病危害告知率、职业病危害项目申报率、专职职业卫生管理人员设置合格率、健康监护费用在生产成本列出率、职业病危害警示标志设置率、职业病患者享受国家规定的待遇率、职业病危害事故应急预案健全率、职业病防治计划和实施方案健全率
结果	劳动者职业病防治知识知晓率、劳动者职业健康行为形成率、亿元 GDP 生产安全与职业健康死亡率、工矿商贸企业十万职工职业病患病率、工矿商贸企业十万职工职业病罹患率、新发尘肺病例年增长率、新发职业病病例数、劳动者满意度、用人单位满意度、工业生产总值增长率、伤残调整期望寿命年

第二节　职业病防治绩效评价指标的筛选

本研究采取 Delphi 法与离散趋势法相结合的方式对初步形成的职业病防治绩效评价指标进行了筛选，并最终提出了新的职业病防治绩效评价指标体系，现分述如下：

一、Delphi 专家咨询的结果

本研究采用改进的 Delphi 法进行指标的筛选，共进行了两轮函询。在第一轮函询时向专家提供了咨询问题一览表、说明信以及相关的背景资料，在第二

轮函询时向专家提供了初步拟订的指标体系和上一轮专家咨询的结果。

(一)专家基本情况

第一轮和第二轮所选的专家分别工作在与职业病防治相关的科研、教学、行政管理以及业务工作领域。在所有参加调查的专家中,表示对评价指标很熟悉的有16人(59.3%),表示熟悉的有9人(33.3%),没有人表示不熟悉。其性别、单位类型、职称、学位、专业类型和专业工作年限等基本情况如表4-3所示。

从表4-3中我们可以看出:

1.性别

在27名专家中,男性有17人,女性有10人,所占比例分别为63.0%和37.0%。

2.受教育水平

在27名专家中,硕士文凭者最多,其次为博士,本科文凭者最少,所占比例分别为44.5%、33.3%和22.2%。

3.职称

在27名专家中,正高级职称者最多,其次为副高级职称者,而本科文凭者最少,所占比例分别为74.1%、18.5%和7.4%。

4.工作年限

27名专家的工作年限均在10年以上,10～20年、20～30年和30年以上工作年限者所占的比例分别为37.0%、55.6%和7.4%。

5.工作单位

27名专家的工作单位以公共卫生机构为主,其次为教育科研机构,而行政管理机构最少,所占比例分别为44.5%、33.3%和22.2%。

6.专业领域

27名专家的专业领域以职业卫生为主,所占比例为48.2%;其次为流行病与统计领域,所占比例为22.2%;卫生管理领域者所占比例为18.5%;流行病学研究领域者最少,所占比例为11.1%。

表4-3 咨询专家基本情况

项目	类别	人数	百分比
性别	男	17	63.0
	女	10	37.0

续表

项目	类别	人数	百分比
受教育水平	本科	6	22.2
	硕士	12	44.5
	博士	9	33.3
职称	中级	2	7.4
	副高	5	18.5
	正高	20	74.1
工作年限	10～20年	10	37.0
	20～30年	15	55.6
	>30年	2	7.4
工作单位	行政管理	6	22.2
	公共卫生机构	12	44.5
	教育与科研	9	33.3
专业领域	卫生管理	5	18.5
	职业卫生	13	48.2
	流行病与统计	6	22.2
	临床医学	3	11.1
熟悉程度	很熟悉	16	59.3
	比较熟悉	9	33.3
	一般	2	7.4

(二)专家积极系数、自评权威系数和协调系数

1. 专家积极系数

专家积极系数即专家咨询表的回收率,其大小说明了专家对该研究项目的关心程度。就本次研究所选择的在职业病防治相关领域工作的专家和学者而言,第一轮发出问卷30份,回收问卷27份,专家积极系数为90%;第二轮发出问卷27份,收回27份,专家积极系数为100%。详细情况如表4-4所示。

表4-4 咨询专家的积极系数

发出调查表数		回收调查表数		回收率(%)	
第一轮	第二轮	第一轮	第二轮	第一轮	第二轮
30	27	27	27	90	100

2. 自评权威系数

专家对某一问题的权威程度是影响咨询结果可靠性的重要因素，因此，对专家咨询结果进行处理时，常常要求考虑专家对某一问题的权威程度。我们用C_r表示专家的权威程度系数，其值越大，专家意见越有价值，咨询结果越可靠。计算公式为$C_r=(C_a+C_s)/2$，其中C_a表示判断影响程度系数，C_s表示专家对问题的熟悉程度系数。根据表4-5和表4-6中给出的C_a和C_s数值，便可计算出专家权威系数。

表4-5 判断依据对专家判断的影响程度及赋值

判断依据	对专家判断的影响程度		
	大	中	小
实践经验	0.50	0.40	0.30
理论分析	0.30	0.20	0.10
参考国内外文献	0.10	0.10	0.05
直观	0.10	0.10	0.05
合计	1.00	0.80	0.50

表4-6 专家熟悉程度赋值

熟悉程度	量化值
熟悉	1.0
较熟悉	0.8
一般	0.5
不太熟悉	0.2
不了解	0

一般认为，专家自评权威系数$C_a \geqslant 0.70$为可接受信度，本研究一、二、三级指标专家权威系数均在0.70以上，说明专家意见价值较高，咨询结果较为可靠，详细情况如表4-7和表4-8所示。

表4-7 职业病防治绩效评价指标体系专家权威程度

项 目	判断依据	熟悉程度	权威程度
投入指标	0.7256	0.7658	0.7457
产出指标	0.7257	0.7686	0.7472
结果指标	0.7482	0.7794	0.7638
平均值	0.7332	0.7713	0.7522

3. 专家咨询协调系数

专家意见的协调程度是一项十分重要的指标，通过计算该指标的数值可以判断出专家对每项指标的评价是否存在较大的分歧或者找出高度协调的专家和持异端意见的专家，同时该指标也是判断咨询结果可信度的指标。衡量协调程度的指标包括各指标的变异系数（CV）和专家意见协调系数。变异系数越大，说明专家对指标的意见分歧越大；协调系数介于0～1之间，数值越大，表示协调程度越好。

我们从表4-8可以看出，一级指标与二级指标的专家意见的协调性 $p<0.05$，说明专家对指标的协调性较好；但是，三级指标可操作性的专家意见的协调性 $p>0.05$，说明专家之间对其存在较大分歧。

表4-8　对第一轮专家意见的协调性检验

指标		参评专家人数	Kendall's W 系数	χ^2 值	自由度	显著性(p)
一级指标	重要性	27	0.215	7.601	2	$p<0.05$
	可操作性	27	0.254	7.547	2	$p<0.05$
	敏感性	27	0.296	8.031	2	$p<0.05$
二级指标	重要性	27	0.201	25.140	6	$p<0.01$
	可操作性	27	0.176	22.734	6	$p<0.01$
	敏感性	27	0.192	21.437	6	$p<0.01$
三级指标	重要性	27	0.203	76.213	55	$p<0.05$
	可操作性	27	0.171	25.316	55	$p>0.05$
	敏感性	27	0.189	87.276	55	$p<0.01$

（三）第一轮专家咨询结果分析

在第一轮专家咨询中，专家们对指标从重要性、敏感性和可操作性三个方面进行了五等级（很好、较好、一般、较差、很差）评价，分别赋值为9分、7分、5分、3分、1分，对介于两等级之间的可赋中间值，因此算术均数取值在1～9分之间。此外，我们还计算了每个指标所得分数的均数、标准差和变异系数，其中算术均数表示专家意见的集中程度，算术均数越大，说明对应的指标的重要性、敏感性和可操作性越高；变异系数表示专家意见对某个指标的协调程度，可说明专家对该指标相对重要性、敏感性和可操作性的波动程度，变异系数越小，专家们对该指标的协调程度越高。表4-9列出了第一轮专家咨询各候选指标在重要性、敏感性和可操作性方面的得分均数、满分率和变异系数。

1. 纳入标准

根据专家咨询的结果,本研究第一轮专家咨询的指标纳入标准为:指标的重要性、可操作性和敏感性的算术均数都大于 7.0 分;满分频率均不为零;变异系数小于 25%,详细情况如图 4-4 所示。

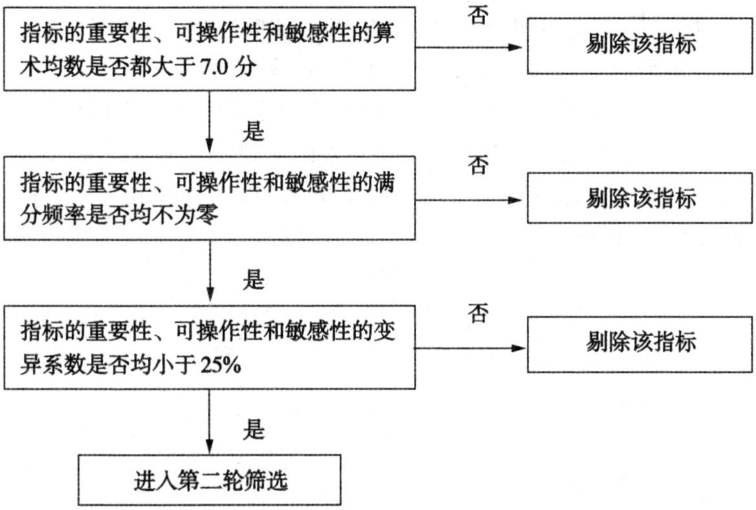

图 4-4　第一轮指标筛选的路线

2. 修改意见

本研究综合考虑了多方面的因素,包括专家对各指标重要性、可操作性和敏感性的评分情况(均值、变异系数和满分率),目前我国职业病防治工作的现状和水平(如部分专家认为各区域在规章制度和规划制定方面均已较为完善,因此可不纳入该类指标),与考核内容的相关性(如部分专家认为“工业生产总值增长率”和指标“伤残调整期望寿命”虽与考核内容有一定关系,但相关性不强),专家建议增加指标的意见(如专家建议增加职业病诊断和治疗、公平性等指标),等等。本研究对各项指标采取了以下几种处理办法,分别为删除、增加、修改和保留,现分述如下:

(1)增加了 3 个指标:职业病诊断与鉴定质量指数,出入院诊断一致率,职业病患者中流动人口比重。

(2)删除了 18 个指标:职业病防治经费占 GDP 的比例,人均职业病防治经费,每万人拥有的床位数,职业病防治人员培训次数,制定辖区职业病防治规划并组织实施的情况,建立多部门协调机制的情况,成立职业病防治工作领导小组的情况,制定职业病防治工作责任追究制度的情况,接触放射线工作人员个人剂量监测率,职业危害事故及时处理率,健康监护费用在生产成本列出率,劳动合同职业病危害告知率，职业病危害警示标志设置率，工矿商贸企业每十万名职工职业病患病率，新发职业病病例数，用人单位满意度，工业生产总值增长率，伤残调整期望寿命年。

(3)修改了 5 个指标：将指标“劳动者工伤保险覆盖率”从二级指标“服务提供”划入“行业自律”；将指标“职业病防治费用占生产投入的比例”修改为“用人单位职业病防治投入占 GDP 的比例”，并从二级指标“行业自律”划入“有形投入”；将指标“劳动者职业病防治知识知晓率”修改为“目标人群职业病防治知识知晓率”；将指标“专职职业卫生管理人员设置合格率”从二级指标“行业自律”划入“有形投入”；将指标“工作场所主要危害因素监测合格率”从二级指标“行业自律”划入“健康促进”；其他指标均保留下来，并与新增加的 3 个指标(共计 41 个三级指标)一起进入第二轮 Delphi 专家咨询。

表 4-9　　第一轮专家咨询指标得分统计结果

评价指标	重要性				可操作性				敏感性				权威系数
	平均值	标准差	CV	满分率	平均值	标准差	$\bar{x}$	满分率	平均值	标准差	CV	满分率	
1. 投入	8.22	0.8787	0.1069	70.3%	8.03	1.0624	0.1323	62.9%	8.16	1.5112	0.1852	74.0%	0.7457
2. 产出	8.27	0.9047	0.1094	74.0%	7.96	1.2449	0.1564	66.6%	8.06	1.6636	0.2064	70.3%	0.7472
3. 结果	8.20	0.9504	0.1159	66.6%	8.11	1.0519	0.1297	74.0%	8.22	1.3694	0.1666	74.0%	0.7638
1.1　有形投入	8.15	1.2535	0.1538	70.3%	8.25	1.0114	0.1226	77.7%	7.96	1.4973	0.1881	66.6%	0.8133
1.2　无形投入	7.98	1.6710	0.2094	62.9%	8.01	1.4754	0.1842	70.3%	7.37	1.6745	0.2272	29.6%	0.7522
2.1　服务提供	7.47	1.5956	0.2136	62.9%	8.11	1.6893	0.2083	70.3%	7.73	1.8946	0.2451	48.1%	0.7875
2.2　依法行政	7.32	1.6550	0.2261	59.2%	7.91	1.8770	0.2373	59.2%	7.42	1.6784	0.2262	44.4%	0.7657
2.3　行业自律	7.52	1.5123	0.2011	59.2%	7.28	1.5310	0.2103	55.5%	7.36	1.5640	0.2125	37.0%	0.7774
3.1　健康促进	8.04	1.5598	0.1940	66.6%	8.02	1.4709	0.1834	66.6%	8.01	1.3489	0.1684	59.2%	0.8327

续表

评价指标	重要性				可操作性				敏感性				权威系数
	平均值	标准差	*CV*	满分率	平均值	标准差	$\overline{x}$	满分率	平均值	标准差	*CV*	满分率	
3.2 社会影响	7.92	1.6173	0.2042	55.5%	8.11	1.4858	0.1832	74.0%	7.42	1.4291	0.1926	44.4%	0.7335
1.1.1 职业病防治经费占 GDP 的比例	7.33	1.6932	0.2310	44.4%	7.46	1.7315	0.2321	37.0%	7.07	2.4526	0.3469	25.9%	0.8013
1.1.2 职业病防治经费占财政支出的比例	8.02	1.7227	0.2148	62.9%	7.62	1.6231	0.2130	29.6%	7.95	1.3658	0.1718	62.9%	0.8054
1.1.3 职业病防治经费到位率	7.80	2.0116	0.2579	62,9%	8.04	1.3716	0.1706	74.0%	7.25	1.6733	0.2308	37.0%	0.8321
1.1.4 人均职业病防治经费	8.11	1.8718	0.2308	74.0%	7.21	1.8912	0.2623	37.0%	7.82	1.5687	0.2006	37.0%	0.7849
1.1.5 政府拨付占职业病防治经费的比例	8.02	1.7628	0.2198	59.2%	8.12	1.1327	0.1395	70.3%	7.92	1.8382	0.2321	44.4%	0.7726
1.1.6 万人拥有职业卫生监管人员数	7.26	1.5420	0.2124	37.0%	8.03	1.6718	0.2082	59.2%	7.63	1.2925	0.1694	48.1%	0.7235
1.1.7 万人拥有职业卫生专业技术人员数	7.31	1.4781	0.2022	29.6%	7.69	1.7118	0.2226	62,9%	7.60	1.4721	0.1937	59.2%	0.7452
1.1.8 基础设施和仪器设备达标单位比例	7.46	1.5614	0.2093	33.3%	7.31	1.6740	0.2290	33.3%	7.67	1.5624	0.2037	59.2%	0.7894
1.1.9 每一万接害劳动者拥有床位数	7.38	2.0538	0.2783	33.3%	7.58	1.3364	0.1763	37.0%	7.01	1.9137	0.2730	25.9%	0.7557

续表

评价指标	重要性				可操作性				敏感性				权威系数
	平均值	标准差	CV	满分率	平均值	标准差	$\overline{x}$	满分率	平均值	标准差	CV	满分率	
1.1.10 职业病防治机构设置率	7.39	1.6029	0.2169	29.6%	7.62	1.4318	0.1879	37.0%	7.15	1.4672	0.2052	25.9%	0.7342
1.2.1 职业病防治人员综合素质	7.44	1.3690	0.1840	25.9%	7.72	1.6799	0.2176	29.6%	7.83	1.3687	0.1748	62,9%	0.8117
1.2.2 网络直报覆盖率	7.26	1.5239	0.2099	29.6%	7.56	1.6768	0.2218	22.2%	7.04	1.7663	0.2509	29.6%	0.7658
1.2.3 职业病防治人员培训次数	7.04	1.2911	0.1834	29.6%	6.36	1.4749	0.2319	18.5%	7.22	1.5111	0.2093	22.2%	0.7826
1.2.4 成立职业病防治工作领导小组	7.65	1.7105	0.2236	37.0%	7.63	1.4314	0.1876	33.3%	6.48	1.3530	0.2088	11.1%	0.7214
1.2.5 建立多部门协调机制	7.12	1.4582	0.2048	33.3%	7.27	1.5630	0.2150	29.6%	6.03	1.4990	0.2486	11.1%	0.7225
1.2.6 制定职业病防治工作责任追究制度	8.02	1.7508	0.2183	70.3%	5.31	2.1362	0.4023	3.7%	7.17	1.6512	0.2303	29.6%	0.7084
1.2.7 制定职业病防治规划并组织实施	7.87	1.6126	0.2049	48.1%	7.24	1.3618	0.1881	29.6%	6.37	1.5638	0.2455	3.7%	0.7318
2.1.1 职业卫生培训率	7.96	1.3015	0.1635	59.2%	7.69	1.4980	0.1948	44.4%	7.58	1.4129	0.1864	33.3%	0.7456
2.1.2 工作场所职业病危害因素监测率	7.15	1.5658	0.2190	33.3%	7.58	1.5312	0.2020	37.0%	7.13	1.5900	0.2230	29.6%	0.7836

续表

评价指标	重要性				可操作性				敏感性				权威系数
	平均值	标准差	*CV*	满分率	平均值	标准差	$\bar{x}$	满分率	平均值	标准差	*CV*	满分率	
2.1.3 建设项目职业病危害预评价率	7.33	1.5598	0.2128	25.9%	7.21	1.5336	0.2127	22.2%	7.36	1.7333	0.2355	25.9%	0.8117
2.1.4 建设项目职业病危害控制效果评价率	7.68	1.5414	0.2007	33.3%	7.16	1.6003	0.2235	29.6%	7.22	1.8736	0.2595	33.3%	0.8543
2.1.5 职业健康体检率	7.67	1.3215	0.1723	33.3%	7.33	1.2358	0.1686	33.3%	7.41	1.5109	0.2039	37.0%	0.8552
2.1.6 建设项目职业病危害评价质量指数	7.54	1.5615	0.2071	33.3%	7.42	1.4810	0.1996	33.3%	7.06	1.1917	0.1688	22.2%	0.7562
2.1.7 职业病危害因素检测质量指数	7.61	1.6727	0.2198	37.0%	7.31	1.5102	0.2066	25.9%	7.52	1.8206	0.2421	37.0%	0.7337
2.1.8 接触放射线工作人员个人剂量监测率	6.22	2.3170	0.3725	11.1%	7.26	2.0125	0.2772	18.5%	7.17	1.6340	0.2279	18.5%	0.7031
2.1.9 劳动者工伤保险覆盖率	7.57	1.6306	0.2154	29.6%	7.54	1.5118	0.2005	29.6%	7.35	1.2319	0.1676	44.4%	0.8049
2.2.1 职业病防治监管覆盖率	8.21	1.7323	0.2110	70.3%	8.01	1.5107	0.1886	55.5%	7.99	1.4510	0.1816	62,9%	0.8115
2.2.2 严重职业病危害事故查处率	7.61	1.5410	0.2025	48.1%	7.56	1.6110	0.2131	37.0%	7.36	1.6302	0.2215	33.3%	0.8003
2.2.3 职业病防治违法企业处罚率	7.38	1.6110	0.2183	37.0%	7.31	1.6309	0.2231	25.9%	7.28	1.6045	0.2204	29.6%	0.7893

续表

评价指标	重要性				可操作性				敏感性				权威系数
	平均值	标准差	CV	满分率	平均值	标准差	$\overline{x}$	满分率	平均值	标准差	CV	满分率	
2.2.4　职业病防治违法企业处罚到位率	7.56	1.3177	0.1743	37.0%	7.17	1.3264	0.1850	14.8%	7.43	1.5848	0.2133	37.0%	0.7441
2.2.5　监管企业占申报企业的比例	7.11	1.4448	0.2032	25.9%	7.26	1.7119	0.2358	37.0%	7.09	1.7030	0.2402	33.3%	0.7638
2.2.6　职业危害事故及时处理率	7.68	2.5620	0.3336	48.1%	7.33	1.5818	0.2158	25.9%	7.31	1.5658	0.2142	29.6%	0.7521
2.3.1　建设项目“三同时”实施率	7.82	1.3490	0.1725	55.5%	7.26	2.0125	0.2772	18.5%	8.06	1.5435	0.1915	62,9%	0.8015
2.3.2　疑似职业病患者及时安排就诊率	8.04	1.4303	0.1779	62,9%	7.27	1.5412	0.2120	22.2%	7.94	1.2617	0.1589	62,9%	0.8013
2.3.3　工作场所主要危害因素监测合格率	7.97	1.5836	0.1987	37.0%	7.06	1.2115	0.1716	22.2%	7.85	1.1108	0.1415	48.1%	0.7914
2.3.4　职业健康监护建档率	7.25	1.6733	0.2308	25.9%	7.05	1.5193	0.2155	18.5%	7.21	1.3569	0.1882	25.9%	0.7742
2.3.5　劳动合同职业病危害告知率	7.16	1.9389	0.2708	22.2%	7.02	1.4363	0.2046	18.5%	7.31	1.7230	0.2357	25.9%	0.7643
2.3.6　职业病危害项目申报率	8.01	1.5515	0.1937	62,9%	8.05	1.2316	0.1530	48.1%	7.88	1.4318	0.1817	44.4%	0.8011
2.3.7　专职职业卫生管理人员设置合格率	7.73	1.5414	0.1994	44.4%	7.31	1.4328	0.1960	29.6%	7.16	1.6117	0.2251	18.5%	0.7673

续表

评价指标	重要性				可操作性				敏感性				权威系数
	平均值	标准差	*CV*	满分率	平均值	标准差	$\overline{x}$	满分率	平均值	标准差	*CV*	满分率	
2.3.8 健康监护费用在生产成本列出率	7.18	1.6909	0.2355	29.6%	7.11	1.5742	0.2214	25.9%	7.04	2.4168	0.3433	25.9%	0.7544
2.3.9 职业病危害警示标识设置率	7.02	1.6328	0.2326	0	7.26	1.5217	0.2096	33.3%	7.16	1.7134	0.2393	33.3%	0.7418
2.3.10 职业病防治费用占生产投入的比例	7.98	1.3263	0.1662	48.1%	7.21	1.4326	0.1987	22.2%	7.99	1.2632	0.1581	48.1%	0.8021
2.3.11 职业病患者享受国家规定的待遇率	7.73	1.3149	0.1701	44.4%	8.09	1.0120	0.1251	77.7%	7.52	1.7830	0.2371	33.3%	0.7647
2.3.12 职业病危害事故应急预案健全率	7.56	1.7328	0.2292	33.3%	7.67	1.4834	0.1934	33.3%	7.74	1.5031	0.1942	37.0%	0.7342
2.3.13 职业病防治计划和实施方案健全率	7.76	1.5171	0.1955	37.0%	7.92	1.5008	0.1895	59.2%	7.92	1.5008	0.1895	48.1%	0.7413
3.1.1 劳动者职业病防治知识知晓率	7.62	1.6231	0.2130	44.4%	7.17	1.7610	0.2456	22.2%	7.69	1.6103	0.2094	37.0%	0.8116
3.1.2 劳动者职业健康行为形成率	7.74	1.7082	0.2207	48.1%	7.06	1.5906	0.2253	22.2%	7.32	1.5006	0.2050	33.3%	0.7226
3.1.3 亿元GDP生产安全与职业健康死亡率	7.34	1.6214	0.2209	29.6%	7.76	1.1120	0.1433	37.0%	7.83	1.5715	0.2007	37.0%	0.7731
3.1.4 工矿商贸企业十万职工职业病患病率	6.46	1.3172	0.2039	11.1%	7.45	1.3216	0.1774	25.9%	7.43	1.9414	0.2613	33.3%	0.7653

续表

评价指标	重要性				可操作性				敏感性				权威系数
	平均值	标准差	*CV*	满分率	平均值	标准差	$\overline{x}$	满分率	平均值	标准差	*CV*	满分率	
3.1.5　工矿商贸企业十万职工职业病罹患率	7.93	1.4552	0.1835	44.4%	7.73	1.4123	0.1827	44.4%	7.89	1.2316	0.1561	48.1%	0.7903
3.1.6　新发尘肺病例年增长率	7.86	1.2639	0.1608	48.1%	7.72	1.4251	0.1846	44.4%	7.31	1.7230	0.2357	25.9%	0.7216
3.1.7　新发职业病病例数	7.69	1.8733	0.2436	37.0%	7.56	2.0866	0.2760	33.3%	7.06	2.3467	0.3324	11.1%	0.7664
3.2.1　劳动者满意度	8.03	1.3009	0.1620	59.2%	7.32	1.2415	0.1696	29.6%	7.98	1.2321	0.1544	44.4%	0.8036
3.2.2　用人单位满意度	6.84	1.4528	0.2124	22.2%	7.25	1.5616	0.2154	22.2%	7.05	1.5277	0.2167	11.1%	0.7553
3.2.3　工业生产总值增长率	7.68	1.3716	0.1786	44.4%	8.26	1.2117	0.1467	77.7%	7.45	1.4319	0.1922	25.9%	0.7314
3.2.4　伤残调整期望寿命年	7.85	1.1665	0.1486	37.0%	8.02	1.1324	0.1412	70.3%	7.33	1.9358	0.2641	22.2%	0.8121

(四)第二轮专家咨询结果分析

我们对指标体系草案进行了一定的修改后,形成了第二轮专家咨询问卷。根据第二轮的咨询结果,我们对指标作了进一步的筛选与修改,形成了最终指标。

1. 专家协调系数

在第二轮调查中,不论是一、二级指标还是三级指标,所有专家在各维度的评价意见的协调程度都能够满足研究要求,$p<0.05$,Kendall's W 系数较第一轮有了显著提高,计算结果如表 4-10 所示。

2. 纳入标准

根据专家咨询的结果,本研究第二轮专家咨询的指标纳入标准为:指标的重要性、可操作性和敏感性的算术均数都大于 7.5 分;满分频率均大于 5%;变异系数均小于 20%。详细情况如图 4-5 所示。

3. 筛选与修改

本研究进行了如下修改:一级指标与二级指标均未改变,根据筛选标准删除了 9 个三级指标,分别是职业病防治经费到位率、政府拨付占职业病防治经费的比例、专职职业健康管理人员设置合格率、建设项目职业病危害评价质量指数、职业病危害因素检测质量指数、职业病患者享受国家规定的职业病待遇率、职业病危害事故应急预案健全率、劳动者职业健康行为形成率和亿元 GDP 生产安全与职业健康死亡率。这样经过两轮的专家咨询后,总共有 3 个一级指标、7 个二级指标以及 32 个三级指标被保留下来。

表 4-10　　第二轮专家意见协调性检验

评价指标		参评专家人数	Kendall's W 系数	χ^2 值	自由度	显著性(p)
一级指标	重要性	27	0.3428	7.326	2	$p<0.05$
	可操作性	27	0.2805	6.541	2	$p<0.05$
	敏感性	27	0.3326	7.451	2	$p<0.05$
二级指标	重要性	27	0.5768	21.387	6	$p<0.01$
	可操作性	27	0.4748	28.095	6	$p<0.01$
	敏感性	27	0.4927	25.316	6	$p<0.01$
三级指标	重要性	27	0.4896	68.374	40	$p<0.01$
	可操作性	27	0.4132	65.412	40	$p<0.01$
	敏感性	27	0.4731	71.268	40	$p<0.01$

表 4-11 第二轮专家咨询指标得分统计结果

评价指标	重要性				可操作性				敏感性			
	平均值	标准差	CV	满分率	平均值	标准差	CV	满分率	平均值	标准差	CV	满分率
1. 投入	8.22	1.2133	0.1476	66.6%	8.09	1.3090	0.1618	66.6%	8.12	1.3227	0.1629	66.6%
2. 产出	8.24	1.3316	0.1616	70.3%	8.03	1.4004	0.1744	62.9%	8.22	1.4714	0.1790	70.3%
3. 结果	8.27	1.4712	0.1779	74.0%	8.05	1.2888	0.1601	62.9%	8.27	1.3993	0.1692	70.3%
1.1 有形投入	8.08	1.5126	0.1872	62.9%	7.83	1.4775	0.1887	48.1%	7.95	1.4095	0.1773	48.1%
1.2 无形投入	7.95	1.4318	0.1801	44.4%	7.91	1.5013	0.1898	33.3%	7.79	1.4334	0.1840	44.4%
2.1 服务提供	7.97	1.4633	0.1836	48.1%	7.68	1.4116	0.1838	33.3%	7.68	1.4722	0.1917	44.4%
2.2 依法行政	8.01	1.4714	0.1837	59.2%	7.76	1.4728	0.1898	37.0%	7.62	1.4326	0.1880	33.3%
2.3 行业自律	8.01	1.3881	0.1733	48.1%	7.82	1.4326	0.1832	44.4%	7.51	1.3984	0.1862	37.0%
3.1 健康促进	7.82	1.4013	0.1792	44.4%	7.93	1.5011	0.1893	48.1%	7.96	1.3882	0.1744	55.5%
3.2 社会影响	7.92	1.4589	0.1842	55.5%	8.11	1.4858	0.1832	74.0%	7.83	1.4016	0.1790	48.1%
1.1.1 职业病防治经费占财政支出的比例	8.02	1.4332	0.1787	62.9%	7.52	1.4333	0.1906	29.6%	7.85	1.4012	0.1785	40.7%
1.1.2 职业病防治经费到位率	7.67	1.7112	0.2231	44.4%	7.78	1.4883	0.1913	37.0%	7.43	1.5135	0.2037	37.0%
1.1.3 政府拨付占职业病防治经费的比例	8.02	1.7331	0.2161	62.9%	7.73	1.5004	0.1941	40.7%	7.38	1.5778	0.2138	29.6%
1.1.4 用人单位职业病防治投入占 GDP 的比例	8.13	1.4341	0.1764	66.6%	7.86	1.2285	0.1563	48.1%	7.94	1.4340	0.1806	51.8%

续表

评价指标	重要性				可操作性				敏感性			
	平均值	标准差	CV	满分率	平均值	标准差	CV	满分率	平均值	标准差	CV	满分率
1.1.5 万人拥有职业卫生监管人员数	7.76	1.4721	0.1897	37.0%	7.98	1.4524	0.1820	59.2%	7.85	1.1108	0.1415	48.1%
1.1.6 万人拥有职业卫生专业技术人员数	7.58	1.4334	0.1891	33.3%	7.67	1.3699	0.1786	33.3%	7.87	1.4614	0.1857	44.4%
1.1.7 专职职业卫生管理人员设置合格率	7.62	1.3594	0.1784	33.3%	7.38	1.3601	0.1843	33.3%	7.69	1.6103	0.2094	37.0%
1.1.8 基础设施和仪器设备达标单位比例	7.78	1.4315	0.1840	38.0%	7.68	1.4016	0.1825	33.3%	7.58	1.4129	0.1864	33.3%
1.1.9 职业病防治机构设置率	7.69	1.5095	0.1963	44.4%	7.96	1.3532	0.1700	48.1%	7.59	1.4231	0.1875	40.7%
1.2.1 职业病防治人员综合素质	7.62	1.4105	0.1851	33.3%	7.89	1.3618	0.1726	44.4%	7.76	1.3898	0.1791	37.0%
1.2.2 网络直报覆盖率	7.65	1.5147	0.1980	44.4%	7.85	1.4224	0.1812	48.1%	7.56	1.5112	0.1999	40.7%
2.1.1 职业卫生培训率	7.96	1.3015	0.1635	59.2%	7.69	1.4980	0.1948	44.4%	7.68	1.5014	0.1955	44.4%

续表

评价指标	重要性				可操作性				敏感性			
	平均值	标准差	*CV*	满分率	平均值	标准差	*CV*	满分率	平均值	标准差	*CV*	满分率
2.1.2　工作场所职业病危害因素监测率	8.01	1.2520	0.1563	66.6%	7.84	1.5014	0.1915	48.1%	7.96	1.4877	0.1869	59.2%
2.1.3　建设项目职业病危害预评价率	7.67	1.3215	0.1723	33.3%	7.33	1.2358	0.1686	33.3%	7.41	1.5109	0.2039	37.0%
2.1.4　建设项目职业病危害控制效果评价率	7.71	1.3207	0.1713	44.4%	7.83	1.5112	0.1930	44.4%	7.17	1.7610	0.2456	33.3%
2.1.5　职业健康体检率	7.98	1.4340	0.1797	59.2%	7.78	1.4517	0.1866	48.1%	7.98	1.4524	0.1820	59.2%
2.1.6　建设项目职业病危害评价质量指数	7.54	1.5615	0.2071	33.3%	7.42	1.0878	0.1466	33.3%	7.58	1.4137	0.1865	33.3%
2.1.7　职业病危害因素检测质量指数	7.61	1.6727	0.2198	37.0%	7.31	1.2398	0.1696	25.9%	7.89	1.2316	0.1561	48.1%
2.1.8　出入院诊断一致率	7.69	1.1712	0.1523	33.3%	7.56	1.0334	0.1367	44.4%	7.76	1.4721	0.1897	37.0%
2.1.9　职业病诊断与鉴定质量指数	7.21	1.3555	0.1880	29.6%	7.24	1.1092	0.1532	33.3%	7.59	1.4231	0.1875	40.7%

续表

评价指标	重要性				可操作性				敏感性			
	平均值	标准差	CV	满分率	平均值	标准差	CV	满分率	平均值	标准差	CV	满分率
2.2.1 职业病防治监管覆盖率	7.89	1.3918	0.1764	48.1%	7.87	1.4009	0.1780	48.1%	7.83	1.4885	0.1901	48.1%
2.2.2 严重职业病危害事故查处率	7.83	1.4321	0.1829	40.7%	7.97	1.4673	0.1841	59.2%	7.89	1.4912	0.1890	44.4%
2.2.3 职业病防治违法企业查处率	7.76	1.5171	0.1955	37.0%	7.92	1.5008	0.1895	59.2%	7.92	1.5008	0.1895	48.1%
2.2.4 职业病防治违法企业处罚到位率	7.89	1.4928	0.1892	37.0%	7.89	1.4936	0.1893	44.4%	7.79	1.4334	0.1840	40.7%
2.2.5 监管企业占申报企业的比例	7.88	1.4523	0.1843	44.4%	7.82	1.2520	0.1601	44.4%	7.82	1.4436	0.1846	44.4%
2.3.1 建设项目“三同时”实施率	7.98	1.3893	0.1741	48.1%	8.02	1.4733	0.1837	66.6%	7.96	1.4216	0.1786	51.8%
2.3.2 疑似职业病患者及时安排就诊率	7.74	1.5310	0.1978	37.0%	7.56	1.3177	0.1743	37.0%	7.58	1.4137	0.1865	33.3%
2.3.3 职业健康监护建档率	8.04	1.4303	0.1779	66.6%	7.96	1.3986	0.1757	58.1%	7.67	1.4113	0.1840	33.3%

续表

评价指标	重要性				可操作性				敏感性			
	平均值	标准差	CV	满分率	平均值	标准差	CV	满分率	平均值	标准差	CV	满分率
2.3.4 职业病危害项目申报率	7.82	1.5100	0.1931	44.4%	7.63	1.3780	0.1806	44.4%	7.63	1.4116	0.1850	44.4%
2.3.5 职业病患者享受国家规定的职业病待遇率	7.89	1.4912	0.1890	44.4%	7.79	1.6671	0.2140	40.7%	7.68	1.4784	0.1925	40.7%
2.3.6 职业病危害事故应急预案健全率	7.64	1.5310	0.2004	29.6%	7.56	1.3177	0.1743	37.0%	7.58	1.4137	0.1865	33.3%
2.3.7 职业病防治计划和实施方案健全率	7.93	1.4552	0.1835	44.4%	7.73	1.4123	0.1827	44.4%	7.89	1.2316	0.1561	48.1%
2.3.8 劳动者工伤保险覆盖率	7.92	1.4010	0.1769	59.2%	8.02	1.3947	0.1739	66.6%	7.97	1.5031	0.1886	51.8%
3.1.1 目标人群职业病防治知识知晓率	7.78	1.4323	0.1841	48.1%	7.96	1.4312	0.1798	55.5%	7.89	1.4731	0.1867	44.4%
3.1.2 劳动者职业健康行为形成率	7.82	1.5773	0.2017	51.8%	7.25	1.4312	0.1974	33.3%	7.82	1.4326	0.1832	48.1%
3.1.3 工作场所主要危害因素监测合格率	8.04	1.4528	0.1807	66.6%	7.93	1.4028	0.1769	44.4%	7.89	1.4928	0.1892	48.1%

续表

评价指标	重要性				可操作性				敏感性			
	平均值	标准差	*CV*	满分率	平均值	标准差	*CV*	满分率	平均值	标准差	*CV*	满分率
3.1.4 亿元 GDP 生产安全与职业健康死亡率	7.79	1.4232	0.1827	40.7%	7.82	1.4772	0.1889	48.1%	7.56	1.5415	0.2039	33.3%
3.1.5 工矿商贸企业十万职工职业病罹患率	7.73	1.4525	0.1879	40.7%	7.62	1.4265	0.1872	33.3%	7.96	1.4010	0.1760	55.5%
3.1.6 新发尘肺病例年增长率	7.92	1.5008	0.1895	51.8%	7.86	1.4109	0.1795	48.1%	7.91	1.4016	0.1772	51.8%
3.2.1 劳动者对职业病防治工作满意度	8.03	1.4342	0.1786	66.6%	7.93	1.4710	0.1855	48.1%	7.86	1.3794	0.1755	44.4%
3.2.2 职业病患者中流动人口比重	7.86	1.2277	0.1562	37.0%	7.68	1.4308	0.1863	33.3%	7.56	1.4319	0.1894	33.3%

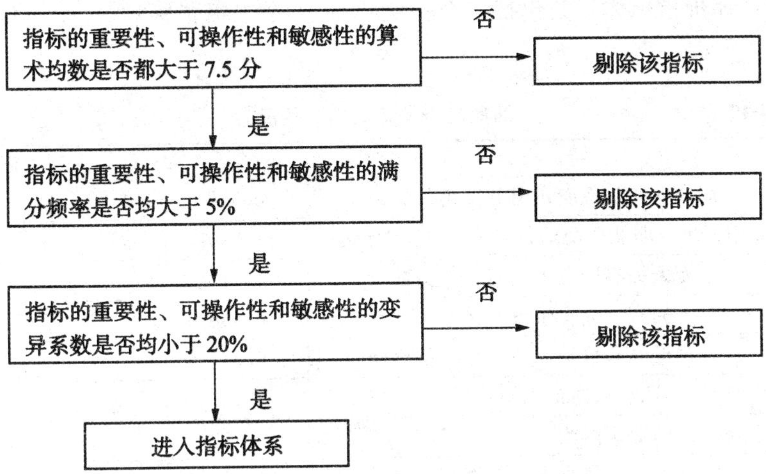

图 4-5　第二轮指标筛选的路线

二、离散趋势法筛选结果

经过两轮 Delphi 专家咨询，共有 32 个三级指标被保留了下来。在以往的研究中，研究人员往往将这些指标作为最终指标，直接将其应用于评价。但是本研究认为，这些指标的入选仅仅代表了专家的意见，对于是否真正适合现实的评价工作还需要进一步的验证，因此本研究采用离散趋势法对其进一步作了分析及筛选。

离散趋势法是从指标的区分能力的角度来筛选指标的，指标的离散趋势越小，区分评价对象的能力就越差，因此应将其剔除。通常用变异系数 CV 来衡量指标的离散趋势：

$$CV=\frac{S}{\bar{x}}$$

式中：S 为标准差，$\bar{x}$ 为平均值。一般认为，如果 CV 大于 15%，则表示该指标有较好的区分能力；反之，若 CV 小于 15%，则表示该指标的区分能力较差。

本研究利用现场调查或机构调查等方式收集的资料，分别对经过 Delphi 法筛选出的 32 个指标的变异系数进行了计算，结果如表 4-12 所示。根据计算结果，我们剔除了变异系数小于 15%的 10 个指标，分别为万人拥有职业卫生监管人员数、职业病防治机构设置率、出入院诊断符合率、职业病诊断与鉴定质量指数、严重职业病危害事故查处率、监管企业占申报企业的比例、疑似职业病患者及时安排就诊率、职业健康监护建档率、职业病防治计划和实施方案健全率和新发尘肺病例年增长率。

经过离散趋势法筛选后，本研究的指标筛选工作宣告完成，构建的职业病防治绩效评价指标体系共包括 3 个一级指标、7 个二级指标和 22 个三级指标，如图 4-6 所示。

表 4-12　　离散趋势法筛选指标情况

序号	待选指标	变异系数	入选指标
1	职业病防治经费占财政支出的比例	0.356	√
2	用人单位职业病防治投入占 GDP 的比例	0.490	√
3	万人拥有职业卫生监管人员数	0.112	
4	万人拥有职业卫生专业技术人员数	0.589	√
5	基础设施和仪器设备达标单位比例	0.333	√
6	职业病防治机构设置率	0.127	
7	职业病防治人员综合素质	0.199	√
8	网络直报覆盖率	0.308	√
9	职业卫生培训率	0.232	√
10	工作场所职业病危害因素监测率	0.237	√
11	建设项目职业病危害预评价率	0.185	√
12	建设项目职业病危害控制效果评价率	0.497	√
13	职业健康体检率	0.272	√
14	出入院诊断一致率	0.087	
15	职业病诊断与鉴定质量指数	0.102	
16	职业病防治监管覆盖率	0.374	√
17	严重职业病危害事故查处率	0.093	
18	职业病防治违法企业查处率	0.199	√
19	职业病防治违法企业处罚到位率	0.225	√
20	监管企业占申报企业的比例	0.124	
21	建设项目“三同时”实施率	0.410	√
22	疑似职业病患者及时安排就诊率	0.124	
23	职业健康监护建档率	0.092	
24	职业病危害项目申报率	0.242	√
25	职业病防治计划和实施方案健全率	0.104	
26	劳动者工伤保险覆盖率	0.194	√
27	目标人群职业病防治知识知晓率	0.192	√
28	工作场所主要危害因素监测合格率	0.229	√
29	工矿商贸企业十万职工职业病罹患率	0.308	√
30	新发尘肺病例年增长率	0.138	
31	劳动者对职业病防治工作满意度	0.205	√
32	职业病患者中流动人口比重	0.198	√

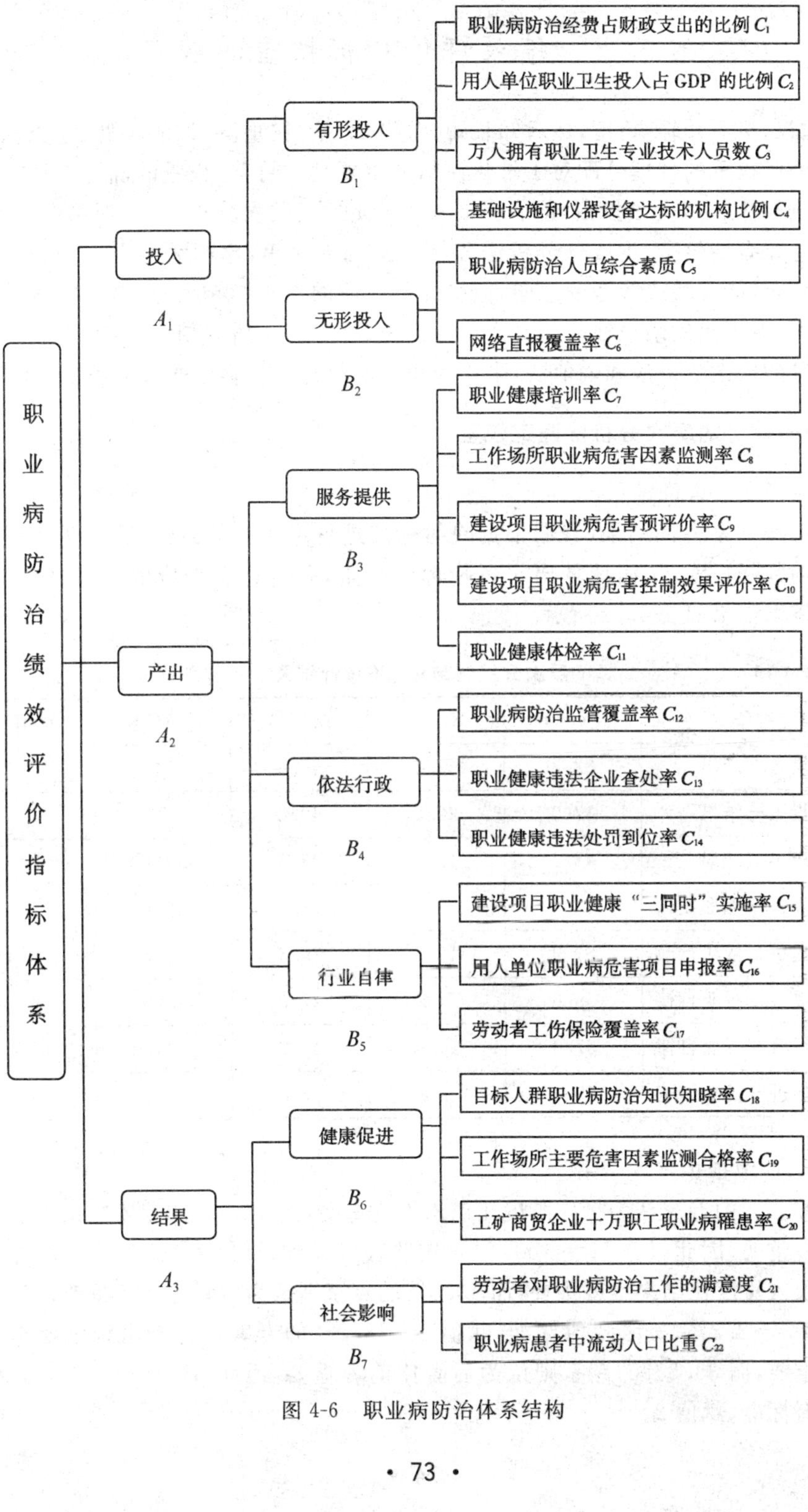

图 4-6　职业病防治体系结构

第三节 绩效评价指标权重的确定

“权，然后知轻重；度，然后知长短。”这句话是“权重”一词的出处，它也从侧面反映了权重的合理分配对于量化评估的重要性。目前，权重的确定方法包括主观赋权法和客观赋权法，前者主要有 Delphi 法、层次分析法、二项系数法等，后者主要有熵值法、主成分分析法和多目标规划法等，这两大类方法均有其优缺点：前者能反映决策者的意向，但受评价主体的主观影响大；后者以客观数据为依据，但得出的结论往往与真实状况不符。因此，本研究结合二者的优点，利用改进的层次分析法和熵值法，采用和积法对两种方法确定的权重进行组合。

一、改进的层次分析法确定权重

（一）专家咨询结果

根据专家咨询结果，我们根据映射标准进行了相应的赋值，建立了各层次指标的判断矩阵，从而计算出了各指标的权重，并进行了相应的一致性检验。具体咨询结果如表 4-13 所示。

表 4-13 层次分析法专家咨询统计结果

对象	P(%)	E(%)	M(%)	$P-M$(%)	赋值
投入—产出	33.3	22.2	44.5	−11.2	1/2
投入—结果	37.0	22.2	40.8	−2.2	1
产出—结果	48.2	18.6	33.3	14.9	2
有形投入—无形投入	48.2	33.3	18.6	29.6	3
服务提供—依法行政	51.9	18.5	29.6	22.3	3
服务提供—行业自律	55.6	7.4	37.0	18.6	2
依法行政—行业自律	37.0	14.8	48.2	−11.2	1/2
健康促进—社会影响	59.3	3.7	37.0	22.3	3

1. 一级指标咨询结果

33.3%的专家认为投入维度比产出维度重要，而 44.5%的专家则认为后者比前者重要，因此，$P-M=-11.2\%$，按照映射标准，赋值 1/2。37.0%的专家认为投入维度比结果维度重要，而 40.8%的专家则认为后者比前者重要，因此，$P-M=-2.2\%$，按照映射标准，赋值 1。48.2%的专家认为产出维度比结果维度重要，而 33.3%的专家则认为后者比前者重要，因此，$P-M=14.9\%$，按照映射标准，赋值 2。

2. 二级指标咨询结果

(1)投入维度二级指标：48.2%的专家认为有形维度比无形维度重要，而18.6%的专家则认为后者比前者重要，因此，$P-M=29.6\%$，按照映射标准，赋值3。

(2)产出维度二级指标：51.9%的专家认为提供服务比依法行政重要，而29.6%的专家则认为后者比前者重要，因此，$P-M=22.3\%$，按照映射标准，赋值3。55.6%的专家认为服务提供比行业自律重要，而37.0%的专家则认为后者比前者重要，因此，$P-M=18.6\%$，按照映射标准，赋值2。37.0%的专家认为依法行政比行业自律重要，而48.2%的专家则认为后者比前者重要，因此，$P-M=-11.2\%$，按照映射标准，赋值1/2。

(3)结果维度二级指标：59.3%的专家认为健康促进比社会影响重要，而37.0%的专家则认为后者比前者重要，因此，$P-M=22.3\%$，按照映射标准，赋值3。

3. 三级指标咨询结果

三级指标专家咨询结果在这里不再赘述。

(二)指标权重的确定

1. 一级指标权重确定及一致性检验

一级指标投入、产出及结果的权重分别为0.250、0.500和0.250，一致性检验结果显示$\lambda_{max}=3.0000$，$CI=0.0000$，$CR=0.0000<0.1$，如表4-14所示。

表4-14　　一级指标权重及一致性检验

维度	投入	产出	结果	权重
投入	1	1/2	1	0.250
产出	2	1	2	0.500
结果	1	1/2	1	0.250

2. 二级指标权重确定及一致性检验

(1)投入维度二级指标：投入维度有形投入和无形投入的权重分别为0.750和0.250，如表4-15所示。

表4-15　　投入维度指标权重及一致性检验

投入维度	有形投入	无形投入	权重
有形投入	1	3	0.750
无形投入	1/3	1	0.250

(2)产出维度二级指标：产出维度服务提供、依法行政和行业自律的权重分别为 0.540、0.163、0.297，一致性检验结果显示，$\lambda_{max}=3.0092$，$CI=0.0046$，$CR=0.0080<0.1$，如表 4-16 所示。

表 4-16　　产出维度指标权重及一致性检验

产出维度	服务提供	依法行政	行业自律	权重
服务提供	1	3	2	0.540
依法行政	1/3	1	1/2	0.163
行业自律	1/2	2	1	0.297

(3)结果维度二级指标：结果维度健康促进和社会影响的权重分别为 0.750 和 0.250，如表 4-17 所示。

表 4-17　　结果维度维度指标权重及一致性检验

结果维度	健康促进	社会影响	权重
健康促进	1	3	0.750
社会影响	1/3	1	0.250

3. 三级指标权重确定及一致性检验

根据专家咨询的结果，我们分别构建有形投入、无形投入、服务提供、依法行政、行业自律、健康促进和社会影响等七个二级指标所包含的三级指标，即 $C_1\sim C_4$、$C_5\sim C_6$、$C_7\sim C_{11}$、$C_{12}\sim C_{14}$、$C_{15}\sim C_{17}$、$C_{18}\sim C_{20}$ 和 $C_{21}\sim C_{22}$ 之间的判断矩阵，并计算出了其权重。

(1)有形投入维度三级指标：有形投入维度包含 4 个三级指标：职业病防治经费占财政支出的比例、用人单位职业卫生投入占 GDP 的比例、万人拥有职业卫生专业技术人员数、基础设施和仪器设备达标的机构比例，其权重分别为 0.218、0.482、0.117 和 0.183。一致性检验结果显示，$\lambda_{max}=4.2200$，$CI=0.0733$，$CR=0.0821<0.1$，如表 4-18 所示。

表 4-18　　有形维度指标权重及一致性检验

B_1	C_1	C_2	C_3	C_4	权重
C_1	1	1/4	2	2	0.218
C_2	4	1	3	2	0.482
C_3	1/2	1/3	1	1/2	0.117
C_4	1/2	1/2	2	1	0.183

(2)无形投入维度三级指标:无形投入维度包含 2 个三级指标:职业病防治人员综合素质和网络直报覆盖率,其权重分别为 0.667 和 0.333,如表 4-19 所示。

表 4-19　　无形维度指标权重及一致性检验

B_2	C_5	C_6	权重
C_5	1	2	0.667
C_6	1/2	1	0.333

(3)服务提供维度三级指标:服务提供维度包含 5 个三级指标:职业健康培训率、工作场所职业病危害因素监测率、建设项目职业病危害预评价率、建设项目职业病危害控制效果评价率、职业健康体检率,其权重分别为 0.096、0.241、0.159、0.159 和 0.345。一致性检验结果显示,$\lambda_{max}=5.0873$,$C_I=0.0218$,$C_R=0.0195<0.1$,如表 4-20 所示。

表 4-20　　服务提供指标权重及一致性检验

B_3	C_7	C_8	C_9	C_{10}	C_{11}	权重
C_7	1	1/2	1/2	1/2	1/3	0.096
C_8	2	1	2	2	1/2	0.241
C_9	2	1/2	1	1	1/2	0.159
C_{10}	2	1/2	1	1	1/2	0.159
C_{11}	3	2	2	2	1	0.345

(4)依法行政维度三级指标:依法行政维度包含 3 个三级指标:职业病防治监管覆盖率、职业健康违法企业查处率、职业健康违法处罚到位率,其权重分别为 0.528、0.332、0.140。一致性检验结果显示,$\lambda_{max}=3.0536$,$CI=0.0268$,$CR=0.0521<0.1$,如表 4-21 所示。

表 4-21　　依法行政指标权重及一致性检验

B_4	C_{12}	C_{13}	C_{14}	权重
C_{12}	1	2	3	0.528
C_{13}	1/2	1	3	0.332
C_{14}	1/3	1/3	1	0.140

(5)行业自律维度三级指标:行业自律维度包含3个三级指标:建设项目职业健康“三同时”实施率、用人单位职业病危害项目申报率、劳动者工伤保险覆盖率,其权重分别为0.550、0.210和0.240。一致性检验结果显示,$\lambda_{max}=3.0183$,$CI=0.0091$,$CR=0.0158<0.1$,如表4-22所示。

表4-22　　行业自律指标权重及一致性检验

B_5	C_{15}	C_{16}	C_{17}	权重
C_{15}	1	3	2	0.550
C_{16}	1/3	1	1	0.210
C_{17}	1/2	1	1	0.240

(6)健康促进维度三级指标:健康促进维度包含3个三级指标:目标人群职业病防治知识知晓率、工作场所主要危害因素监测合格率、工矿商贸企业十万职工职业病罹患率,其权重分别为0.163、0.297和0.540。一致性检验结果显示,$\lambda_{max}=3.0092$,$CI=0.0046$,$CR=0.0080<0.1$,如表4-23所示。

表4-23　　健康促进指标权重及一致性检验

B_6	C_{18}	C_{19}	C_{20}	权重
C_{18}	1	1/2	1/3	0.163
C_{19}	2	1	1/2	0.297
C_{20}	3	2	1	0.540

(7)社会影响维度三级指标:社会影响维度包含2个三级指标:劳动者对职业病防治工作的满意度和职业病患者中流动人口比重,其权重分别为0.667和0.333,如表4-24所示。

表4-24　　社会影响指标权重及一致性检验

B_7	C_{21}	C_{22}	权重
C_{21}	1	2	0.667
C_{22}	1/2	1	0.333

同时,虽然各层次均已经过层次单排序的一致性检验,各成对比较判断矩阵具有较为令人满意的一致性,但是当我们进行综合考察时,各层次的非一致性仍然有可能积累起来,引起最终分析结果的较为严重的非一致性,故我们又

对总一致性进行了检验，结果表明 $CR=0.011<0.1$，因此改进后的层次分析法总排序的一致性较为理想。

上面给出了用层次分析法计算各层次指标权重的过程。在此基础上，我们采用连乘法计算出了三级指标的组合权重，如表 4-25 所示。

二、熵值法确定权重

用层次分析法确定权重具有一定的主观性，而熵值法则是基于客观数据来确定权重的，因此我们又用熵值法对各层次指标的权重进行了计算，计算结果如表 4-25 所示。

三、主客观赋权的组合

组合赋权法解决是如何将不同方法确定的权重组合起来的问题，目前常用的有加法集成法、乘法集成法等。本研究采用乘法集成法对主客观赋权进行组合，计算公式为：$W_i=\dfrac{S_i \times O_i}{\sum S_i \times O_i}$。

其中 W_i 为第 i 个指标的组合权重，S_i 和 O_i 分别为第 i 个指标的主、客观权重，三级指标权重计算结果如表 4-25 所示，在此基础上可以计算出二级指标以及一级指标的权重，这样这个指标体系及其权重就构建完毕了，如表 4-26 所示。

表 4-25　　职业病防治绩效评价三级指标及其权重

指标	不同方法确定的权重		组合权重
	AHP 法	熵值法	
职业病防治经费占财政支出的比例(C_1)	0.0409	0.0472	0.0427
用人单位职业卫生投入占 GDP 的比例(C_2)	0.0904	0.0490	0.0980
万人拥有职业卫生专业技术人员数(C_3)	0.0219	0.0410	0.0199
基础设施和仪器设备达标单位比例(C_4)	0.0343	0.0528	0.0401
职业病防治人员综合素质(C_5)	0.0417	0.0387	0.0356
网络直报覆盖率(C_6)	0.0208	0.0352	0.0162
职业卫生培训率(C_7)	0.0259	0.0493	0.0283
工作场所职业病危害因素监测率(C_8)	0.0651	0.0452	0.0650
建设项目职业病危害预评价率(C_9)	0.0429	0.0509	0.0482
建设项目职业病危害控制效果评价率(C_{10})	0.0429	0.0398	0.0378

续表

指标	不同方法确定的权重		组合权重
	AHP法	熵值法	
职业健康体检率(C_{11})	0.0932	0.0410	0.0845
职业病防治监管覆盖率(C_{12})	0.0430	0.0338	0.0321
职业健康违法企业查处率(C_{13})	0.0271	0.0568	0.0341
职业病防治违法企业处罚到位率(C_{14})	0.0114	0.0402	0.0102
建设项目职业健康"三同时"实施率(C_{15})	0.0817	0.0446	0.0805
职业病危害项目申报率(C_{16})	0.0312	0.0432	0.0299
劳动者工伤保险覆盖率(C_{17})	0.0356	0.0452	0.0356
目标人群职业病防治知识知晓率(C_{18})	0.0306	0.0487	0.0330
工作场所主要危害因素监测合格率(C_{19})	0.0557	0.0466	0.0575
工矿商贸企业十万职工职业病罹患率(C_{20})	0.1012	0.0429	0.0960
劳动者对职业病防治工作的满意度(C_{21})	0.0417	0.0542	0.0500
职业病患者中流动人口比重(C_{22})	0.0208	0.0537	0.0248
合计	1.0000	1.0000	1.0000

在一级指标中，产出的权重最大，为0.4862，其次是结果，为0.2613。这表明，本研究所构建的职业病防治绩效评价指标体系，并不完全是以结果为导向的，防治活动的作用更为凸显。

在二级指标中，权重最大的是"服务提供"，为0.2638，其次为"有形投入"，重要性排第三位的指标为"健康促进"。

在三级指标中，权重最大的为"用人单位职业卫生投入占GDP的比例"，为0.0980，其次为"工矿商贸企业十万职工职业病罹患率"，第三重要的指标为"职业健康体检率"。

综上所述，本研究各层次指标的赋权较为合理，既具有区分度，差距又不是太大，与现实情况较为符合。

表 4-26　　职业病防治绩效评价指标体系及其权重

一级指标	二级指标	三级指标	权重
投入(0.2525)	有形投入(0.7949)	职业病防治经费占财政支出的比例(C_1)	0.0427
		用人单位职业卫生投入占 GDP 的比例(C_2)	0.0980
		万人拥有职业卫生专业技术人员的数目(C_3)	0.0199
		基础设施和仪器设备达标单位比例(C_4)	0.0401
	无形投入(0.2051)	职业病防治人员综合素质(C_5)	0.0356
		网络直报覆盖率(C_6)	0.0162
产出(0.4862)	服务提供(0.5426)	职业卫生培训率(C_7)	0.0283
		工作场所职业病危害因素监测率(C_8)	0.0650
		建设项目职业病危害预评价率(C_9)	0.0482
		建设项目职业病危害控制效果评价率(C_{10})	0.0378
		职业健康体检率(C_{11})	0.0845
	依法行政(0.1571)	职业病防治监管覆盖率(C_{12})	0.0321
		职业健康违法企业查处率(C_{13})	0.0341
		职业病防治违法企业处罚到位率(C_{14})	0.0102
	行业自律(0.3003)	建设项目职业健康“三同时”实施率(C_{15})	0.0805
		职业病危害项目申报率(C_{16})	0.0299
		劳动者工伤保险覆盖率(C_{17})	0.0356
结果(0.2613)	健康促进(0.7137)	目标人群职业病防治知识知晓率(C_{18})	0.0330
		工作场所主要危害因素监测合格率(C_{19})	0.0575
		工矿商贸企业十万职工职业病罹患率(C_{20})	0.0960
		劳动者对职业病防治工作的满意度(C_{21})	0.0500
		职业病患者中流动人口比重(C_{22})	0.0248

第四节　基础数据集的建立

在构建职业病防治绩效评价指标体系的基础上，本研究设计了相应的调查问卷，通过资料查阅、现场调查等方式，收集了相应的数据，构建了进行职业病防治绩效评价的基础数据集。

第五节　评价模型的构建

在开展评价工作时，有着一个至关重要的前提条件，那就是除了干预措施以外，被评价对象之间的其他条件都应是相同的，或至少在统计学上是无显著性差异的。因此，在进行项目评价或政策评价时，人们往往都会通过实验设计或准实验设计的方法来满足这个前提条件，但是在进行绩效评价时，人们却通常将被评价对象视为“可比的”，这在现实情况下显然是不严谨的。例如，本研究在进行以行政区域为对象的职业病防治绩效评价时，各区域的职业健康形势以及职业病防治活动的开展及投入都要受到本区域政治、经济及人文等条件的影响，而这些不可控的因素在各行政区域之间是不均衡的，因此，在进行职业病防治绩效评价时，这些因素就成了具有较强干扰作用的混杂因素，只有剔除这些不可控因素的干扰，得出的评价结果才是科学、公正的。

为了剔除这些不可控因素的干扰，使被评价对象之间具有可比性，本研究筛选出了一些有代表性的，并且在统计学上与职业病防治绩效有关联的因素，然后建立了二者之间的回归模型，进而通过经典的内部影响因素模型计算出了这些因素对被评价区域的影响程度，最后，结合按照常规的综合指数法得到的评价结果对其进行校正。本研究使用了综合指数法对样本地区的职业病防治绩效进行了评价，指数值的合成采用线型加权和法，职业病防治绩效评价的综合指数计算公式为：$I=\sum_{i=1}^{n} I_i W_i/\eta$，其中，$I$ 为综合指数，I_i 为各指标的指数值，W_i 为各指标的权重，η 为校正系数，即“环境影响系数”，旨在消除影响职业病防治绩效的不可控因素的干扰。

“环境影响系数”反映了一个区域内部不可控的宏观环境对其开展职业病防治工作的影响程度：当“环境影响系数”为 1 时，表明不可控因素对职业病防治绩效的“净效应”为零；当“环境影响系数”大于 1 时，表明不可控因素对职业病防治绩效的“净效应”为正，即不可控因素有利于职业病防治活动的开展；反之，当“环境影响系数”小于于 1 时，表明不可控因素不利于职业病防治活动的开展。其计算方法为：①筛选出与职业病防治绩效密切相关的不可控因素；②构建这些因素与职业病防治绩效指数的回归模型，从而定量测量出这些不可控因素对职业病防治的影响性质及程度；③通过建立样本地区的“内部影响因素矩阵”，计算出这些因素对各个区域的综合影响。

第六节　评价标准的确定

本研究综合评价结果采用的分级标准为：当绩效指数介于 0～0.2 之间（不包括 0.2）时，类别为“差”；当绩效指数介于 0.2～0.4 之间（不包括 0.4）时，类别为“较差”；当绩效指数介于 0.4～0.6 之间（不包括 0.6）时，类别为“一般”；当绩效指数介于 0.6～0.8 之间（不包括 0.8）时，类别为“较好”；绩效指数不低于 0.8 时，类别为“好”。三级指标的标准值详见本章第七节。

第七节　职业病防治绩效评价指标使用指南

本研究参考了《中华人民共和国职业病防治法》《国家职业病防治规划（2009～2015）》以及其他现有资料，并结合了专家咨询的结果，确定了各指标的目标值及评分标准，并制定了相应的使用指南，现简述如下：

（1）适用范围：本指标体系适用于所有的地市级行政区域。

（2）指标简介：本指标体系包括三个层次，一级指标分别为投入、产出和结果，其中，投入维度包括有形投入和无形投入 2 个二级指标，产出维度包括服务提供、依法行政和行业自律 3 个二级指标，结果维度包括健康促进和社会影响，共计 22 个三级指标。

（3）分值分布：共计 1000 分，其中投入指标 253 分，产出指标 486 分，结果指标 261 分。

（4）评价结果划分：评价结果分为五个级别：分值为 0～200 的类别为“差”；分值为 200～400 的类别为“较差”；分值为 400～600 的类别为“一般”；分值为 600～800 的类别为“较好”；分值不低于 800 的类别为“好”。

一、投入指标（253 分）

（一）有形投入指标（201 分）

1. 职业病防治经费占财政支出的比例

该指标是指在考核年度内，某行政区域本级财政拨付的职业病防治经费占当年各项财政支出的比例，反映了当地政府对职业病防治工作的财政支持力度，其目标值及分值如表 4-27 所示。

表 4-27　职业病防治经费占财政支出的比例的目标值及分值

指标	目标值	分值
职业病防治经费占财政支出的比例	≥1/10000	43

(1)计算方法:职业病防治经费占财政支出的比例=(考核期内本级财政拨付给各职业病防治机构的经费总额/同期当地财政经常性支出总额)×10000

(2)资料收集途径:查阅当地财政、安监部门和卫生行政部门等有关职能部门,以及疾病预防控制中心、职业病防治院等业务部门的相关财政报表,进行相应的计算评估。

(3)资料收集表:

指 标	年度	当地财政支出总额	本级财政拨付给职业病防治机构经费总额	职业病防治经费投入占财政支出的比例	同比增长率
职业病防治经费投入占财政支出的比例					
备注					

(4)评分标准与方法:达到或超过标准值者赋 43 分,低于标准值者按以下公式计算:得分=(实际值/标准值)×43 分。

2. 用人单位职业卫生投入占 GDP 的比例

该指标是指在考核年度内,某行政区域内的用人单位投入职业卫生的经费占当年该区域 GDP 的比例,反映的是用人单位对职业病防治工作的投入力度,其目标值及分值如表 4-28 所示。

表 4-28　　用人单位职业卫生投入占 GDP 的比例的目标值及分值

指标	目标值	分值
用人单位职业卫生投入占 GDP 的比例	≥1%	98

(1)计算方法:用人单位职业卫生投入占 GDP 的比例=(用人单位投入职业卫生的经费/所在行政区域当年的 GDP)×100%。

(2)资料收集途径:查阅当地财政以及用人单位的相关财政报表,进行相应计算评估。

(3)资料收集表：

指标	年度	当地的 GDP 总额	用人单位投入职业卫生的经费总额	用人单位职业卫生投入占 GDP 的比例	同比增长率
用人单位职业卫生投入占 GDP 的比例					
备注					

(4)评分标准与方法：达到或超过标准值者赋 98 分，低于标准值者按以下公式计算：得分=(实际值/标准值)×98 分。

3. 每万人拥有职业卫生专业技术人员数

该指标是指在考核年度内，某行政区域内平均每万人所拥有的职业卫生专业技术人员数，反映了该区域职业病防治的人员配置情况，其目标值及分值如表 4-29 所示。

表 4-29　万人拥有职业卫生专业技术人员数的目标值及分值

指标	目标值	分值
万人拥有职业卫生专业技术人员数	≥1.0	20

(1)计算方法：每万人拥有职业卫生专业技术人员数=(专职职业卫生专业技术人员数/辖区内常住人口数)×10000。

(2)资料收集途径：查阅职业病防治基本信息报告数据，现场查阅当地财政、安监部门和卫生行政部门等有关职能部门，以及疾病预防控制中心、职业病防治院等业务部门的人事档案。

(3)资料收集表：

指标	年度	辖区总人口	职业卫生专业技术人员数	职业卫生专业技术人员占辖区总人口的比例	同比增长率
每万人拥有职业卫生专业技术人员数					
备注					

(4)评分标准与方法:达到或超过标准值者赋 20 分,低于标准值者按以下公式计算:得分=(实际值/标准值)×20 分。

4. 基础设施与仪器设备达标单位的比例

该指标是指在考核年度内,某行政区域内基础设施与仪器设备达到国家标准的职业病防治机构数所占的比例,反映了职业病防治机构的硬件配置情况,其目标值及分值如表 4-30 所示。

表 4-30　　基础设施与仪器设备达标单位比例的目标值与分值

指标	目标值	分值
基础设施与仪器设备达标单位比例	≥80%	40

(1)计算方法:基础设施与仪器设备达标单位比例=(装备达标的单位数/同期辖区应装备的单位总数)×100%。

(2)资料收集途径:查阅近三年职业病防治基本信息报表和机构的设备档案,固定资产登记表,计量认证仪器设备清单,仪器设备使用和检查、维修情况等。

(3)资料收集表:

指标	年度	辖区职业病防治机构数	仪器设备配置率≥90%单位数	达标单位比例	人均建筑面积达标单位数	达标单位比例	实验室面积达标单位数	达标单位比例
基础设施与仪器设备达标单位比例								
备注								

(4)评分标准与方法:达到或超过标准值者赋 40 分,低于标准值者按以下公式计算:得分=(实际值/标准值)×40 分。

(二)无形投入指标(52 分)

1. 职业病防治人员综合素质

该指标是指在考核年度内,某行政区域职业病防治人员的职称、工作年限、学历以及工作能力等情况,反映了职业病防治人员的综合素质,其目标值及分值如表 4-31 所示。

表 4-31　　职业病防治人员的综合素质的目标值及分值

指标	目标值	分值
职业病防治人员综合素质	≥5.97	36

(1)计算方法:①正常晋升条件下:$W=\alpha\times$学历$+\beta\times$职称$+\gamma\times$专业工作年限。

②在年龄超过平均年龄时,人员综合素质指数的计算公式为:$W=\alpha\times$学历$+\beta\times$[职称$-$年龄$-$(平均年龄$\pm 0.67S$)]$+\gamma\times$专业工作年限。

式中:α,β和γ分别为学历、职称和专业工作年限的权重,在本研究中拟分别取0.3、0.3和0.4,并按如下标准转化为受专业教育年数和工作年数学历:硕士及以上为12,本科为9,大专为6,中专为3,无专业教育为0。同时将职称按如下标准转化为工作年数:正高为20,副高为15,中级为10,初级为5,无职称为0。

(2)资料收集途径:查阅安监部门和卫生行政部门等有关职能部门以及疾病预防控制中心、职业病防治院等业务部门的人事和技术档案。

(3)资料收集表:

指标	年度	职称	学历	专业工作年限	综合素质
职业病防治人员综合素质					
备注					

(4)评分标准与方法:达到或超过标准值者赋1分,低于标准值者按以下公式计算:得分=(实际值/目标值)。

2. 网络直报覆盖率

该指标可用来反映辖区内网络直报及其他信息化建设的情况,其目标值及分值如表4-32所示。

表4-32　　网络直报覆盖率的目标值及分值

指标	目标值	分值
网络直报覆盖率	达到100%	16

(1)计算方法:网络直报覆盖率=(实施网络直报的单位数/职业病防治单位)×100%。

(2)资料收集途径:查阅安监部门及卫生行政部门所辖疾病预防控制机构、医疗卫生机构的信息管理档案、登记记录等。

(3)评分标准与方法:达到或超过标准值者赋 1 分,低于标准值者按以下公式计算:得分=(实际值/目标值)。

二、产出指标(486 分)

(一)服务提供指标(264 分)

1. 职业健康培训率

该指标是指接受职业卫生培训的用人单位数占辖区用人单位总数的比例,其目标值及分值如表 4-32 所示。

表 4-32　职业健康培训率的目标值及分值

指标	目标值	分值
职业健康培训率	达到 90%	28

(1)计算方法:职业健康培训率=(接受职业健康培训的用人单位数/辖区用人单位总数)×100%。

(2)资料收集途径:查阅安监部门及卫生行政部门所辖疾病预防控制中心等机构的工作记录,并现场核实。

(3)资料收集表:

指标	年度	用人单位总数	培训的用人单位数	所占比例
职业卫生培训率				
备注				

(4)评分标准与方法:达到或超过标准值者赋 28 分,低于标准值者按以下公式计算:得分=(实际值/标准值)×28 分。

2. 工作场所职业病危害因素监测率

该指标是指在考核年度内,某行政区域委托资质职业卫生技术服务机构进行职业病危害因素监测的用人单位数占所有存在职业病危害用人单位数的百分比,其目标值及分值如表 4-33 所示。

表 4-33　工作场所职业病危害因素监测率的目标值及分值

指标	目标值	分值
工作场所职业病危害因素监测率	≥70%	65

(1)计算方法:工作场所职业病危害因素监测率=(考核期内进行职业病危害因素监测的用人单位数/考核期内存在职业病危害的用人单位总数)×100%。

(2)资料收集途径:依据辖区安监部门上报的基础数据进行计算评估,专家组同时参考抽查和调研数据等对地方政府部门上报数据的真实性进行核实。

(3)资料收集表:

指标	年份	辖区内具有职业病危害的企业数	职业病危害因素监测的企业数	监测企业所占的比例
工作场所职业病危害因素监测率				
备注				

(4)评分标准与方法:达到或超过标准值者赋 65 分,低于标准值者按以下公式计算:得分=(实际值/标准值)×65 分。

3. 建设项目职业病危害预评价率

该指标是指在考核年度内,某行政区域委托资质职业卫生技术服务机构进行职业病危害预评价的用人单位数占同期应进行职业病危害预评价项目数的百分比,反映了职业卫生技术服务机构提供技术服务的量,其目标值及分值如表 4-34 所示。

表 4-34　建设项目职业病危害预评价率的目标值及分值

指标	目标值	分值
建设项目职业病危害预评价率	≥60%	48

(1)计算方法:建设项目职业病危害预评价率=实际职业病危害预评价项目数/新建、改建和扩建建设项目数×100%。

(2)资料收集途径:依据辖区安监部门上报的基础数据进行计算评估,专家组同时参考抽查和调研数据等对上报数据的真实性进行核实。

(3)资料收集表：

指标	年度	新建项目数	改建项目数	扩建项目数	预评价项目数
建设项目职业病危害预评价率					
备注					

(4)评分标准与方法：达到或超过标准值者赋 48 分，低于标准值者按以下公式计算：得分＝(实际值/标准值)×48 分。

4. 建设项目职业病危害控制效果评价率

该指标是指在考核年度内，某行政区域委托资质职业卫生技术服务机构进行职业病危害控制效果评价的用人单位数占同期应进行职业病危害控制效果评价项目数的百分比。反映了职业卫生技术服务机构提供技术服务的量。其目标值及分值如表 4-34 所示。

表 4-34　　建设项目职业病危害控制效果评价率的目标值及分值

指标	目标值	分值
建设项目职业病危害控制效果评价率	≥65%	38

(1)计算方法：建设项目职业病危害控制效果评价率＝(实际职业病危害控制效果评价项目数/新建、改建和扩建建设项目数)×100%。

(2)资料收集途径：依据辖区安监部门上报的基础数据进行计算评估，专家组同时参考抽查和调研数据等对上报数据的真实性进行核实。

(3)资料收集表：

指标	年度	新建项目数	改建项目数	扩建项目数	控制效果评价项目数
建设项目职业病危害控制效果评价率					
备注					

(4)评分标准与方法：达到或超过标准值者赋 38 分，低于标准值者按以下公式计算：得分＝(实际值/标准值)×38 分。

5. 职业健康体检率

该指标是指在考核年度内某行政区域接触职业病危害因素的总人数中，实际进行职业健康检查的总人数占应职业健康检查总人数的百分比，其目标值及分值如表 4-35 所示。

表 4-35　　　　职业健康体检率的目标值及分值

指标	目标值	分值
职业健康体检率	≥80%	85

(1)计算方法：职业健康体检率＝(考核期内实际职业健康检查总人数/考核期内应职业健康检查总人数)×100%。

(2)资料收集途径：依据地方政府部门上报的基础数据进行计算评估，专家组同时参考统计局等发布的数据、抽查和调研数据等对地方政府部门上报数据的真实性进行核实。

(3)资料收集表：

指 标	年度	上岗前		在岗期间		离岗前	
		应检人数	实检人数	应检人数	实检人数	应检人数	实检人数
职业健康体检率							
备注							

(4)评分标准与方法：达到或超过标准值者赋 85 分，低于标准值者按以下公式计算：得分＝(实际值/标准值)×85 分。

(二)依法行政指标(76 分)

1. 职业病防治监管覆盖率

该指标是指在考核年度内某行政区域实施了职业卫生监督检查的用人单位数占所有存在职业病危害的用人单位数的百分比，用于衡量职业卫生监管工作的覆盖面，其目标值及分值如表 4-36 所示。

表 4-36　　　　职业病防治监管覆盖率的目标值及分值

指标	目标值	分值
职业病防治监管覆盖率	≥40%	32

(1)计算方法:职业卫生监督覆盖率=(考核期内监督检查用人单位数/考核期内存在职业病危害的用人单位总数)×100%。

(2)资料收集途径:查阅安监部门职业病防治基本信息报表以及工商管理部门用人单位的注册情况等。

(3)资料收集表:

指标	年份	辖区内具有职业病危害的企业数	监督检查的企业数	监督检查企业所占的比例
职业病防治监管覆盖率				
备注				

(4)评分标准与方法:达到或超过标准值者赋32分,低于标准值者按以下公式计算:得分=(实际值/标准值)×32分。

2. 职业健康违法企业查处率

该指标可反映安监部门对职业病防治的执法力度。其目标值及分值如表4-37所示。

表4-37　　职业健康违法企业查处率的目标值及分值

指标	目标值	分值
职业健康违法企业查处率	达到100%	34

(1)计算方法:职业健康违法企业查处率=违反职业病防治法的企业/存在职业病危害的企业数。

(2)资料收集途径:依据地方政府部门上报的基础数据进行计算评估,专家组同时参考统计局等发布的数据、抽查和调研数据等对地方政府部门上报数据的真实性进行核实。

(3)资料收集表:

指标	年度	抽查的企业总数	未遵守职业病防治法的企业数	处罚的企业数	处罚企业占违法企业总数比例
职业健康违法企业查处率					
备注					

(4)评分标准与方法:达到或超过标准值者赋 34 分,低于标准值者按以下公式计算:得分=(实际值/标准值)×34 分。

3. 职业健康违法企业处罚到位率

该指标是指在处罚的职业健康违法企业中,符合国家相关标准的所占的比例,反映了安监部门执法的力度和质量,其目标值及分值如表 4-38 所示。

表 4-38　　职业健康违法企业处罚到位率的目标值及分值

指标	目标值	分值
职业健康违法企业处罚到位率	达到 100%	10

(1)计算方法:职业健康违法企业处罚到位率=(处罚符合国家标准的企业数/处罚的企业总数)×100%。

(2)资料收集途径:查阅辖区内安监部门开出的罚单记录以及财政部门的收费记录等。

(3)资料收集表:

指标	年度	处罚违法企业数	处罚符合国家标准的企业数	处罚到位企业占总数比例	同比增长率
职业健康违法企业处罚到位率					
备注					

(4)评分标准与方法:达到或超过标准值者赋 10 分,低于标准值者按以下公式计算:得分=(实际值/标准值)×10 分。

(三)行业自律指标(146 分)

1. 建设项目职业健康“三同时”实施率

该指标指在考核年度内某行政区域实际实施建设项目职业健康“三同时”的项目数占存在职业病危害的新改扩建项目数的百分比,其目标值及分值如表 4-39所示。

表 4-39　　建设项目职业健康“三同时”实施率的目标值及分值

指标	目标值	分值
建设项目职业健康“三同时”实施率	≥50%	80

(1)计算方法:建设项目职业卫生"三同时"实施率=(考核期内实施建设项目职业卫生"三同时"项目数/报告期内存在职业病危害的新改扩建项目数)×100%。

(2)资料收集途径:依据辖区安监部门上报的基础数据进行计算评估,专家组同时参考抽查和调研数据等对上报数据的真实性进行核实。

(3)资料收集表:

指标	年份	辖区内新建、改扩建项目数	"三同时"建设项目的数量	"三同时"建设项目所占的比例
建设项目职业健康"三同时"实施率				
备注				

(4)评分标准与方法:达到或超过标准值者赋 80 分,低于标准值者按以下公式计算:得分=(实际值/标准值)×80 分。

2. 用人单位职业病危害申报率

该指标是指向职业卫生监管机构申报职业病危害项目的用人单位数占所有存在职业病危害用人单位数的百分比,其目标值及分值如表 4-40 所示。

表 4-40　　用人单位职业病危害申报率的目标值及分值

指标	目标值	分值
用人单位职业病危害申报率	≥80%	30

(1)计算方法:用人单位职业病危害申报率=(实际职业病危害项目申报用人单位数/所有存在职业病危害用人单位数)×100%。

(2)资料收集途径:依据辖区安监部门上报的基础数据进行计算评估,专家组同时参考抽查和调研数据等对上报数据的真实性进行核实。

(3)资料收集表:

指标	年份	辖区内具有职业病危害的企业数	申报职业病危害的企业数	申报企业所占的比例
用人单位职业病危害申报率				
备注				

(4)评分标准与方法:达到或超过标准值者赋 30 分,低于标准值者按以下公式计算:得分=(实际值/标准值)×30 分。

3. 劳动者工伤保险覆盖率

该指标是指实际参加工伤保险的劳动者占应参加工伤保险的劳动者的比例。其目标值及分值如表 4-41 所示。

表 4-41　　劳动者工伤保险覆盖率的目标值及分值

指标	目标值	分值
劳动者工伤保险覆盖率	≥80%	36

(1)计算方法:劳动者工伤保险覆盖率=(实际参加工伤保险的劳动者数量/应参加工伤保险的劳动者的总数)×100%。

(2)资料收集途径:查阅当地劳动保障部门每年的报表及统计年报。

(3)评分标准与方法:达到或超过标准值者赋 36 分,低于标准值者按以下公式计算:得分=(实际值/标准值)×36 分。

三、结果指标(261 分)

(一) 健康促进指标(186 分)

1. 目标人群职业病防治知识知晓率

该指标是指在受调查者中知晓职业病防治知识的劳动者占受调查者人员总数的比例。其目标值及分值如表 4-42 所示。

表 4-42　　目标人群职业病防治知识知晓率的目标值及分值

指标	目标值	分值
目标人群职业病防治知识知晓率	≥80%	33

(1)资料收集途径:在一些有代表性的行业中抽取一定量的劳动者利用自行设计的量表进行面对面的问卷调查。

(2)资料收集工具:本研究使用以下八个问题对被调查者进行了问卷调查:

问题一:您知道《中华人民共和国职业病防治法》吗?

问题二:您知道自己所在的岗位有哪些职业病危害因素吗?

问题三:您知道应该配备哪些职业病防护用品来避免职业病危害吗?

问题四:您知道接触到的职业病危害因素会对自己带来哪些危害吗?

问题五:您知道在签订劳动合同时,用人单位应该告知劳动者将要从事的岗位可能会给自己带来哪些职业危害吗?

问题六:您知道接触职业病危害因素的劳动者应定期接受职业健康检

查吗？

问题七：如果不幸患上职业病，您知道去什么机构进行诊断和鉴定吗？

问题八：您知道职业病患者应该享受哪些法定的权益吗？

(3)计算方法：受调查者若能够回答正确以上八个问题中的六个即为知晓者，否则为不知晓者，目标人群职业病防治知识知晓率＝(知晓者人数/受调查人员总数)×100％。

(4)评分标准与方法：达到或超过标准值者赋33分，低于标准值者按以下公式计算：得分＝(实际值/标准值)×33。

2. 工作场所主要危害因素监测合格率

该指标是指受调查的工作场所中，职业病危害因素的浓度或强度没有超过国家规定的限值的点数占检查总点数的比例，反映了劳动者作业环境的优劣。其目标值及分值如表4-43所示。

表4-43　工作场所主要危害因素监测合格率的目标值及分值

指标	目标值	分值
工作场所主要危害因素监测合格率	≥80％	57

(1)计算方法：工作场所主要危害因素监测合格率＝(监测合格的点数/职业健康监测总点数)×100％。

(2)资料收集途径：查阅安监部门及职业卫生服务机构的信息管理档案、登记记录等。

(3)资料收集表：

指标	年份	监测的主要职业病危害因素数	监测合格的职业病危害因素数	监测合格的比例
工作场所主要危害因素监测合格率				
备注				

(4)评分标准与方法：达到或超过标准值者赋57分，低于标准值者按以下公式计算：得分＝(实际值/标准值)×57分。

3. 工矿商贸企业十万职工职业病罹患率

该指标是指每十万工矿商贸企业职工新发职业病的个数，反映了一定区域内职业病危害的严重程度。其目标值及分值如表4-44所示。

表 4-44　　工矿商贸企业十万职工职业病罹患率的目标值及分值

指标	目标值	分值
工矿商贸企业十万职工职业病罹患率	≤4.0	96

(1)计算方法:工矿商贸企业十万职工职业病罹患率=(工矿商贸企业中新发职业病患者人数/工矿商贸企业职工总数)×100000。

(2)资料收集途径:依据辖区内安监部门上报的基础数据进行计算评估。

(3)评分标准与方法:达到或低于标准值者赋 96 分,高于标准值者按以下公式计算:得分=(标准值/目标值)×96 分。

(二)社会影响指标(75 分)

1. 劳动者对职业病防治工作的满意度

该指标是指劳动者根据自己的主观感受,对目前政府相关部门以及用人单位开展职业病防治工作的综合论断。其目标值及分值如表 4-45 所示。

表 4-45　　劳动者对职业病防治工作的满意度的目标值及分值

指标	目标值	分值
劳动者对职业病防治工作的满意度	100%	50

(1)资料收集途径:利用自行设计的量表,每个问题有三个选项,即“满意”“一般”和“不满意”,随机选择一定数量的劳动者进行调查。

(2)计算方法:劳动者对职业病防治工作的满意度=(选择“满意”选项的问题数/问题总数)×100%。

(3)评分标准与方法:达到或高于标准值者赋 50 分,低于标准值者按以下公式计算:得分=(实际值/目标值)×50 分。

2. 职业病患者中流动人口比重

该指标是指在上报的职业病患者中,流动人口的数量占职业病患者总数的比例,此指标在一定程度上反映了目前职业病防治工作的公平性。其目标值及分值如表 4-46 所示。

表 4-46　　职业病患者中流动人口比重的目标值及分值

指标	目标值	分值
职业病患者中流动人口比重	≤40%	25

(1)计算方法:职业病患者中流动人口比重=(上报的职业病患者中流动人口的数量/职业病患者总数)×100%。

(2)资料收集途径:依据辖区内安监部门上报的基础数据进行计算评估。

(3)评分标准与方法:达到或低于标准值者赋 25 分,高于标准值者按以下公式计算:得分=(目标值/实际值)×25 分。

本章小结

本章主要阐述了职业病防治绩效评价体系的构建过程。首先,本研究从我国职业病防治的现状出发,在大量文献复习的基础上,采用 Delphi 专家咨询法和离散趋势法,主客观相结合共同筛选出了一些职业病防治绩效评价指标,然后采用改进的层次分析法和熵值法确定了各指标的权重。这样本研究最终构建的职业病防治绩效评价指标体系包含投入、产出和结果三个维度,共计 7 个二级指标和 22 个三级指标。同时,我们为其配置了相应的基础数据集、评价模型及评价标准,由此形成的职业病防治绩效评价体系简便易行,具有较强的可操作性,同时又能保证对各行政区域的评价结果进行横向比较。

第五章　职业病防治绩效的测量与分析

第一节　样本地区的基本情况

一、山东省总体状况

山东位于中国东部沿海，黄河下游，陆地总面积15.8万平方千米，邻近海域总面积17万平方千米，总人口9789.00万(2014年统计数据)，辖17个市140个县(市、区)。改革开放以来，山东省始终保持着较高的经济增长速度，全省GDP从2005年的18367亿元增长到了2011年的45362亿元，如表5-1所示。从业人口数量也在逐年增长，在2011年达到了6486万人，其中以工业为主的第二产业的从业人员的比重越来越高，如表5-2所示。

表5-1　山东省三大产业GDP变化情况　单位：亿元

年份	地区GDP	第一产业		第二产业		第三产业	
		产值	比例	产值	比例	产值	比例
2005	18367	1964	10.7%	10479	57.0%	5925	32.3%
2006	21900	2139	9.8%	12574	57.4%	7187	32.8%
2007	25777	2509	9.7%	14648	56.9%	8620	33.4%
2008	30933	3003	9.6%	17572	57.0%	10359	33.4%
2009	33897	3227	9.5%	18902	55.8%	11768	34.7%
2010	39170	3588	9.2%	21238	54.2%	14343	36.6%
2011	45362	3974	8.8%	24017	52.9%	17371	38.3%

表 5-2　　山东省从业人员分布情况　　单位:万人

年份	从业人员数量	第一产业		第二产业		第三产业	
		人数	比例	人数	比例	人数	比例
2005	5841	2350	40.2%	1782	30.5%	1709	29.3%
2006	5960	2328	39.1%	1870	31.4%	1762	29.5%
2007	6081	2265	37.3%	1990	32.7%	1826	30.0%
2008	6188	2313	37.4%	1956	31.6%	1919	31.0%
2009	6294	2297	36.5%	2014	32.0%	1983	31.5%
2010	6402	2273	35.5%	2087	32.6%	2042	31.9%
2011	6486	2212	34.1%	2186	33.7%	2088	32.2%

二、山东省职业健康情况

山东省工业门类齐全,职业病危害分布广泛,涉及煤炭、冶金、化工、建材等三十多个主要行业,特别是中小企业工作场所劳动条件恶劣,生产工艺落后,缺乏必要的防护措施,因此职业病方面的问题更加严重。目前,山东省正处在职业病的高发期和矛盾凸显期,2005～2010 年,山东省各类职业病发生数量分别是 1151 例、1244 例、1572 例、1068 例、1183 例、927 例。目前,山东省全省共有存在职业病危害的规模以上的企业近 3 万家,接触有毒有害的作业人员 150 多万人,可能存在职业病危害的其他企业和个体经济组织达 40 余万家。

(一)用人单位职业病防治管理的基本情况

2011 年,山东省对 2111 家用人单位的职业卫生管理现状进行了调查,涉及煤炭、建材、电子、冶金、化工、轻工等行业。

在这次检查中,共调查劳动者 422552 人,其中从事接触职业病危害作业的劳动者 188935 人,接害率 44.7%。在被检查的 2111 家用人单位中,设立职业卫生管理机构的有 862 家,占 40.8%;建立职业卫生管理制度的有 917 家,占 43.4%;制定职业健康监护计划的有 795 家;占 37.7%,劳动者健康检查项目与所从事工作相关的有 694 家,占 32.9%;发现职业病或疑似职业病病人及时报告的有 551 家,占 26.1%;配备职业卫生专(兼)职人员的有 959 家,占 45.4%。详细情况如表 5-3 所示。

表 5-3　　用人单位职业卫生管理情况　　单位:人

指标	煤炭	建材	电子	冶金	化工	轻工	其他
检查用人单位数	121	426	132	237	388	231	576
职工总数	47664	62315	15337	28312	110483	26377	132064
接害人数	26118	28661	5622	13016	48346	11031	56141
设立职业卫生管理机构	52	172	63	136	153	85	201
建立职业卫生管理制度	53	177	65	146	163	94	219
制定职业健康监护计划	48	156	57	127	142	79	186
健康检查项目与所从事工作相关	45	138	55	113	112	65	166
发现职业病或疑似职业病病人及时报告	37	101	46	97	91	56	123
配置职业卫生管理专(兼)职人员	59	193	73	147	172	96	219

(二)建设项目职业卫生监督检查情况

在 2011 年的检查中,山东省共监督检查建设项目 664 项,其中存在职业病危害的建设项目 617 项,占 92.9%;已完成职业病危害预评价报告审核 111 项,占应进行预评价项目的 20.9%,其中通过审核 98 项;已进行职业病防护设施设计 70 项,占应进行防护设施设计项目的 14.5%,其中通过审核的 58 项;已完成职业病控制效果评价报告审核 98 项,占应进行控制效果项目的 18.5%,其中实际通过竣工验收 89 项。详细情况如表 5-4 所示。

表 5-4　　2011 年用人单位职业健康监护重点监督检查情况汇总

指 标		煤炭	建材	电子	冶金	化工	轻工	其他
建设项目总数		102	82	68	89	92	83	148
存在职业病危害项目数		102	73	56	86	92	77	131
建设项目职业病危害预评价审核或备案	应进行预评价项目数	78	63	52	71	82	73	112
	实际开展预评价项目数	13	14	13	17	21	17	16
	通过审核或备案项目数	11	13	13	14	18	14	15

续表

指标		煤炭	建材	电子	冶金	化工	轻工	其他
建设项目职业病防护设施设计卫生审查	应进行设计项目数	73	58	47	66	74	65	99
	实际开展设计项目数	6	7	9	11	9	12	16
	通过卫生审查项目数	5	7	9	9	8	9	11
建设项目职业病防护设施竣工验收或备案	应进行控评项目数	78	63	52	71	82	73	112
	实际开展控评项目数	15	12	11	13	17	15	15
	通过竣工验收或备案项目数	14	12	11	11	16	12	13

（三）用人单位职业健康监护工作开展情况

在被检查的用人单位中，2011 年度劳动者上岗前、在岗期间、离岗时职业健康检查率分别为 31.2%、37.2%、17.8%，对有职业禁忌证的调离率为 71.6%。2011 年，在监督检查的用人单位中，共发现疑似职业病 290 例，确诊职业病 67 例。详细情况如表 5-5 所示。

表 5-5　用人单位职业体检情况　单位：人

项目		粉尘	铅	铬	有机溶剂	其他
上岗前	应检	7331	253	432	3028	4209
	实检	2621	78	143	805	1115
	职业禁忌证	65	9	13	58	63
在岗期间	应检	26836	1105	1630	20159	28306
	实检	12081	402	501	6907	9117
	职业禁忌证	209	26	21	164	189
	调离人数	156	19	14	113	134
	疑似职业病	116	9	1	21	124
	诊断人数	31	3	1	5	24

续表

项目		粉尘	铅	铬	有机溶剂	其他
离岗前	应检	1012	51	82	512	607
	实检	251	9	11	59	74
	疑似职业病	12	0	0	2	5
	诊断人数	2	0	0	0	1

第二节 绩效评价指标体系的检验

一、信度检验

信度又叫“可靠性”，是指测验的可信程度。它主要表现测验结果的一贯性、一致性、再现性和稳定性。信度系数是衡量测验好坏的一个重要技术指标，本研究采用克朗巴赫 α 系数，其计算公式为 $\alpha=\frac{K-1}{K}(1-\frac{\sum S_i}{S^2})$，其中 K 为总指标数，S^2 为所有指标得分的方差，S_i 为第 i 个指标得分的方差。具体方法是运用 SPSS 17.0 软件的 Scale-Reliability Analysis 命令对二、三级指标的数值进行信度检验。

对本研究项目筛选出的二级指标的分析结果如下：$F=35.813$，$P=0.000$，克朗巴赫 α 系数为 0.850，因此二级指标的信度较好；对本研究项目筛选出的三级指标的分析结果如下：$F=7.837$，$P=0.000$，克朗巴赫 α 系数为 0.731，因此三级指标的信度也较好。

二、效度检验

迄今为止，我国的职业病防治绩效评价体系中尚没有一个“金标准”，因此本研究只能采用结构效度对职业病防治绩效评价指标体系的效度进行检验。结构效度是指一个测验实际测到所要测量的理论结构和特质的程度，通常采用因子分析法来检验。同时，由于本研究所构建的职业病防治绩效评价指标体系的三级指标较多，而观测点仅有 9 个，因此对三级指标进行因子分析是不科学的，故本研究仅对二级指标的效度进行了检验。

(一)检验方法

采用 SPSS 17.0 软件的 Data Reduction-Factor 命令，运用因子分析法，按照特征根大于 1，累计贡献率大于 80%的原则，共提取三个公因子，累计贡献率达到 83.214%，同时经过最大方差旋转，四步迭代得到因子载荷矩阵，公因子对各因子的方差贡献率在0.513～0.942之间，因此所提取的公因子保留了较多的信息。

（二）结构分析

分析结果显示，公因子$F1$受指标2、4、6的影响较大，可以看作是职业病防治的产出；公因子$F2$受指标5、7的影响较大，可以看作是职业病防治的结果；公因子$F3$受指标1、3的影响较大，可以看作是职业病防治的投入，这与本研究所构建的指标体系的三个维度相吻合，说明本研究筛选出的指标体系的结构效度较好。防治投入、防治产出以及防治结果应该是职业病防治绩效评价指标体系内在的稳定结构。

三、区分度检验

对一个职业病防治绩效评价指标体系而言，在被应用于实践中时，应该能反映出被评价区域之间的差异，即具有一定的区分度。我们通过聚类分析的方法，检验了本研究所采用的指标体系的区分能力。

由于我们运用的是SPSS软件中的Cluster-Hierarchical Cluster命令，因此从聚类结果来看，将九个样本地区分成三类比较适宜，其中第一类包括样本1、2、4、5，第二类包括样本7、8，第三类包括样本3、6、9。然后，我们采用方差分析方法比较了三组之间的差异有无统计学意义，并采用LSD法和Dunnett法进行了两两比较，从而探讨了指标体系是否具有较好的区分效度。结果表明，三组之间以及每两组之间的差异均有统计学意义（$p<0.05$）。根据聚类分析和方差分析的结果，我们可以认定该指标体系具有较好的区分度。

第三节　职业病防治绩效的初步测量

一、原始数据的收集与分析

在构建完成职业病防治绩效评价指标体系的基础上，本研究设计了相应的调查问卷，通过查阅资料、现场调查等方式，收集了相应的数据，根据调查结果进行了计算分析，得到了样本地区职业病防治绩效评价指标的原始得分以及各样本地区职业病防治绩效评价的总体情况。原始得分的数值如表5-6所示。

二、职业病防治绩效测量的实施

本研究使用了综合指数法来评价样本地区的职业病防治绩效：如果选择样本地区各指标的平均值作为标准值，那么得出的评价结果就是样本地区之间的相对绩效。需要注意的是，这种方法得到的绩效指数并没有实际意义，如果样本集合改变,那么即使是同一地区的绩效指数也会发生改变。如果以指标的"目标值"为标准值,那么得到的评价结果就是目标绩效,其将反映样本地区职业病防治绩效实现理想值的程度,也更具有实际意义。因此,本研究对样本地区职业病防治的目标绩效进行了评价,其基本步骤为:

(一)无量纲化处理

由于各指标的量纲不尽相同,因此必须对其进行无量纲化处理:对于高优指标,其处理方式为指数值=实际值/标准值;对于低优指标,其处理方式为指数值=标准值/实际值。在本研究构建的指标体系中,除"工矿商贸企业十万职工职业病罹患率"和"职业病患者中流动人口比重"两个指标为低优指标外,其余指标均为高优指标。

(二)指数值的合成

本研究指数值的合成采用线型加权和法,职业病防治绩效评价的综合指数计算公式为:$I=\sum_{i=1}^{n} I_i W_i$,其中,I 为综合指数,I_i 为各指标的指数值,W_i 为各指标的权重。各维度的绩效指数如表 5-7 所示。

表 5-6　样本地区各指标原始值列表

序号	指 标	样本地区				
		烟台	威海	莱芜	济南	潍坊
C_1	职业病防治经费占财政支出的比例(1/10000)	0.215	0.203	0.127	0.314	0.178
C_2	用人单位职业卫生投入占 GDP 的比例(%)	0.36	0.24	0.18	0.41	0.27
C_3	万人拥有职业卫生专业技术人员数	0.10	0.08	0.18	0.47	0.13
C_4	基础设施和仪器设备达标单位比例(%)	50.0	70.0	45.7	66.7	58.9
C_5	职业病防治人员综合素质	4.89	4.38	3.56	5.05	3.63
C_6	网络直报覆盖率(%)	81.6	73.3	51.4	100	55.8
C_7	职业卫生培训率(%)	49.7	62.3	55.1	61.3	45.1

续表

序号	指 标	样本地区				
		烟台	威海	莱芜	济南	潍坊
C_8	工作场所职业病危害因素监测率(%)	21.2	20.1	13.8	28.7	20.4
C_9	建设项目职业病危害预评价率(%)	16.5	20.1	15.2	18.3	16.3
C_{10}	建设项目职业病危害控制效果评价率(%)	41.5	39.2	19.8	52.6	27.9
C_{11}	职业健康体检率(%)	15.8	13.5	11.2	21.6	14.7
C_{12}	职业病防治监管覆盖率(%)	12.6	18.3	9.8	16.5	8.1
C_{13}	职业健康违法企业查处率(%)	46.0	46.2	22.6	48.6	35.4
C_{14}	职业病防治违法企业处罚到位率(%)	28.2	21.2	21.5	35.8	25.6
C_{15}	建设项目职业健康“三同时”实施率(%)	19.6	18.7	15.6	25.8	22.6
C_{16}	职业病危害项目申报率(%)	33.3	28.9	22.8	39.6	30.1
C_{17}	劳动者工伤保险覆盖率(%)	58.8	53.2	45.4	62.1	47.1
C_{18}	目标人群职业病防治知识知晓率(%)	55.1	47.5	45.1	64.2	58.9
C_{19}	工作场所主要危害因素监测合格率(%)	41.9	36.5	33.6	60.6	64.2
C_{20}	工矿商贸企业十万职工职业病罹患率	6.1	5.7	11.7	7.2	4.8

续表

序号	指 标	样本地区				
		烟台	威海	莱芜	济南	潍坊
C_{21}	劳动者对职业病防治工作的满意度(%)	64.1	51.8	37.6	76.7	63.2
C_{22}	职业病患者中流动人口比重(%)	65.4	83.6	61.6	57.8	47.1

序号	指 标	样本地区				
		枣庄	济宁	聊城	菏泽	平均值
C_1	职业病防治经费占财政支出的比例(1/10000)	0.101	0.176	0.154	0.129	0.177
C_2	用人单位职业卫生投入占GDP的比例(%)	0.08	0.16	0.20	0.11	0.223
C_3	万人拥有职业卫生专业技术人员数	0.19	0.16	0.23	0.21	0.194
C_4	基础设施和仪器设备达标单位比例(%)	33.3	47.8	36.6	25.0	48.222
C_5	职业病防治人员综合素质	3.21	3.51	3.06	3.12	3.823
C_6	网络直报覆盖率(%)	44.2	51.9	49.4	47.5	61.678
C_7	职业卫生培训率(%)	32.3	38.9	40.2	36.7	46.844
C_8	工作场所职业病危害因素监测率(%)	14.3	17.6	18.3	16.2	18.956
C_9	建设项目职业病危害预评价率(%)	11.3	14.0	13.2	12.6	15.278
C_{10}	建设项目职业病危害控制效果评价率(%)	13.5	19.3	19.6	14.9	27.589
C_{11}	职业健康体检率(%)	9.7	10.5	12.0	11.7	13.411
C_{12}	职业病防治监管覆盖率(%)	7.3	10.1	7.2	8.2	10.900

续表

序号	指 标	样本地区				
		枣庄	济宁	聊城	菏泽	平均值
C_{13}	职业健康违法企业查处率(%)	30.4	41.3	48.3	38.6	39.711
C_{14}	职业病防治违法企业处罚到位率(%)	19.8	22.6	25.5	22.2	24.711
C_{15}	建设项目职业健康“三同时”实施率(%)	8.4	11.2	10.8	8.1	15.644
C_{16}	职业病危害项目申报率(%)	19.8	26.5	21.3	21.5	27.089
C_{17}	劳动者工伤保险覆盖率(%)	38.6	43.6	39.0	36.4	47.133
C_{18}	目标人群职业病防治知识知晓率(%)	39.6	45.6	42.2	36.3	48.278
C_{19}	工作场所主要危害因素监测合格率(%)	38.7	42.7	51.2	49.4	46.533
C_{20}	工矿商贸企业每十万名职工的职业病罹患率	9.8	6.3	6.8	5.9	7.144
C_{21}	劳动者对职业病防治工作的满意度(%)	47.4	52.7	50.2	62.6	56.256
C_{22}	职业病患者中流动人口比重(%)	45.6	73.1	62.6	75.3	63.567

表 5-7　　样本地区各个维度指标绩效指数

指标	权重	属性	评价对象				
			烟台市	威海市	莱芜市	济南市	潍坊市
A_1	0.2525	—	0.4511	0.4234	0.3133	0.5651	0.3834
B_1	0.2007	—	0.3562	0.3433	0.2471	0.4803	0.3298
C_1	0.0427	↑	0.2150	0.2030	0.1270	0.3140	0.1780
C_2	0.0980	↑	0.3600	0.2400	0.1800	0.4100	0.2700

续表

指标	权重	属性	评价对象				
			烟台市	威海市	莱芜市	济南市	潍坊市
C_3	0.0199	↑	0.1000	0.0800	0.1800	0.4700	0.1300
C_4	0.0401	↑	0.6250	0.8750	0.5713	0.8338	0.7363
B_2	0.0518	↑	0.8185	0.7336	0.5714	0.8938	0.5927
C_5	0.0356	↑	0.8191	0.7337	0.5963	0.8459	0.6080
C_6	0.0162	↑	0.8160	0.7330	0.5140	1.0000	0.5580
A_2	0.4862	—	0.4231	0.4272	0.3264	0.5072	0.3834
B_3	0.2638	—	0.3389	0.3465	0.2491	0.4321	0.2957
C_7	0.0283	↑	0.5522	0.6922	0.6122	0.6811	0.5011
C_8	0.0650	↑	0.3029	0.2871	0.1971	0.4100	0.2914
C_9	0.0482	↑	0.2750	0.3350	0.2533	0.3050	0.2717
C_{10}	0.0378	↑	0.6385	0.6031	0.3046	0.8092	0.4292
C_{11}	0.0845	↑	0.1975	0.1688	0.1400	0.2700	0.1838
B_4	0.0764	—	0.3757	0.4267	0.2330	0.4385	0.2775
C_{12}	0.0321	↑	0.3150	0.4575	0.2450	0.4125	0.2025
C_{13}	0.0341	↑	0.4600	0.4620	0.2260	0.4860	0.3540
C_{14}	0.0102	↑	0.2820	0.2120	0.2150	0.3580	0.2560
B_5	0.1460	—	0.6000	0.5733	0.5151	0.6788	0.5973
C_{15}	0.0805	↑	0.3920	0.3740	0.3120	0.5160	0.4520
C_{16}	0.0299	↑	0.4163	0.3613	0.2850	0.4950	0.3763
C_{17}	0.0356	↑	0.7350	0.6650	0.5675	0.7763	0.5888
A_3	0.2613	—	0.6238	0.5779	0.4229	0.6847	0.7773
B_6	0.1865	—	0.6209	0.6070	0.4054	0.6617	0.8064
C_{18}	0.0330	↑	0.6888	0.5938	0.5638	0.8025	0.7363
C_{19}	0.0575	↑	0.5238	0.4563	0.4200	0.7575	0.8025
C_{20}	0.0960	↓	0.6557	0.7018	0.3419	0.5556	0.8333
B_7	0.0748	—	0.6310	0.5053	0.4666	0.7420	0.7045
C_{21}	0.0500	↑	0.6410	0.5180	0.3760	0.7670	0.6320

续表

指标	权重	属性	评价对象				
			烟台市	威海市	莱芜市	济南市	潍坊市
C_{22}	0.0248	↓	0.6116	0.4785	0.6494	0.6920	0.8493
绩效指数	1.0000	↑	0.4826	0.4656	0.3483	0.5681	0.4864

指标	权重	属性	评价对象				
			枣庄市	济宁市	聊城市	菏泽市	平均
A_1	0.2525	—	0.2333	0.3156	0.2986	0.2439	0.3576
B_1	0.2007	—	0.1624	0.2506	0.2446	0.1644	0.2866
C_1	0.0427	↑	0.1010	0.1760	0.1540	0.1290	0.1774
C_2	0.0980	↑	0.0800	0.1600	0.2000	0.1100	0.2233
C_3	0.0199	↑	0.1900	0.1600	0.2300	0.2100	0.1944
C_4	0.0401	↑	0.4163	0.5975	0.4575	0.3125	0.6028
B_2	0.0518	↑	0.5077	0.5656	0.5058	0.5077	0.6330
C_5	0.0356	↑	0.5377	0.5879	0.5126	0.5226	0.6404
C_6	0.0162	↑	0.4420	0.5190	0.4940	0.4750	0.6168
A_2	0.4862	—	0.2661	0.3167	0.3163	0.2857	0.3614
B_3	0.2638	—	0.1918	0.2354	0.2437	0.2187	0.2835
C_7	0.0283	↑	0.3589	0.4322	0.4467	0.4078	0.5205
C_8	0.0650	↑	0.2043	0.2514	0.2614	0.2314	0.2708
C_9	0.0482	↑	0.1883	0.2333	0.2200	0.2100	0.2546
C_{10}	0.0378	↑	0.2077	0.2969	0.3015	0.2292	0.4244
C_{11}	0.0845	↑	0.1213	0.1313	0.1500	0.1463	0.1677
B_4	0.0764	—	0.2382	0.3207	0.3246	0.2880	0.3248
C_{12}	0.0321	↑	0.1825	0.2525	0.1800	0.2050	0.2725
C_{13}	0.0341	↑	0.3040	0.4130	0.4830	0.3860	0.3971
C_{14}	0.0102	↑	0.1980	0.2260	0.2550	0.2220	0.2471
B_5	0.1460	—	0.4151	0.4610	0.4425	0.4048	0.5208
C_{15}	0.0805	↑	0.1680	0.2240	0.2160	0.1620	0.3129
C_{16}	0.0299	↑	0.2475	0.3313	0.2663	0.2688	0.3386

续表

指标	权重	属性	评价对象				
			枣庄市	济宁市	聊城市	菏泽市	平均
C_{17}	0.0356	↑	0.4825	0.5450	0.4875	0.4550	0.5892
A_3	0.2613	—	0.4929	0.5756	0.5802	0.6123	0.5942
B_6	0.1865	—	0.4466	0.5920	0.5936	0.6198	0.5948
C_{18}	0.0330	↑	0.4950	0.5700	0.5275	0.4538	0.6035
C_{19}	0.0575	↑	0.4838	0.5338	0.6400	0.6175	0.5817
C_{20}	0.0960	↓	0.4082	0.6349	0.5882	0.6780	0.5997
B_7	0.0748	—	0.6070	0.5334	0.5468	0.5949	0.5924
C_{21}	0.0500	↑	0.4740	0.5270	0.5020	0.6260	0.5626
C_{22}	0.0248	↓	0.8772	0.5472	0.6390	0.5312	0.6528
绩效指数	1.0000	↑	0.3172	0.3840	0.3808	0.3582	0.4212

第四节 绩效评价结果分析

一、职业病防治绩效单指标分析

本研究采用黄金分割法对单个指标进行分级，分级标准为：标化值在 0～0.382(不包含 0.382)之间时，类别为“差”；标化值在 0.382～0.618(不包含 0.618)之间时，类别为“中”；标化值在 0.618～0.854(不包含 0.854)之间时，类别为“良”；标化值在 0.854～1(不包含 1)之间时，类别为“优”。我们设定 0.382 为警戒线，0.618 为合格线，并认为低于警戒线的指标是制约样本地区职业病防治绩效的关键因素。

(一)投入维度指标评价与分析

1. 职业病防治经费占财政支出的比例

由于职业病防治所具有的外部性和公共服务特征，因此仅靠市场的作用是不够的，必须要有政府的干预。政府在职业病防治工作中处于主导地位，一定的财政支持是政府干预职业病防治工作的基础。目前，我国各级政府对职业病防治工作的财政支持力度还远远不够，就本研究的 9 个样本市而言，职业病防治经费占财政支出的比例较低，平均值为 0.177/10000，远低于 1/10000 的目标值，标化后的平均值为 0.1774，分级为“差”，低于警戒值。显然，政府的财政支持力度太小是制约样本地区职业病防治绩效的关键因素之一。如图 5-1 所示。

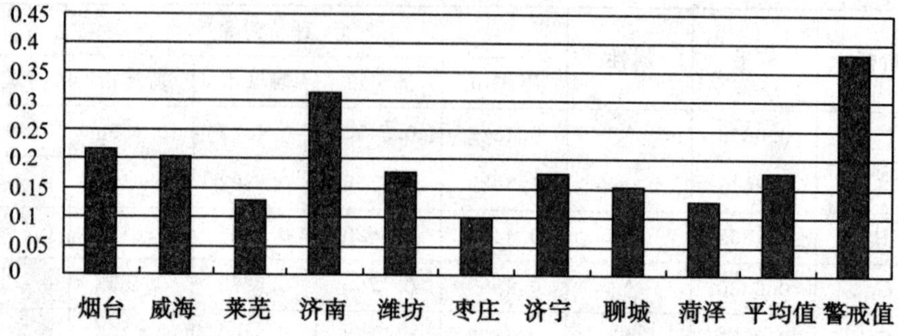

图 5-1 指标“职业病防治经费占财政支出的比例(标化值)”的分布示意图

2. 用人单位职业卫生投入占 GDP 的比例

用人单位是职业健康问题的潜在制造者,也是职业病防治工作的直接负责人,而无论是职业卫生服务的购买,还是职业健康监护的开展,以及职业病防护设施的购置和运行等,均需要大量的资金保障。目前,我国用人单位对职业病防治工作的经费支持力度还远远不够,就本研究的 9 个样本市而言,用人单位职业病防治投入占 GDP 的比例也很低,平均值为 0.233%,远低于 1%的目标值,标化后的平均值为 0.2233,分级为“差”,低于警戒值。显然,用人单位的资金投入力度太小是制约除济南市以外的其他样本地区职业病防治绩效的关键因素之一。如图 5-2 所示。

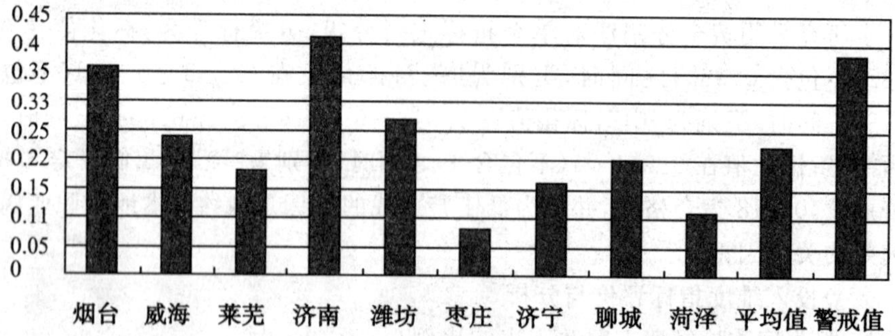

图 5-2 指标“用人单位职业卫生投入占 GDP 的比例”分布示意图

3. 万人拥有职业卫生专业技术人员数

职业病防治机构是职业卫生服务的主要提供者,但目前我国职业病防治机构的数量还远远不能满足实际需求,编制短缺的问题更是广泛存在,特别是职业卫生专业技术人员更是匮乏。就本研究的 9 个样本市而言,每万人拥有职业卫生专业技术人员数都较低,平均值为 0.194,远低于 1%的目标值,标化后的平均值为 0.1944，分级为“差”，低于警戒值。显然，职业卫生技术人员的配置情况是制约样本地区职业病防治绩效的关键因素之一。如图 5-3 所示。

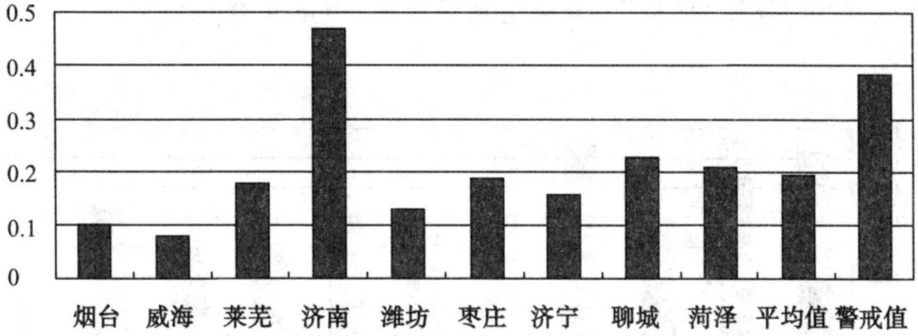

图 5-3　指标“万人拥有职业卫生专业技术人员数(标化值)”分布示意图

4. 基础设施和仪器设备达标单位比例

基础设施和仪器设备是职业病防治机构运行的硬件基础，我国对其种类和数量配置都制定了相应的标准，但是能达到配置标准的职业病防治机构却较少。就本研究的 9 个样本市而言，基础设施和仪器设备达标的机构比例较低，平均值为 48.222%，远低于 80%的目标值，标化后的平均值为 0.6028，分级为“中”，虽未达到目标值，但已在警戒线以上。威海市的标化值最高，为 0.8750，分级为“优”，而最低的菏泽市仅为 0.3125，分级为“差”。因此，硬件配置率低是制约菏泽市职业病防治绩效的关键因素之一，其他样本地区的基础设施和仪器设备虽然未达到目标值，但相对较好。如图 5-4 所示。

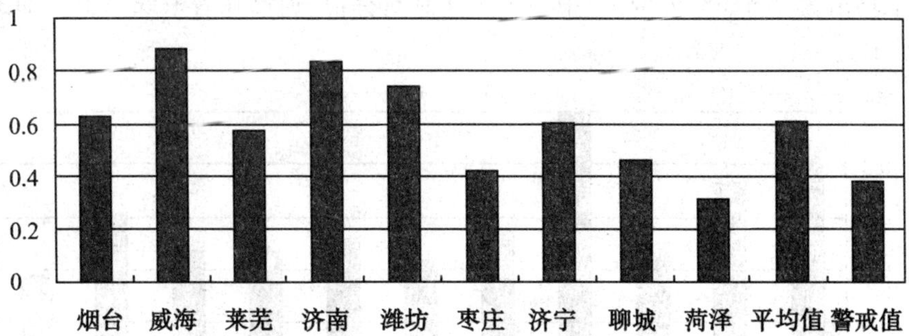

图 5-4　指标“基础设施和仪器设备达标单位比例(标化值)”分布示意图

5. 职业病防治人员综合素质

职业病防治人员的配置数量固然重要，但其学历、职称、工作年限等综合素质更是不容忽视，在一定意义上，职业病防治人员的综合素质是职业病防治机构运行的软件基础。但是,目前我国职业病防治人员的综合素质普遍偏低,且很多人是兼职的,并缺乏专业培训。就本研究的 9 个样本市而言,职业病防治人员的综合素质均较差,平均值为 3.823,远低于 5.97 的目标值,标化后的平均值为 0.6404,分级为“良”,虽未达到目标值,但已在合格线以上。如图 5-5 所示。

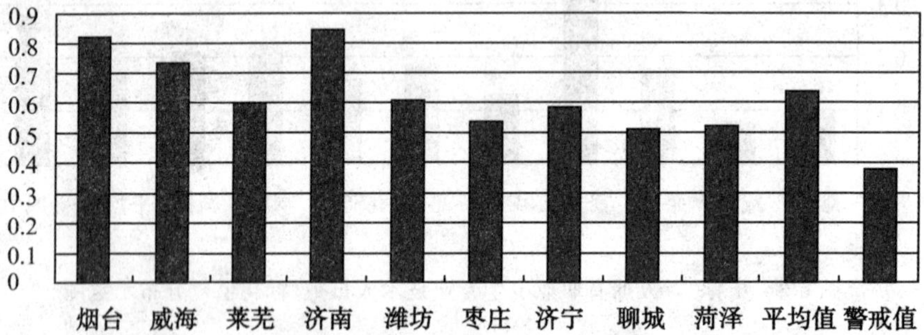

图 5-5　指标“职业病防治人员综合素质(标化值)”分布示意图

6. 网络直报覆盖率

计算机与信息技术的发展与普及使得网络直报成为可能,并且因其快捷的特性而在疾病预防控制领域中得到了广泛的应用。按照我国职业病防治规划的要求,网络直报的覆盖率要达到 100%,但就本研究的 9 个样本市而言,网络直报的覆盖率参差不齐:济南市达到了目标值,而枣庄市仅为 44.20%。这 9 个样本市网络直报覆盖率的平均值为 61.678%,远低于 100%的目标值,标化后的平均值为 0.6168,分级为“中”,虽未达到目标值,但已在警戒线以上。如图 5-6 所示。

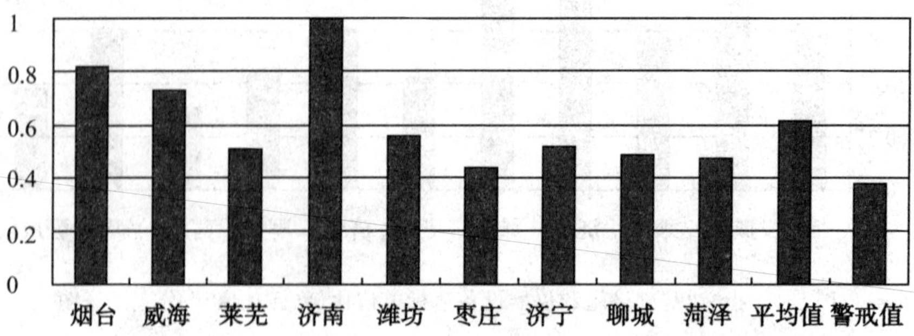

图 5-6　指标“网络直报覆盖率(标化值)”分布示意图

（二）产出维度指标评价与分析

1. 职业卫生培训率

由于职业病防治工作具有较强的专业性，因此需要由相关部门组织专业的职业卫生技术服务机构对用人单位的主要负责人以及分管职业卫生的领导进行培训，从而使其知道如何开展职业病防治工作。目前，我国的职业卫生培训工作尚未完全展开，按照我国职业病防治规划的要求，职业卫生培训率要达到90%以上，但就本研究的9个样本市而言，职业卫生人员的培训率平均值仅为46.844%，远低于目标值，标化后的平均值为0.5205，分级为“中”，虽未达到目标值，但已在警戒线以上。最接近目标值的是威海市，但标化值也仅为0.6922，分级为“良”。如图5-7所示。

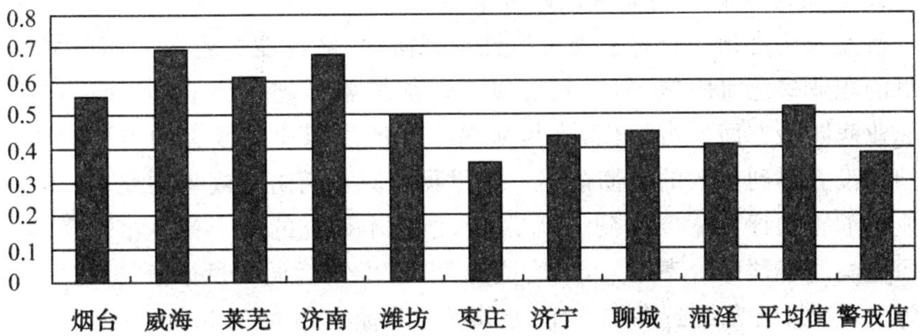

图5-7　指标“职业卫生培训率(标化值)”分布示意图

2. 工作场所职业病危害因素监测率

职业病的发生与劳动者的作业环境息息相关，只有定期对工作场所的职业病危害因素进行监测，才能了解到哪些岗位的劳动者接触到的职业病危害因素超过了国家限值，并进而采取相应的防护措施，以达到降低或消除职业病危害的目的。由于职业卫生专业技术人员的匮乏和资金的短缺，目前我国工作场所职业病危害因素监测工作远未达到要求：按照我国职业病防治规划的要求，工作场所职业病危害因素监测率要达到70%以上，但就本研究的9个样本市而言，工作场所职业病危害因素监测率的平均值仅为18.956%，远低于目标值，标化后的平均值为0.2708，分级均为“差”，低于警戒值。显然，工作场所职业病危害因素监测率低是制约样本地区职业病防治绩效的关键因素之一。如图5-8所示。

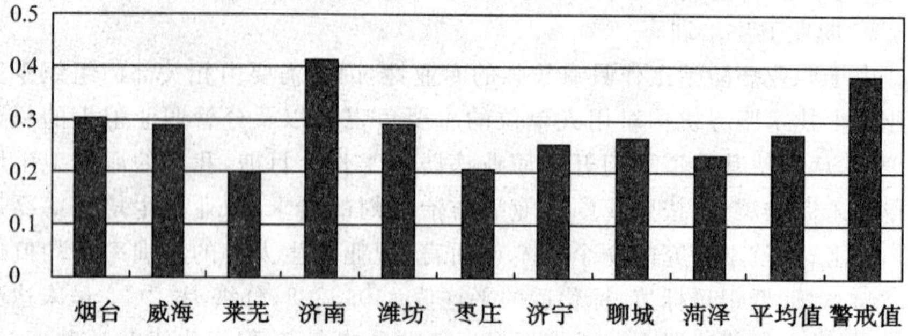

图 5-8　指标“工作场所职业病危害因素监测率(标化值)”分布示意图

3. 建设项目职业病危害预评价率

职业病危害预评价是指在可行性论证阶段,对可能产生职业病危害的建设项目的职业病危害因素、危害程度以及防护措施等进行评估,以确定建设项目在职业病防治方面的可行性,这是从根本上解决职业病危害的重要措施,但在我国却没有得到有效的贯彻落实。按照我国职业病防治规划的要求,建设项目职业病危害预评价率要达到60%以上,但就本研究的9个样本市而言,建设项目职业病危害预评价率很低,平均值为15.278%,远低于目标值,标化后的平均值为0.2546,最为接近目标值的是济南市,标化值也仅为0.3050,分级均为“差”,低于警戒值。显然,建设项目职业病危害预评价率低是制约样本地区职业病防治绩效的关键因素之一。如图5-9所示。

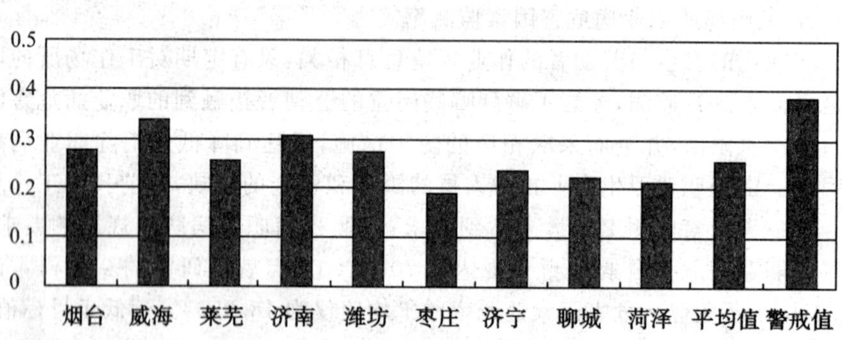

图 5-9　指标“建设项目职业病危害预评价率(标化值)”分布示意图

4. 建设项目职业病危害控制效果评价率

职业病危害控制效果评价是指在建设项目竣工验收前,对工作场所的职业病危害因素、危害程度以及防护措施和效果等作出综合评价,是职业病防治“一级预防”的重要内容之一。按照我国职业病防治规划的要求,建设项目职业病危害控制效果评价率要达到65%以上,但就本研究的9个样本市而言,建设项目职业病危害控制效果评价率均很低，平均值为 27.598%，远低于目标值，标化后的平均值为 0.4244，分级为“中”，虽未达到目标值，但已在警戒线以上。其中，最为接近目标值的是济南市，标化值为 0.8902，分级为“好”。如图 5-10 所示。

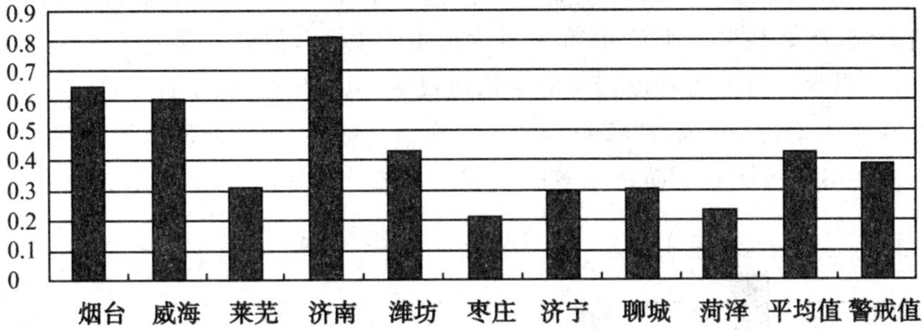

图 5-10　指标“建设项目职业病危害控制效果评价率(标化植)”分布示意图

5. 职业健康体检率

职业健康体检是劳动者的权利，也是用人单位的法定义务，主要分为上岗前检查、在岗期间检查和离岗时检查，旨在早期发现职业禁忌证及职业病，从而有利于早期治疗和调离岗位，是职业病防治“二级预防”的重要措施。目前我国职业健康体检率较低，按照我国职业病防治规划的要求，职业健康体检率要达到 80%以上，但就本研究的 9 个样本市而言，职业健康体检率的平均值仅为 13.411%，远低于目标值，标化后的平均值为 0.1677，最为接近目标值的是济南市，标化值也仅为 0.2700。这 9 个样本市分级均为“差”，低于警戒值。显然，职业健康体检率低是制约样本地区职业病防治绩效的关键因素之一。如图 5-11 所示。

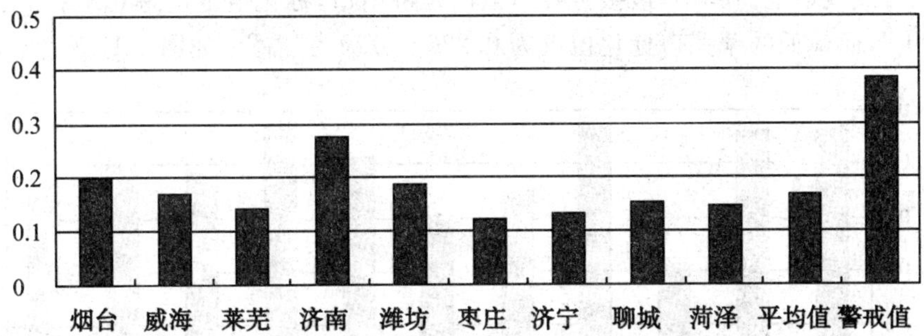

图 5-11　指标“职业健康体检率(标化植)”分布示意图

6. 职业病防治监管覆盖率

用人单位是职业病防治的直接责任人,但是由于其"自利性",指望其自觉开展职业病防治工作是不现实的,因此,政府部门对其进行监督管理是非常必要的。但是,由于我国职业病防治监管职能屡次更迭,并且监管人员严重不足,因此这一切均导致了我国对职业病防治监管的不力。按照我国职业病防治规划的要求,职业病防治监管覆盖率要达到40%以上,但就本研究的9个样本市而言,其职业病防治监管覆盖率的平均值仅为10.9%,远低于目标值,标化后的平均值为0.2725,分级为"较差",低于警戒值。显然,职业病防治监管覆盖率低是制约样本地区职业病防治绩效的关键因素之一。如图5-12所示。

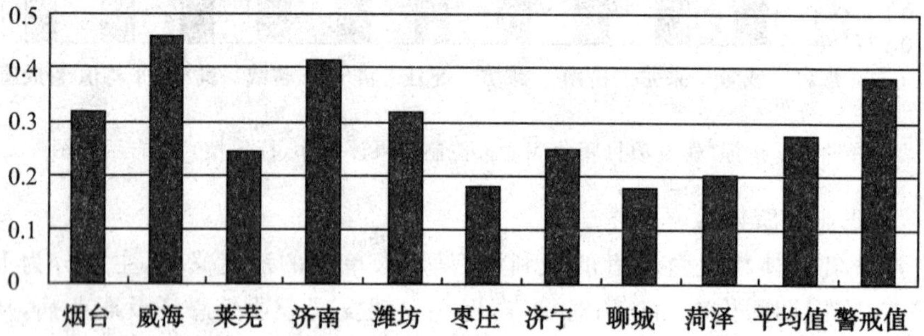

图5-12 指标"职业病防治监管覆盖率(标化植)"分布示意图

7. 职业健康违法企业查处率

职业健康违法企业查处率是职业健康监管效率的具体体现。受职业健康监管覆盖率较低的影响,我国对职业健康违法企业的查处率也较低,就本研究的9个样本市而言,职业健康违法企业查处率的平均值仅为37.111%,远低于100%的目标值,标化后的平均值为0.3971,分级为"中",虽未达到目标值,但已在警戒线以上。其中,最接近目标值的是济南市,标化值也仅为0.4860,分级为"中",而最低的莱芜市标化值仅为0.2260,分级为"差"。如图5-13所示。

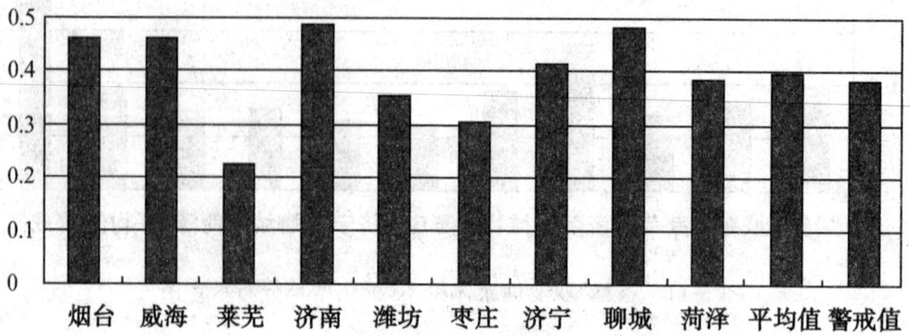

图5-13 指标"职业健康违法企业查处率(标化值)"分布示意图

8. 职业病防治违法企业处罚到位率

职业病防治违法企业处罚到位率是职业病防治监管质量的具体体现，是职业病防治法得以贯彻落实的重要保障。但是，对于违反职业病防治法的用人单位来说，它们被查出的概率本来就较低，而按照法律规定受到处罚的概率则更低。就本研究的9个样本市而言，职业病防治违法企业处罚到位率的平均值仅为24.711%，远低于100%的目标值，标化后的平均值为0.2471，其中最接近目标值的是济南市，标化值也仅为0.3580，分级均为“差”，低于警戒值。显然，职业病防治违法企业处罚到位率低是制约样本地区职业病防治绩效的关键因素之一。如图5-14所示。

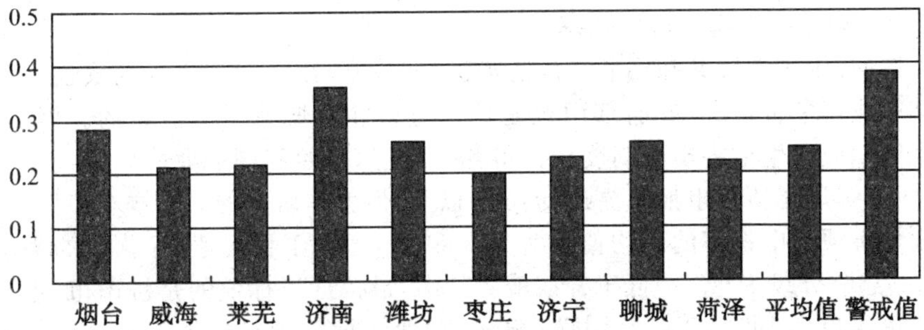

图5-14　指标“职业病防治违法企业处罚到位率(标化值)”分布示意图

9. 建设项目职业健康“三同时”实施率

“三同时”是指建设项目的职业病防治设施应与主体工程同时设计、同时施工、同时投入生产和使用，是从源头上控制和消除职业危害因素的根本保障，是“一级预防”的重要措施。目前，我国建设项目职业健康“三同时”的执行情况较差，按照我国职业病防治规划的要求，建设项目职业健康“三同时”的实施率要达到50%以上，但就本研究的9个样本市而言，建设项目职业健康“三同时”实施率的平均值仅为15.644%，远低于目标值，标化后的平均值为0.3129，分级为“差”，低于警戒值。其中，最为接近目标值的是济南市，但其标化值也仅为0.5160，分级为“中”，而最低的为菏泽市，标化值仅为0.1620。显然，建设项目职业健康“三同时”实施率低是制约样本地区职业病防治绩效的关键因素之一。如图5-15所示。

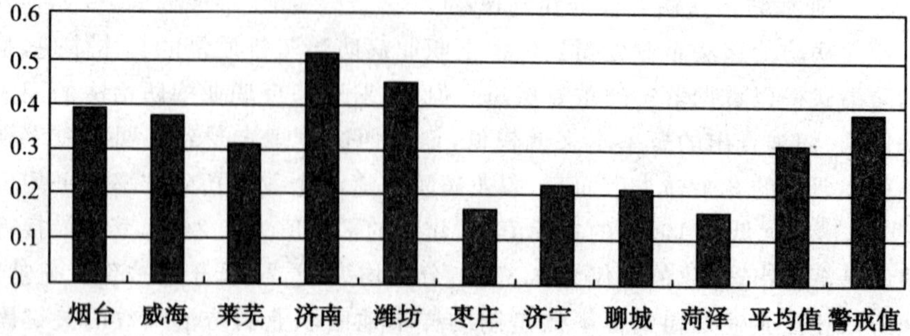

图 5-15　指标“建设项目职业健康‘三同时’实施率(标化值)”分布示意图

10. 职业病危害项目申报率

按照《中华人民共和国职业病防治法》的规定,用人单位必须向安监部门申报其职业病危害情况,安监部门也是据此进行相关职业卫生监管的。但是,目前我国职业卫生危害申报制度执行得并不理想,按照我国职业病防治规划的要求,职业病危害项目申报率要达到 80%以上,但就本研究的 9 个样本市而言,职业病危害项目申报率的平均值仅为 27.089%,远低于目标值,标化后的平均值为 0.3386,分级为“差”,低于警戒值。其中,最接近目标值的是济南市,但其标化值也仅为 0.4950,分级为“中”。显然,职业病危害项目申报率低是制约样本地区职业病防治绩效的关键因素之一。如图 5-16 所示。

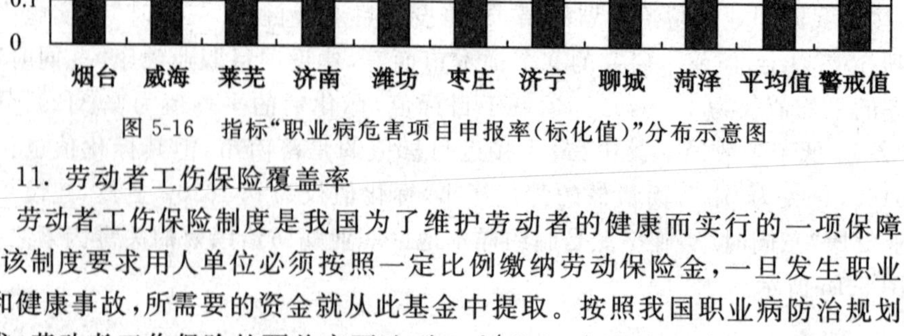

图 5-16　指标“职业病危害项目申报率(标化值)”分布示意图

11. 劳动者工伤保险覆盖率

劳动者工伤保险制度是我国为了维护劳动者的健康而实行的一项保障制度,该制度要求用人单位必须按照一定比例缴纳劳动保险金,一旦发生职业安全和健康事故,所需要的资金就从此基金中提取。按照我国职业病防治规划的要求,劳动者工伤保险的覆盖率要达到 80%以上,但就本研究的 9 个样本市而言,劳动者工伤保险覆盖率的平均值仅为 47.133%,远低于目标值,标化后的平均值为 0.5892,分级为“中”,虽未达到目标值,但已在警戒线以上。其中,最为接近目标值的是济南市,标化值也仅为 0.7763,分级为“良”。如图 5-17 所示。

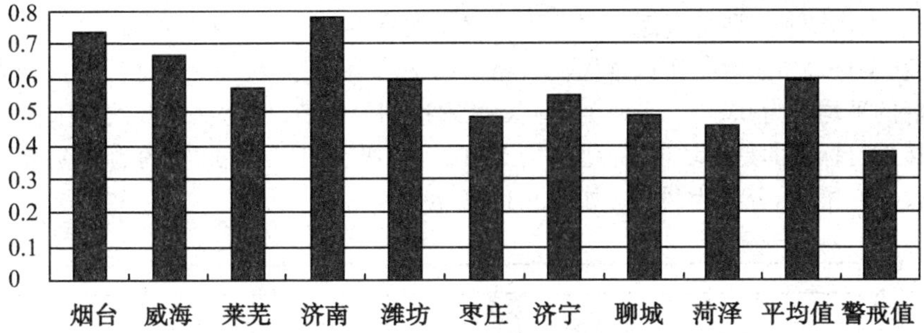

图 5-17　指标“劳动者工伤保险覆盖率(标化值)”分布示意图

总的来看,样本地区职业病防治产出亦存在不足的问题:就政府层面而言,主要表现为职业卫生服务提供不足与监管不力并存,前者主要体现为职业健康体检率、职业卫生培训率、建设项目职业病危害预评价率和建设项目职业病危害控制效果评价率均远远低于目标值,后者主要体现为职业病防治监管覆盖率较低,并且监管的质量和效率不佳;就用人单位层面而言,其主要表现为开展职业病防治活动的积极性不高。

(三)结果维度指标评价与分析

1. 目标人群职业病防治知识知晓率

用人单位是职业病防治工作的责任主体,劳动者是职业病防治工作的重要参与者,而这些都必须是以这些目标人群了解职业病防治知识为前提的。就本研究的9个样本市而言,目标人群职业病防治知识知晓率的平均值仅为48.278%,远低于80%的目标值,标化后的平均值为0.6035,分级为“中”, 虽未达到目标值,但已在警戒线以上。其中,最接近目标值的是济南市,标化值为0.8025,分级为“良”,而最低的菏泽市标化值仅为0.4538,分级为“中”。如图5-18所示。

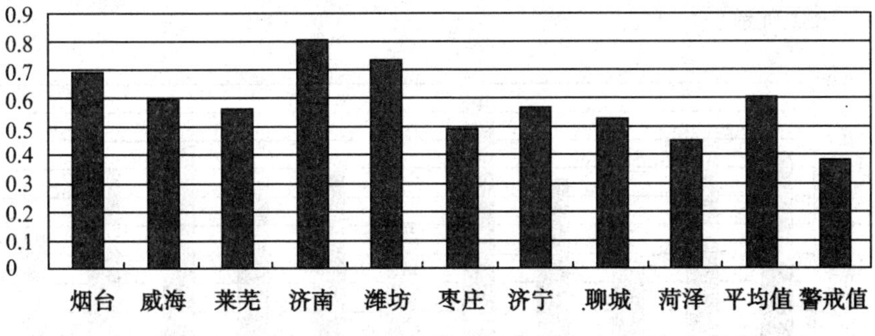

图 5-18　指标“目标人群职业病防治知识知晓率(标化值)”分布示意图

2. 工作场所主要危害因素监测合格率

工作场所主要危害因素监测合格率是评价作业环境的重要指标,监测合格率越高,则意味着作业环境越好,对劳动者的危害就越小。按照我国职业病防治规划的要求,工作场所主要危害因素的监测合格率要在80%以上,就本研究的9个样本市而言,工作场所主要危害因素监测合格率的平均值仅为46.533%,远低于目标值;标化后的平均值为0.5817,分级为"中",虽未达到目标值,但已在警戒线以上。其中,最接近目标值的是潍坊市,标化值为0.8025,分级为"良",而最低的为莱芜市,标化值仅为0.4200,分级为"中"。如图5-19所示。

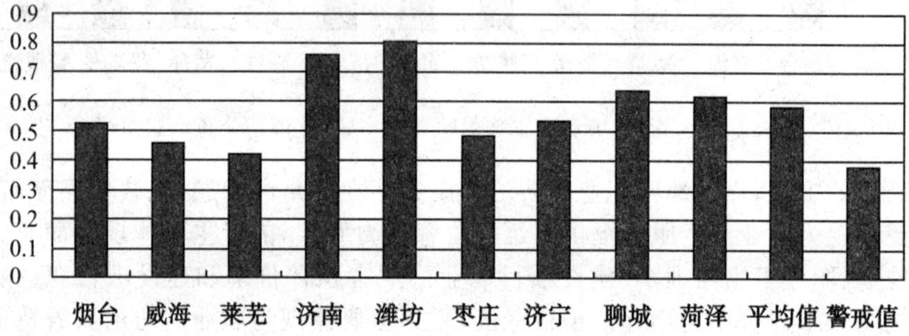

图5-19 指标"工作场所主要危害因素监测合格率(标化值)"分布示意图

3. 工矿商贸企业十万职工职业病罹患率

工矿商贸企业十万职工职业病罹患率是衡量职业病防治效果的直接指标,无论是作业环境的改善,还是劳动者对职业病防治知识了解程度的加深,其目的只有一个,那就是降低职业病的发病率。结合相关文献和专家咨询的意见,本研究将工矿商贸企业十万职工职业病罹患率的目标值定为4.0,但就本研究的9个样本市而言,工矿商贸企业十万职工职业病罹患率的平均值高达7.144,远高于目标值,标化后的平均值为0.5997,分级为"中",虽未达到目标值,但已在警戒线以上。其中,最接近目标值的是潍坊市,标化值为0.8333,未达到目标值,分级为"良",而罹患率最高的是莱芜市,标化值仅为0.3419,分级为"差"。如图5-20所示。

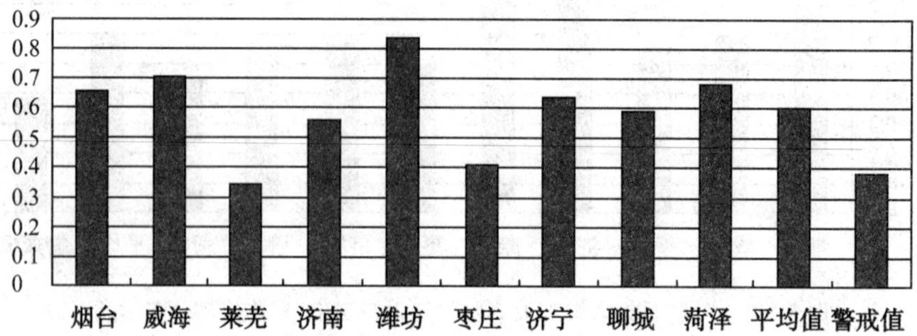

图5-20 指标"工矿商贸企业十万职工职业病罹患率(标化值)"分布示意图

4. 劳动者对职业病防治工作的满意度

作为职业病防治的直接受益者，劳动者对职业病防治工作的满意情况是绩效评价时最为直观的主观指标。就本研究的9个样本市而言，劳动者对职业病防治工作的满意度仅为56.256%，远未达到100%的目标值，标化后的平均值为0.5626，分级为"中"，虽未达到目标值，但已在警戒线以上。其中，最高的是济南市，标化值达到了0.7670，分级为"良"，最低的莱芜市标化值仅为0.3760，分级为"差"。如图5-21所示。

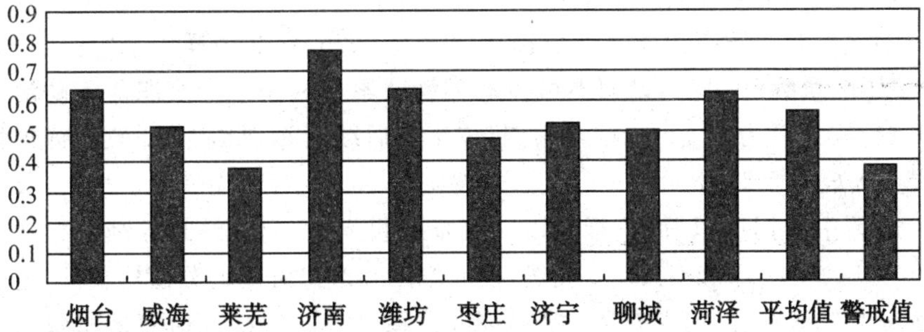

图5-21　指标"劳动者对职业病防治工作的满意度(标化值)"分布示意图

5. 职业病患者中流动人口比重

目前，我国流动人口众多，但被纳入职业健康管理的比例却较低，因此，相对于正常的从业人员而言，流动人口的职业健康状况更不容乐观，故职业病患者中流动人口的比重能够在一定程度上反映一个地区职业病防治的公平性。本研究将职业病患者中流动人口比重的目标值定为40%，但就本研究的9个样本市而言，职业病患者中流动人口比重的平均值高达63.567%，标化后的平均值为0.6528，分级为"良"，虽未达到目标值，但已在合格线以上。其中，最为接近目标值的是枣庄市，标化值为0.8772，分级为"优"，而比重最高的是威海市，标化值仅为0.4728，分级为"中"。如图5-22所示。

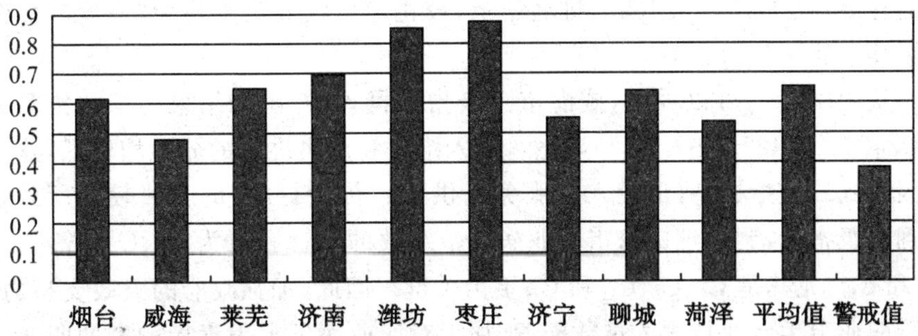

图5-22　指标"职业病患者中流动人口比重(标化值)"分布示意图

总的来看，本研究所选的 9 个样本市的职业病防治情况不佳，突出表现为健康促进效果有限，目标人群职业病防治知识知晓率、工作场所主要危害因素监测合格率均远未达到标准值，而工矿商贸企业十万职工职业病罹患率则大大超过目标值 4.0。此外，健康促进的公平性较低，突出表现为职业病患者中流动人口所占的比例较高、劳动者对职业病防治工作的满意度不高等。

二、地区绩效评价结果分析

(一)烟台市职业病防治绩效评价结果分析

烟台市职业病防治绩效指数校正前为 0.4826，在 9 个样本市中排名第三，“环境影响系数”大于 1，说明不可控的环境因素有利于烟台市职业病防治工作的开展；校正后为 0.4290，排名第四，校正前后绩效类别均为“一般”，详细情况如图 5-1 至图 5-22 所示。

从图中我们可以看出，烟台市一级指标投入、产出和结果的绩效指数分别为 0.4511、0.4231 和 0.6238，显然，投入维度和产出维度的分值均较低，这主要是因为其二级指标“有形投入”“服务提供”和“依法行政”分值较低所致。具体到三级指标，制约烟台市职业病防治绩效的关键因素为 C_1、C_2、C_3、C_8、C_9、C_{11}、C_{12}和 C_{14}，即职业病防治经费占财政支出的比例、用人单位职业卫生投入占 GDP 的比例、万人拥有职业卫生专业技术人员数、工作场所职业病危害因素检测率、建设项目职业病危害预评价率、职业健康体检率、职业病防治监管覆盖率和职业健康违法处罚到位率，尤其是 C_1、C_3 和 C_{11}更为关键。因此，加强政府的财政支持力度，完善职业卫生专业技术人员数配置，加大对职业病危害因素接触者的职业健康监护将是未来烟台市在职业病防治工作中需要优先解决的问题。

(二)威海市职业病防治绩效评价结果分析

威海市职业病防治绩效综合指数校正前为 0.4656，在九个样本市中排名第四，“环境影响系数”大于 1，说明不可控的环境因素有利于威海市职业病防治工作的开展，校正后为 0.4052，排名第七，校正前后绩效类别均为“一般”，详细情如图 5-1 至图 5-22 所示。

从图中我们可以看出，威海市一级指标投入、产出和结果的绩效指数分别为 0.4234、0.4272 和 0.5779，显然，投入维度和产出维度的分值均较低，这主要是因为其二级指标“有形投入”“服务提供”和“依法行政”的分值较低所致。具体到三级指标，制约烟威海市职业病防治绩效的关键因素为 C_1、C_2、C_3、C_8、C_9、C_{11}和 C_{14}，尤其是 C_1、C_3、C_{11}和 C_{14}更为关键。因此，加强政府的财政支持力度，完善职业卫生专业技术人员数配置，加大对职业病危害因素接触者的职业健康监护，加强执法力度将是未来威海市在职业病防治工作中需要优先解决的问题。

（三）莱芜市职业病防治绩效评价结果分析

莱芜市职业病防治绩效综合指数校正前为0.3483，在9个样本市中排名第八，绩效类别为“较差”，校正后为0.4118，绩效类别为“一般”，排名第五，之所以会出现如此大的变化，是因为莱芜市“环境影响系数”仅为0.8457，说明不可控的环境因素对莱芜市的职业病防治工作的开展有较大的制约作用，因此，在剔除这些因素的干扰后，莱芜市职业病防治绩效将会有较大的改善。

具体到三级指标，制约莱芜市职业病防治绩效的关键因素为C_1、C_2、C_3、C_8、C_9、C_{10}、C_{11}、C_{12}、C_{13}、C_{14}、C_{15}、C_{16}、C_{20}和C_{21}，尤其是C_1、C_2、C_3、C_8、C_{11}、C_{13}和C_{14}。因此，除加强政府的财政支持力度、完善职业卫生专业技术人员数配置、加大对职业病危害因素接触者的职业健康监护、加强执法力度外，督促用人单位加大对职业病防治的投入，提高对工作场所职业病危害因素的检测率以及职业健康违法企业查处率将是未来莱芜市在职业病防治工作中需要优先解决的问题。

（四）济南市职业病防治绩效评价结果分析

济南市职业病防治绩效综合指数校正前为0.5681，在9个样本市中排名第一，校正后为0.4756，校正前后绩效类别均为“一般”，排名也均为第一，但绩效指数值却发生了较大的变化，这是因为济南市的“环境影响系数”为1.1944，说明不可控的环境因素对济南市开展职业病防治工作有较大的促进作用，因此，在剔除这些因素的干扰后，济南市的职业病防治绩效必然会有所降低。

具体到三级指标，除指标C_{20}外，济南市另外21个指标均高于其他样本地区，但与“理想状态”相比尚有较大的改进空间。制约济南市职业病防治绩效的关键因素为C_1、C_9、C_{11}和C_{14}，因此，进一步加强政府的财政支持力度，提供并督促用人单位购买职业病危害预评价服务，加大对职业病危害因素接触者的职业健康监护，加强执法力度将是未来济南市在职业病防治工作中需要优先解决的问题。

（五）潍坊市职业病防治绩效评价结果分析

潍坊市职业病防治绩效综合指数校正前为0.4864，在9个样本市中排名第二，校正后为0.4680，排名不变，校正前后绩效类别均为“一般”。校正后绩效指数略有降低，这是因为潍坊市的“环境影响系数”略高于1，说明不可控的环境因素对潍坊市开展职业病防治工作有促进作用，但影响不大，因此，在剔除这些因素的干扰后，潍坊市的职业病防治绩效会略有降低。

具体到三级指标，制约潍坊市职业病防治绩效的关键因素为C_1、C_2、C_3、C_8、C_9、C_{11}、C_{12}、C_{13}、C_{14}和C_{16}，尤其是C_1、C_3、C_{11}和C_{12}更为关键。因此，加强政府的财政支持力度，完善职业卫生专业技术人员数配置，加大对职业病危害因素接触者的职业健康监护,加大职业健康监管的覆盖面将是潍坊市职业病防治工作需要优先解决的问题。

(六)枣庄市职业病防治绩效评价结果分析

枣庄市职业病防治绩效综合指数校正前为0.3172,在9个样本市中排名最末,校正后为0.3854,排名第八,校正前后绩效类别均为"较差"。校正后排名虽然仅提高一位,但绩效指数却大幅度提高,这是因为枣庄市的"环境影响系数"为0.8231,远低于1,说明不可控的环境因素对枣庄市开展职业病防治工作有较大的制约作用,因此,在剔除这些因素的干扰后,枣庄市的职业病防治绩效会得到较大的改善。

具体到三级指标,制约枣庄市职业病防治绩效的关键因素为C_1、C_2、C_3、C_7、C_8、C_9、C_{10}、C_{11}、C_{12}、C_{13}、C_{14}、C_{15}和C_{16},尤其是C_1、C_2、C_3、C_8、C_9、C_{10}、C_{11}、C_{12}、C_{14}、C_{15}更是关键,因此这些将是枣庄市需要优先解决的问题。

(七)济宁市职业病防治绩效评价结果分析

济宁市职业病防治绩效综合指数校正前为0.3840,在9个样本市中排名第五,绩效类别为"较差",校正后为0.4053,排名第六,绩效类别为"一般"。校正后济宁市职业病防治绩效指数略有改善,绩效类别也从"较差"变为"一般",但是排名却降低了一个位次,这是因为济宁市的"环境影响系数"为0.9475,略低于1,因此,在剔除这些不可控因素的干扰后,济宁市的职业病防治绩效会略有改善,而原本绩效指数比济宁市低的聊城市和莱芜市由于"环境影响系数"远低于1,故调整后的绩效指数反而略高于济宁市。

具体到三级指标,制约济宁市职业病防治绩效的关键因素为C_1、C_2、C_3、C_8、C_9、C_{10}、C_{11}、C_{12}、C_{14}、C_{15}和C_{16},尤其是C_1、C_2、C_3、C_9、C_{11}、C_{14}和C_{15}更为关键,因此这些将是济宁市需要优先解决的问题。

(八)聊城市职业病防治绩效评价结果分析

聊城市职业病防治绩效综合指数校正前为0.3808,在9个样本市中排名第七,绩效类别为"较差",校正后为0.4384,排名第三,绩效类别为"一般"。绩效指数和排名比校正前均有了大幅度的提高,这是因为聊城市的"环境影响系数"为0.8686,远低于1,说明不可控的环境因素对该地区开展职业病防治工作有较大的制约作用,因此,在剔除这些因素的干扰后,该地区职业病防治绩效会得到较大的改善。

具体到三级指标,制约聊城市职业病防治绩效的关键因素为C_1、C_2、C_3、C_8、C_9、C_{10}、C_{11}、C_{12}、C_{14}、C_{15}和C_{16},尤其是C_1、C_2、C_3、C_9、C_{11}、C_{15}更为关键,因此,聊城市职业病防治工作需采取的优先措施为加强政府的财政支持力度,督促用人单位加大对职业病防治的投入,完善职业卫生专业技术人员数配置,提供并督促用人单位购买职业病危害预评价服务,加大对职业病危害因素接触者的职业健康监护和督促用人单位严格执行职业卫生“三同时”措施。

（九）菏泽市职业病防治绩效评价结果分析

菏泽市职业病防治绩效综合指数校正前为0.3582，在9个样本市中排名第八，绩效类别为“较差”，校正后绩效指数为0.3556，校正前后分类无变化，绩效指数略有降低，绩效排名下调一位，这是因为菏泽市“环境影响系数”为1.0074，略大于1，说明不可控的环境因素对菏泽市开展职业病防治工作稍有促进作用，因此，在剔除这些因素的干扰后，菏泽市的职业病防治绩效会略微降低。

具体到三级指标，制约菏泽市职业病防治绩效的关键因素为C_1、C_2、C_3、C_4、C_8、C_9、C_{10}、C_{11}、C_{12}、C_{14}、C_{15}和C_{16}，尤其是C_1、C_2、C_3、C_8、C_9、C_{10}、C_{11}、C_{12}、C_{14}、C_{15}更为关键，因此这些将是菏泽市在职业病防治工作中需要优先解决的问题。

第六章　职业病防治绩效评价方法探讨

本章以前文构建的职业病防治绩效评价指标体系为基础，对绩效评价的方法进行了探讨，主要包括 TOPSIS 法、灰色聚类分析法和集对分析法。

第一节　TOPSIS 法在绩效评价中的应用

一、TOPSIS 法的基本原理

TOPSIS 法由 C. L. Hwang 和 K. Yoon 在 1981 年首次提出，该法是一种根据有限个评价对象与理想化目标的接近程度进行排序的方法，旨在现有的对象中进行相对优劣的评价。TOPSIS 法是一种逼近理想解的排序法，该方法只要求各效用函数具有单调递增（或递减）性就行，是多目标决策分析中一种常用的有效方法，又称为"优劣解距离法"。

TOPSIS 法的基本原理是通过检测评价对象与最优解、最劣解的距离来进行排序，若评价对象最靠近最优解同时又最远离最劣解则为最优，否则不为最优。其中，最优解的各指标值都应达到各评价指标的最优值，最劣解的各指标值都应达到各评价指标的最差值。

"理想解"和"负理想解"是 TOPSIS 法的两个基本概念。所谓"理想解"是各个属性值都达到各备选方案中的最好的值的最优的解（方案），而"负理想解"是各个属性值都达到各备选方案中的最坏的值的最劣的解（方案）。方案排序的规则是把各备选方案与理想解和负理想解作比较，若其中有一个方案最接近理想解，而同时又远离负理想解，那么该方案就是备选方案中最好的方案。

二、TOPSIS 法的基本步骤

假设多属性决策问题有 m 个备选方案 $A_1, A_2, \cdots, A_m$，同时有 n 个决策属性（指标）$R_1, R_2, \cdots, R_n$，其评价值构成决策矩阵。

（一）指标的同趋势化处理

由于指标分为高优指标和低优指标，因此需要对不同类型的指标进行同趋势化处理，对绝对数低优指标使用倒数法（$1/X$），对相对数低优指标使用差值法（$1-X$）对其进行处理。

（二）计算归一化决策矩阵

归一化计算公式为：

$$n_{ij}=\frac{x_{ij}}{\sqrt{\sum_{i=1}^{m}x_{ij}^{2}}}\qquad (i=1,2,\cdots,m;j=1,2,\cdots,n)$$

（三）确定正理想解和负理想解

$$A^{+}=\{\upsilon_1^{+},\upsilon_2^{+},\cdots,\upsilon_n^{+}\}=\{(\max\upsilon_{ij}\mid j\in I),(\min\upsilon_{ij}\mid j\in I)\}$$

$$A^{-}=\{\upsilon_1^{-},\upsilon_2^{-},\cdots,\upsilon_n^{-}\}=\{(\min\upsilon_{ij}\mid j\in I),(\max\upsilon_{ij}\mid j\in I)\}$$

其中，I 为效益型属性，j 为成本型属性。

（四）计算某个方案与正理想解和负理想解的分离度

$$d_i^{+}=\sqrt{\sum_{j=1}^{n}(\upsilon_{ij}-\upsilon_j^{+})^2}\qquad d_i^{-}=\sqrt{\sum_{j=1}^{n}(\upsilon_{ij}-\upsilon_j^{-})^2}$$

（五）计算备选方案与正理想解的相对接近度

$$r_i^{*}=\frac{d_i^{-}}{d_i^{+}+d_i^{-}}\qquad (i=1,2,\cdots,m)$$

（六）对备选方案排序

根据 r_i^{*}，由大到小对备选方案排序，r_i^{*} 越大，备选方案越优。

三、运算过程

本研究在一般 TOPSIS 原理及步骤的基础上，使用加权 TOPSIS 法对职业病防治绩效进行了评价。

（一）指标的同趋势化处理

由于本研究的低优指标只有 C_{20} 和 C_{22}，因此使用差值法（$1-X$）对其进行处理。

（二）数据的归一化处理

按照公式 $Z_{ij}=\frac{x_{ij}}{\sum_{i=1}^{n}x_{ij}^{2}}$ 对各指标数据进行归一化处理，详见表 6-1。

（三）最优及最劣指标集的确定

样本地区职业病防治绩效各评价指标归化值的最优指标集＝{0.5591，0.5555，0.7043，0.4639，0.4328，0.5190，0.4330，0.4925，0.4320，0.5754，0.5200，0.5279，0.3991，0.4746，0.5127，0.4751，0.4320，0.4362，0.4496，0.3417，0.4462，0.4733}。

样本地区职业病防治绩效各评价指标归化值的最劣指标集={0.1798，0.1084，0.1199，0.1657，0.2622，0.2294，0.2245，0.2368，0.2429，0.1477，0.2335，0.2077，0.1856，0.2625，0.1610，0.2375，0.2532，0.2466，0.2353，0.3169，0.2187，0.1427}。

（四）计算样本地区与最优、最劣指标集的距离

分别计算各样本地区所有指标与最优、最劣指标集的距离：

$$d_i^+=\sqrt{\sum_{j=1}^{m}[W_j(Z_{ij}-Z_j^+)]^2} \qquad d_i^-=\sqrt{\sum_{j=1}^{m}[W_j(Z_{ij}-Z_j^-)]^2}$$

各样本地区与最优指标集的距离如表6-2所示。

表6-1　　样本地区原始数据的归一化处理结果

指标	烟台市	威海市	莱芜市	济南市	潍坊市	枣庄市	济宁市	聊城市	菏泽市
C_1	0.3828	0.3615	0.2261	0.5591	0.3170	0.1798	0.3134	0.2742	0.2297
C_2	0.4878	0.3252	0.2439	0.5555	0.3658	0.1084	0.2168	0.2710	0.1490
C_3	0.1499	0.1199	0.2697	0.7043	0.1948	0.2847	0.2398	0.3447	0.3147
C_4	0.3314	0.4639	0.3029	0.4421	0.3904	0.2207	0.3168	0.2426	0.1657
C_5	0.4191	0.3753	0.3051	0.4328	0.3111	0.2751	0.3008	0.2622	0.2674
C_6	0.4235	0.3804	0.2667	0.5190	0.2896	0.2294	0.2693	0.2564	0.2465
C_7	0.3455	0.4330	0.3830	0.4261	0.3135	0.2245	0.2704	0.2794	0.2551
C_8	0.3638	0.3450	0.2368	0.4925	0.3501	0.2454	0.3020	0.3141	0.2780
C_9	0.3546	0.4320	0.3267	0.3933	0.3504	0.2429	0.3009	0.2837	0.2708
C_{10}	0.4540	0.4288	0.2166	0.5754	0.3052	0.1477	0.2111	0.2144	0.1630
C_{11}	0.3804	0.3250	0.2696	0.5200	0.3539	0.2335	0.2528	0.2889	0.2817
C_{12}	0.3634	0.5279	0.2827	0.4759	0.2336	0.2106	0.2913	0.2077	0.2365
C_{13}	0.3777	0.3794	0.1856	0.3991	0.2907	0.2496	0.3392	0.3966	0.3170
C_{14}	0.3739	0.2811	0.2850	0.4746	0.3394	0.2625	0.2996	0.3381	0.2943
C_{15}	0.3895	0.3716	0.3100	0.5127	0.4491	0.1669	0.2226	0.2146	0.1610
C_{16}	0.3995	0.3467	0.2735	0.4751	0.3611	0.2375	0.3179	0.2555	0.2579
C_{17}	0.4091	0.3701	0.3159	0.4320	0.3277	0.2685	0.3033	0.2713	0.2532
C_{18}	0.3744	0.3227	0.3064	0.4362	0.4002	0.2691	0.3098	0.2867	0.2466
C_{19}	0.2934	0.2556	0.2353	0.4244	0.4496	0.2710	0.2990	0.3585	0.3459
C_{20}	0.3370	0.3384	0.3169	0.3331	0.3417	0.3237	0.3363	0.3345	0.3377
C_{21}	0.3729	0.3014	0.2187	0.4462	0.3677	0.2758	0.3066	0.2920	0.3642
C_{22}	0.3010	0.1427	0.3341	0.3671	0.4602	0.4733	0.2340	0.3254	0.2149

（五）计算备选方案与正理想解的相对接近度：

$$r_i^* = \frac{d_i^-}{d_i^+ + d_i^-} \qquad (i=1,2,\cdots,m)$$

计算结果如表 6-2 所示。

（六）根据 r_i^* 由大到小的顺序对备选方案排序

r_i^* 大小的顺序表明，济南市职业病防治绩效最好，其次为烟台市，枣庄市职业病防治绩效最差，其次为菏泽市，如表 6-2 所示。

表 6-2　　样本地区职业病防治绩效 TOPSIS 分析结果

地区	d^+	d^-	r^*	排序
烟台市	0.02746	0.05009	0.64597	2
威海市	0.03912	0.03972	0.50382	4
莱芜市	0.05458	0.02113	0.27905	6
济南市	0.00410	0.07092	0.94538	1
潍坊市	0.03440	0.04238	0.55194	3
枣庄市	0.06949	0.00590	0.07823	9
济宁市	0.05581	0.01924	0.25634	7
聊城市	0.05260	0.02265	0.30101	5
菏泽市	0.06392	0.01490	0.18904	8

第二节　灰色聚类分析的应用

一、基本原理

在控制论中，人们常用颜色的深浅来形容信息的明确程度："黑色"表示信息未知，"白色"表示信息完全明确，"灰色"表示部分信息明确、部分信息不明确。相应地，信息未知的系统称为"黑色系统"，信息完全明确的系统称为"白色系统"，信息不完全确知的系统称为"灰色系统"。灰色系统是介于信息完全知道的白色系统和一无所知的黑色系统之间的中间系统。

灰色系统是贫信息的系统，因此常规的统计方法对其难以奏效。灰色系统理论能处理贫信息系统，故适用于只有少量观测数据的项目。灰色系统理论是我国学者邓聚龙教授于 1982 年提出的，该理论的主要内容是利用已知信息来确定系统的未知信息，使系统由“灰”变“白”，其最大的特点是对样本量没有严格的要求，且不要求样本服从任何分布。

二、基本步骤

灰色综合评价法的主要步骤如下：

(一)建立综合评判结果向量

计算公式为 $R=E\times W$

式中：$R=[r_1,r_2,...,r_m]^T$ 为 m 个被评价对象的综合评判结果向量，$W=[\omega_1,\omega_2,...,\omega_n]^T$ 为 n 个评价指标的权重分配向量，其中 $\sum_{j=1}^{n}\omega_j=1$。

E 为各指标的评判矩阵：

$$E=\begin{bmatrix}\xi_1(1) & \xi_1(2) & \cdots & \xi_1(n)\\ \xi_2(1) & \xi_2(2) & \cdots & \xi_2(n)\\ \vdots & \vdots & \cdots & \vdots\\ \xi_m(1) & \xi_m(2) & \cdots & \xi_m(n)\end{bmatrix}$$

，$\xi_i(k)$ 为第 i 种方案的第 k 个指标与第 k 个最优指标的关联系数，其中 $k=1,2,...,n;i=1,2,...,m$。

(二)确定最优指标集(F^*)

已知 $D=\begin{bmatrix}j_1^1 & j_2^1 & \cdots & j_n^1\\ j_1^2 & j_2^2 & \cdots & j_n^2\\ \vdots & \vdots & \cdots & \vdots\\ j_1^m & j_2^m & \cdots & j_n^m\end{bmatrix}$，其中，$j_k^i$ 为第 i 个方案中第 k 个指标进行了正向化之后的值($k=1,2,...,n;i=1,2,...,m$)。

设 $F^*=[j_1^*,j_2^*,...,j_n^*]$，其中 j_k^* ($k=1,2,...,n$)为第 k 个指标的最优值，由于我们已经对数据进行了正向化处理，所以，此处只需选择每个指标的最大值便可。确定最优指标集后，可以构造矩阵 D^*：

$$D^*=\begin{bmatrix}j_1^* & j_2^* & \cdots & j_n^*\\ j_1^1 & j_2^1 & \cdots & j_n^1\\ \vdots & \vdots & \cdots & \vdots\\ j_1^m & j_2^m & \cdots & j_n^m\end{bmatrix}。$$

(三)归一化处理

将 D^* 归一化，方法是用 D^* 中的 j_k^i 除以对应的最优值 j_k^*，把得到的数据映射到 0～1 这一范围之内，通过归一化处理，把矩阵 D^* 转化为矩阵 C：

$$C=\begin{bmatrix} C_1^* & C_2^* & \cdots & C_n^* \\ C_1^1 & C_2^1 & \cdots & C_n^1 \\ \vdots & \vdots & \cdots & \vdots \\ C_1^m & C_2^m & \cdots & C_n^m \end{bmatrix}$$

(四)计算关联系数 $\xi_i(k)$

根据灰色系统理论,将$\{C^*\}=[C_1^*,C_2^*,\ldots,C_n^*]$作为参考数列,将$\{C\}=[C_1^i,C_2^i,\ldots,C_n^i]$作为被比较数列,采用关联分析法分别求第 i 个方案中第 k 个指标与第 k 个最优指标的关联系数 $\xi_i(k)$,即:

$$\xi_i(k)=\frac{\min_i\min_k|C_k^*-C_k^i|+\rho\max_i\max_k|C_k^*-C_k^i|}{|C_k^*-C_k^i|+\rho\max_i\max_k|C_k^*-C_k^i|}$$

其中,$\rho\in[0,1]$,一般取 $\rho=0.5$。

(五)权重的计算

$\overline{\omega_k}=\frac{1}{m}\sum_{i=1}^{m}\xi_i(k)$,其中,$k=1,2,\ldots,n$ 为指标的个数。

将$\overline{\omega_k}(k=1,2,\ldots,n)$作归一化处理,得到各指标最终的权重:$\omega_k=\frac{\overline{\omega_k}}{\sum_{k=1}^{n}\overline{\omega_k}}$

(六)计算综合评判结果并排序

根据 $R=E\times W$ 计算,即:$r_i=\sum_{k=1}^{n}\xi_i(k)\times\omega_k$

其中,$i=1,2,\ldots,m$。若 r_i 最大,则说明 C^i 与最优指标 C^* 最接近,亦即第 i 个方案优于其他方案,据此便可以对各个方案进行排序。

三、运算过程

灰色聚类分析方法是灰色系统理论的一个分支,其基本步骤简介如下:

(一)建立样本模型

设有 m 个聚类对象,n 个聚类指标,s 个灰类,x_{ij} 表示第 i 个对象关于 j 指标的指标值,各灰类界值的确定方法为:以平均值为中类中限 M_j^k,平均值减去标准差为低类上限 L_j^k,平均值加标准差为高类下限 H_j^k。

(二)无量纲化处理

在进行灰色聚类分析之前对各指标值进行无量纲化处理。

(三)建立白化权函数

白化权函数反映各聚类指标对灰类的隶属程度,本文三个白化权函数分别为:

$$高聚类白化权函数:f^k{}_{1ij}=\begin{cases}0 & (d_{ij}^k\leqslant M) \\ \dfrac{d_{ij}^k-M_j^k}{H_j^k-M_j^k} & (M_j^k<d_{ij}^k<H_j^k)\end{cases}$$

$$\text{中聚类白化权函数}:f_{2ij}^{k}=\begin{cases}0 & (d_{ij}^{k}\leqslant L_{j}^{k}\text{ 或 }d_{ij}^{k}\geqslant H_{j}^{k})\\ \dfrac{d_{ij}^{k}-L_{j}^{k}}{M_{j}^{k}-L_{j}^{k}} & (L_{j}^{k}<d_{ij}^{k}\leqslant M_{j}^{k})\\ \dfrac{H_{j}^{k}-d_{ij}^{k}}{H_{j}^{k}-M_{j}^{k}} & (M_{j}^{k}<d_{ij}^{k}<H_{j}^{k})\end{cases}$$

$$\text{低聚类白化权函数}:f_{3ij}^{k}=\begin{cases}1 & (d_{ij}^{k}\leqslant L_{j}^{k})\\ \dfrac{M_{j}^{k}-d_{ij}^{k}}{M_{j}^{k}-L_{j}^{k}} & (L_{j}^{k}<d_{ij}^{k}\leqslant M_{j}^{k})\\ 0 & (d_{ij}^{k}>M_{j}^{k})\end{cases}$$

（四）计算各子系统白化权矩阵

设 w_j^k 为对应指标权重，各子系统白化权矩阵为 $A^k=(\sum_{j=1}^{n}f_{1ij}^{k}w_j^k,\sum_{j=1}^{n}f_{2ij}^{k}w_j^k,\sum_{j=1}^{n}f_{3ij}^{k}w_j^k)$。

（五）计算系统综合白化权系数矩阵

设子系统 k 的权重为 R^k，则系统综合白化权系数矩阵为：$A=\sum_{k=1}^{s}A^K R^K$，按照最大隶属度原则，最大聚类系数对应的灰类就是该聚类对象的等级。

聚类分析结果显示，烟台市、威海市、济南市和潍坊市职业病防治绩效属于灰类“好”，济宁市和聊城市属于灰类“中”，莱芜市、枣庄市和菏泽市属于灰类“差”，按照绩效从高到低依次排序为济南市、烟台市、潍坊市、威海市、聊城市、济宁市、莱芜市、菏泽市和枣庄市，绩效相对排序情况与基于综合指数法的排序情况基本相符。

此外，通过灰色聚类分析，我们除了可以得到综合评价的结果外，还可以确定一级指标投入、产出和结果的灰类和排序情况，以及对应的二级指标的灰类和排序。本书在此仅列出综合评价结果以及一级指标评价的结果，二级指标在这里不再赘述，详细情况如表 6-3 和表 6-4 所示。

表 6-3　　职业病防治绩效各维度灰色聚类分析结果

对象	投入维度			产出维度			结果维度			综合评价		
	好	中	差	好	中	差	好	中	差	好	中	差
烟台市	0.718	0.217	0.065	0.642	0.358	0	0.397	0.493	0.110	0.596	0.357	0.047
威海市	0.428	0.494	0.078	0.592	0.393	0.015	0.241	0.376	0.383	0.459	0.414	0.127
莱芜市	0	0.580	0.420	0.044	0.513	0.443	0.015	0.166	0.819	0.025	0.439	0.536
济南市	1	0	0	0.999	0.001	0	0.581	0.410	0.009	0.891	0.107	0.002
潍坊市	0.279	0.621	0.100	0.340	0.581	0.079	0.930	0.070	0	0.479	0.457	0.064
枣庄市	0	0.105	0.895	0	0.037	0.963	0.095	0.114	0.791	0.025	0.074	0.901
济宁市	0	0.640	0.360	0.012	0.504	0.484	0.141	0.620	0.239	0.042	0.569	0.389
聊城市	0.025	0.514	0.461	0.071	0.384	0.545	0.164	0.656	0.180	0.084	0.488	0.428
菏泽市	0.011	0.134	0.855	0	0.250	0.750	0.372	0.413	0.215	0.100	0.263	0.637

表 6-4　　职业病防治绩效评价结果的分类与排序

对象	投入维度		产出维度		结果维度		综合评价	
	灰类	排序	灰类	排序	灰类	排序	灰类	排序
烟台市	好	2	好	3	中	3	好	2
威海市	中	3	好	2	差	7	好	4
莱芜市	中	7	中	5	差	9	差	7
济南市	好	1	好	1	好	2	好	1
潍坊市	中	4	中	4	好	1	好	3
枣庄市	差	9	差	9	差	8	差	9
济宁市	中	6	中	6	中	6	中	6
聊城市	中	5	差	7	中	5	中	5
菏泽市	差	8	差	8	中	4	差	8

第三节　集对分析的应用

一、集对分析的基本原理

集对分析的核心思想是将确定性与不确定性作为一个系统，把具有某种联系的两个集合 A、B 看成一个集对 H，在某个具体问题背景下，按照集对的某一特性建立这两个集合的同一、差异、对立的联系度表达式并据此展开分析。根据问题 W 的需要，对由集合 A 和集合 B 所组成的集对 H 展开分析，共得到 N 个特性，其中有 S 个特性为两个集合所共有，两个集合在另外的 P 个特性上相对立，在其余的 $F=N-S-P$ 个特性上既不对立，又不同一。则集合 A 和集合 B 在具体问题 W 下的联系度 μ 可表示为：

$$\mu(W)=S/N+F/Ni+P/Nj=a+bi+cj$$

式中：a,b,c 分别称为集合 A 和集合 B 在问题 W 下的同一度、差异度和对立度，且满足 $a+b+c=1$。i 和 j 一方面是差异度和对立度的标记，另一方面表示差异度和对立度的系数，其中 i 取值于$[-1,1]$，j 规定其取值恒为-1。

二、集对分析的基本步骤

对于多属性评价问题可记为 $Q=\{F,D,E,W\}$，其中，评价方案集 $F=\{f_1,f_2,\cdots,f_m\}$，评价指标集 $D=\{d_1,d_2,\cdots,d_n\}$，评价对象集为 $E=\{e_1,e_2,\cdots,e_k\}$，e_k 为第 k 个被评价对象，评价指标权重集 $W=\{w_1,w_2,\cdots,w_n\}$。在同一

空间内进行对比确定各评价方案中的最优评价指标构成最优评价集为 $U=\{u_1,u_2,\cdots,u_n\}$，各评价指标中最劣评价指标构成最劣评价集为 $V=\{v_1,v_2,\cdots,v_n\}$。其中，u_r、v_r 分别为指标的最优值和最劣值。集对 $\{F_m,U\}$ 在 $[U,V]$ 上的联系度为：

$$\mu(f_m,u)=a_m+b_m i+c_m j$$

$$a_m=\sum w_p a_{pk} \qquad c_m=\sum w_p c_{pk}$$

式中：a_{pk} 和 c_{pk} 分别为评价指标 d_{pk} 与集合 $[v_p, u_p]$ 的同一度和对立度，w_p 为第 p 项指标的权重。

当 d_{pk} 为正向指标时：$a_{pk}=\dfrac{d_{pk}}{u_p+v_p} \qquad c_{pk}=\dfrac{u_p v_p}{(u_p+v_p)d_{pk}}$

当 d_{pk} 为负向指标时：$a_{pk}=\dfrac{u_p v_p}{(u_p+v_p)d_{pk}} \qquad c_{pk}=\dfrac{d_{pk}}{u_p+v_p}$

方案 f_m 与最优方案集 U 的相对贴近度 r_m 可定义为：$r_m=\dfrac{a_m}{a_m+c_m}$

r_m 反映了被评价方案 f_m 与最优方案集 U 的关联程度，r_m 值越大说明被评价方案越接近最优方案。

三、运算过程

（一）各指标同一度和对立度的计算

按照上述计算公式，样本地区职业病防治绩效各指标同一度 a 和对立度 c 的计算结果如表 6-5 和表 6-6 所示。

（二）各样本地区联系度的计算

结合各指标的权重以及同一度和对立度，我们获得了各样本地区的联系度，如表 6-7 所示。

（三）相对贴近度的计算

在确定了各样本地区联系度的基础上，我们计算了其与最优指标集的相对贴近度，如表 6-7 所示。

（四）评价结果排序

通过比较各样本地区与最优指标集的相对贴近度我们发现，济南市的相对贴近度最大，其次为烟台市，而枣庄市的相对贴近度最小，其次为菏泽市。也就是说，济南市和烟台市的职业病防治绩效位居前两名，而枣庄市和菏泽市的职业病防治绩效则位居倒数后两名。

表 6-5 样本地区职业病防治绩效评价指标 a 值初始值

指标	烟台市	威海市	莱芜市	济南市	潍坊市	枣庄市	济宁市	聊城市	菏泽市
C_1	0.5181	0.4892	0.3060	0.7566	0.4289	0.2434	0.4241	0.3711	0.3108
C_2	0.7347	0.4898	0.3673	0.8367	0.5510	0.1633	0.3265	0.4082	0.2245
C_3	0.1818	0.1455	0.3273	0.8545	0.2364	0.3455	0.2909	0.4182	0.3818
C_4	0.5263	0.7368	0.4811	0.7021	0.6200	0.3505	0.5032	0.3853	0.2632
C_5	0.6030	0.5401	0.4390	0.6227	0.4476	0.3958	0.4328	0.3773	0.3847
C_6	0.5659	0.5083	0.3564	0.6935	0.3870	0.3065	0.3599	0.3426	0.3294
C_7	0.5254	0.6586	0.5825	0.6480	0.4767	0.3414	0.4112	0.4249	0.3879
C_8	0.4988	0.4729	0.3247	0.6753	0.4800	0.3365	0.4141	0.4306	0.3812
C_9	0.5255	0.6401	0.4841	0.5828	0.5191	0.3599	0.4459	0.4204	0.4013
C_{10}	0.6278	0.5930	0.2995	0.7958	0.4221	0.2042	0.2920	0.2965	0.2254
C_{11}	0.5048	0.4313	0.3578	0.6901	0.4696	0.3099	0.3355	0.3834	0.3738
C_{12}	0.4941	0.7176	0.3843	0.6471	0.3176	0.2863	0.3961	0.2824	0.3216
C_{13}	0.6461	0.6489	0.3174	0.6826	0.4972	0.4270	0.5801	0.6784	0.5421
C_{14}	0.5072	0.3813	0.3867	0.6439	0.4604	0.3561	0.4065	0.4586	0.3993
C_{15}	0.5782	0.5516	0.4602	0.7611	0.6667	0.2478	0.3304	0.3186	0.2389
C_{16}	0.5606	0.4865	0.3838	0.6667	0.5067	0.3333	0.4461	0.3586	0.3620
C_{17}	0.5970	0.5401	0.4609	0.6305	0.4782	0.3919	0.4426	0.3959	0.3695
C_{18}	0.5483	0.4726	0.4488	0.6388	0.5861	0.3940	0.4537	0.4199	0.3612
C_{19}	0.4284	0.3732	0.3436	0.6196	0.6564	0.3057	0.4366	0.5235	0.5051
C_{20}	0.5580	0.5971	0.2909	0.4727	0.7091	0.3473	0.5403	0.5005	0.5769
C_{21}	0.5608	0.4532	0.3290	0.6710	0.5529	0.4147	0.4611	0.4392	0.5477
C_{22}	0.4512	0.3529	0.4790	0.5105	0.6265	0.6471	0.4036	0.4713	0.3918

表 6-6 样本地区职业病防治绩效评价指标 c 值初始值

指标	烟台市	威海市	莱芜市	济南市	潍坊市	枣庄市	济宁市	聊城市	菏泽市
C_1	0.3554	0.3765	0.6017	0.2434	0.4293	0.7566	0.4342	0.4962	0.5924
C_2	0.1859	0.2789	0.3719	0.1633	0.2479	0.8367	0.4184	0.3347	0.6085
C_3	0.6836	0.8545	0.3798	0.1455	0.5259	0.3598	0.4273	0.2972	0.3255
C_4	0.3684	0.2632	0.4031	0.2762	0.3128	0.5532	0.3854	0.5033	0.7368

续表

指标	烟台市	威海市	莱芜市	济南市	潍坊市	枣庄市	济宁市	聊城市	菏泽市
C_5	0.3897	0.4350	0.5352	0.3773	0.5249	0.5936	0.5429	0.6227	0.6107
C_6	0.3756	0.4182	0.5963	0.3065	0.5493	0.6935	0.5906	0.6205	0.6453
C_7	0.4280	0.3414	0.3861	0.3470	0.4717	0.6586	0.5468	0.5291	0.5796
C_8	0.4396	0.4636	0.6753	0.3247	0.4568	0.6517	0.5295	0.5092	0.5753
C_9	0.4384	0.3599	0.4759	0.3953	0.4438	0.6401	0.5167	0.5480	0.5741
C_{10}	0.2589	0.2741	0.5426	0.2042	0.3850	0.7958	0.5566	0.5481	0.7210
C_{11}	0.4237	0.4958	0.5977	0.3099	0.4554	0.6901	0.6375	0.5578	0.5721
C_{12}	0.4101	0.2824	0.5273	0.3132	0.6379	0.7078	0.5116	0.7176	0.6301
C_{13}	0.3354	0.3339	0.6826	0.3174	0.4358	0.5074	0.3735	0.3194	0.3996
C_{14}	0.4521	0.6014	0.5930	0.3561	0.4980	0.6439	0.5641	0.5000	0.5743
C_{15}	0.3145	0.3297	0.3952	0.2389	0.2728	0.7339	0.5504	0.5708	0.7611
C_{16}	0.3964	0.4567	0.5789	0.3333	0.4385	0.6667	0.4981	0.6197	0.6140
C_{17}	0.3903	0.4314	0.5055	0.3695	0.4872	0.5945	0.5263	0.5884	0.6305
C_{18}	0.4208	0.4882	0.5142	0.3612	0.3937	0.5856	0.5085	0.5495	0.6388
C_{19}	0.5264	0.6043	0.6564	0.3640	0.3436	0.5699	0.5165	0.4308	0.4465
C_{20}	0.3697	0.3455	0.7091	0.4364	0.2909	0.5939	0.3818	0.4121	0.3576
C_{21}	0.3936	0.4871	0.6710	0.3290	0.3992	0.5323	0.4788	0.5026	0.4031
C_{22}	0.5062	0.6471	0.4768	0.4474	0.3646	0.3529	0.5658	0.4845	0.5828

表 6-7　　样本地区职业病防治绩效集对分析结果

地区	a 值	c 值	r 值	排序
烟台市	0.5539	0.3828	0.5913	2
威海市	0.5230	0.4108	0.5601	4
莱芜市	0.3829	0.5475	0.4115	7
济南市	0.6774	0.3128	0.6841	1
潍坊市	0.5373	0.3950	0.5763	3
枣庄市	0.3273	0.6508	0.3346	9
济宁市	0.4159	0.4979	0.4551	5
聊城市	0.4171	0.5009	0.4544	6
菏泽市	0.3785	0.5702	0.3990	8

本章小结

本章以 TOPSIS 法、灰色聚类分析法以及集对分析法为例，对职业病防治绩效评价的方法学进行了探讨。我们用这三种评价方法进行评价后的结果表明，这三种评价方法与前文所使用的综合指数法相比得出的评价结果基本相同，但综合指数法的运算比较简单，而且包含的信息更加丰富：前三者仅能对样本地区的绩效进行排序，而后者不仅可以排序，而且还可以清楚地显示各级指标与真正理想值之间的距离。

但是，无论采取何种绩效评价方法，我们都会面临一个不可回避的问题，那就是由于在评价过程中没有考虑外界不可控的环境因素对绩效的干扰作用，从而使得评价结果缺乏公正性，不能直接进行横向比较。

第七章　对职业病防治绩效的校正

任何系统的运行都不可避免地要受到内部及外部环境因素的影响。其中，内部因素是内因，外部环境因素是外因；内因起主导作用，外因通过内因发挥作用。具体就职业病防治体系而言，其运行亦受到内因和外因的影响，其绩效的优劣并不单纯取决于政府相关部门及用人单位的努力程度，而是受政治、经济、文化、社会、科技以及自然环境因素的共同影响。因此，如何对这些不可控的因素进行定量测量，并在此基础上剔除这些因素的干扰以还原职业病防治工作的"净效应"就成了本研究的一项重点内容。

第一节　不可控环境因素的选择

绩效不可控因素主要指政治、经济、社会、技术和文化等因素，它们主要是通过两个方面来影响职业病防治绩效(指表面绩效，而不是真正的绩效，下同)的：一是通过影响职业病防治活动的开展，进而影响职业健康状况；二是直接对职业健康造成影响。

一、不可控因素的筛选

通过文献复习和专家论证，本研究项目共筛选出了10个指标来代表影响职业病防治绩效的不可控环境因素，如表7-1所示。在收集了原始数据后(见表7-2)，我们计算出了这些指标与职业病防治绩效指数的相关系数，现简述如下：

(1)人均GDP(对数值)：$r=0.602$，$p=0.043$

(2)规模以上工业万元增加值能耗：$r=-0.647$，$p=0.030$

(3)财政赤字率：$r=-0.619$，$p=0.038$

(4)第二产业比重：$r=-0.718$，$r=0.015$

(5)城镇登记失业率：$r=-0.671$，$p=0.024$

(6)研究投入占 GDP 的比例：$r=0.593, p=0.046$

(7)规模以上工业产值中高新技术产业比重：$r=0.846, p=0.002$

(8)卫生技术人员千人拥有量：$r=0.840, p=0.002$；

(9)大专以上文凭所占比重：$r=0.821, p=0.003$；

(10)职业病危害因素接触率：$r=-0.909, p=0.000$。

显然，我们筛选的这 10 个指标均与职业病防治绩效指数有着显著的相关性。

表 7-1　　职业病防治绩效环境因素及内涵

序号	指标	内涵
X_1	人均 GDP(对数值)	衡量地区的总体经济发展水平
X_2	规模以上工业万元增加值能耗	衡量工业集约化程度
X_3	财政赤字率	衡量地区的财政压力
X_4	第二产业比重	衡量地区产业结构
X_5	城镇登记失业率	衡量劳动力市场的供需情况
X_6	研发投入占 GDP 的比例	衡量地区科研投入水平
X_7	规模以上工业产值中高新技术产业比重	工业产业中所含科技成分的水平
X_8	卫生技术人员千人拥有量	衡量地区卫生资源配置水平
X_9	大专以上文凭所占比重	衡量居民的综合素质
X_{10}	职业病危害因素接触率	衡量职业病危害因素的接触情况

表 7-2　　影响职业病防治绩效的不可控因素的原始值

地 区	X_1	X_2	X_3	X_4	X_5	X_6	X_7	X_8	X_9	X_{10}
烟台市	11.1617	0.8966	0.0213	0.5769	0.0290	0.0235	0.3870	6.28	0.1062	0.5215
威海市	11.2294	0.9958	0.0304	0.5397	0.0150	0.0174	0.3360	7.01	0.1052	0.5431
莱芜市	10.7575	3.9044	0.0327	0.6053	0.0360	0.0241	0.1400	5.24	0.0847	0.6211
济南市	11.0715	1.1462	0.0163	0.4151	0.0210	0.0226	0.3870	6.96	0.2244	0.4896
潍坊市	10.5667	1.4648	0.0295	0.5538	0.0320	0.0211	0.2490	6.91	0.0820	0.5016
枣庄市	10.6387	2.0430	0.0386	0.5893	0.0330	0.0104	0.1620	4.03	0.0631	0.5805
济宁市	10.4834	1.6684	0.0322	0.5302	0.0300	0.0140	0.1940	4.03	0.0627	0.5981
聊城市	10.4033	1.9718	0.0401	0.5666	0.0330	0.0190	0.1490	3.52	0.0540	0.5744
菏泽市	9.8379	1.7491	0.0771	0.5455	0.0340	0.0092	0.2550	3.44	0.0349	0.6172

二、不可控因素测量的难点分析

虽然我们筛选出了影响职业病防治绩效的不可控因素，并对其内涵和收集方式进行了界定，但这是远远不够的，仍有若干关键技术难题有待我们解决。

（一）如何确定这些因素对职业病防治绩效的影响性质

在以往的研究中，往往由专家确定哪些是正向指标、哪些是负向指标，有时候甚至由研究者自行决定，这种主观方法是不科学的，由此得出的结果也是不合理的，甚至是极端错误的。本研究虽然对这些不可控因素与职业病防治绩效指数的相关性进行了分析，但是考虑到这些因素之间可能存在着共线性的问题，因此，仅通过相关系数的正负性来判断这些因素对职业病防治绩效的影响性质是不可靠的。

解决方法：本研究通过构建职业病防治绩效指数与这些不可控因素的回归模型，从而可以很直观地判断哪些是正向指标，哪些是负向指标。

（二）如何确定这些不可控因素对职业病防治绩效的影响程度

仅仅解决了不可控因素的性质问题是不够的，我们还需要确定这些因素对职业病防治绩效的影响程度，即权重的大小。

解决方法：通过将构建的回归模型的标准化回归系数进行归一化处理，从而得到各自变量，即不可控因素的权重。

（三）如何确定这些不可控因素对各样本地区的影响程度

在确定了这些不可控因素的性质和重要性之后，我们还需要测量这些因素对各样本地区职业病防治绩效的影响程度。需要注意的是，前面所计算的权重是不可控因素对整个职业病防治体系绩效的影响程度，而这里计算的是这些因素对样本地区职业病防治绩效的影响，二者是不同的。

解决方法：利用筛选的不可控因素及其权重形成内部影响因素矩阵，计算其对样本地区的影响程度。

第二节　环境因素回归模型的构建

一、自变量共线性诊断

在构建回归模型之前，我们先对自变量之间的共线性进行了检验，结果表明条件指数为2464524，远大于10，且 X_2、X_6、X_7、X_8、X_9 和 X_{10} 的方差比例均大于0.5，如表7-3所示。由此我们可以认为，自变量之间存在严重的共线性现象，故不能直接进行最小二乘线性回归分析。

我们在进行多因素回归分析中所遇到的难题之一就是变量之间的多重共

线性，这无疑会影响拟合的稳健性，目前解决这一难题的方法有逐步回归法、主成分分析法、岭回归法以及偏最小二乘回归法等。本研究的观测点仅有 9 个，而自变量的个数则多达 10 个，故这种情况不适合使用主成分分析法和岭回归法，因为二者要求的观测点数要远大于变量数；同时，本研究选择的 10 个指标是经过严格筛选的，均具有较强的统计学意义，因此不需要从中再次剔除指标，而逐步回归法显然是不能满足这种要求的，故本研究最终选择了偏最小二乘回归法进行分析。

表 7-3　　　　自变量之间的共线性诊断结果

维数	特征值	条件指数	方差比例										
			常量	X_1	X_2	X_3	X_4	X_5	X_6	X_7	X_8	X_9	X_{10}
1	6.074	1.000	0	0	0	0	0	0	0	0	0	0	0
2	1.802	1.836	0	0	0	0	0	0	0	0	0	0	0
3	1.000	2.464	1.000	0	0	0	0	0	0	0	0	0	0
4	0.789	2.774	0	0	0	0	0	0	0	0	0	0	0
5	0.566	3.277	0	0	0	0	0	0	0	0	0	0	0
6	0.377	4.014	0	0	0	0	0	0	0	0	0	0	0
7	0.205	5.440	0	0	0	0	0	0	0	0	0	0	0
8	0.136	6.694	0	0	0	0	0	0	0	0	0	0	0
9	0.051	10.864	0	0	0	0	0	0	0	0	0	0	0
10	0.000	2464524	0	1.000	0.015	0.795	0.888	0.829	0.138	0.146	0.107	0.358	0.000
11	0.000	2464524	0	0	0.985	0.205	0.111	0.171	0.862	0.854	0.893	0.642	1.000

二、偏最小二乘回归模型的构建

结构方程模型（包括偏最小二乘回归法）实际上是一个方程组，包括随机变量、结构参数，有时还包括非随机变量。其中，随机变量有三类：显变量、潜变量以及误差变量。显变量是可以被直接测量的，如身高、体重等；而潜变量则通常是一个被构建的综合变量，如满意度、绩效等；结构参数则是反映结构方程模型中变量之间因果关系的常数。

需要注意的是，本研究选择的自变量均为显变量，因变量为职业病防治绩效指数，是一个潜变量。我们之所以没有选择"亿元 GDP 职业病发病率"或"工矿商贸企业十万职工职业病罹患率"等显变量作为因变量，是因为它们只能反映职业病防治的健康促进效果，而不能代表职业病防治绩效的全部，因为本研究所指的职业病防治绩效不仅包括健康促进结果，而且还包括职业病防治的投入以及防治活动。各样本地区的职业病防治绩效指数见上文，参考数据散点图，本研究给出以下数学模型：

$Y=\beta_0+\beta_1 X_1+\beta_2 X_2+\beta_3 X_3+\beta_4 X_4+\beta_5 X_5+\beta_6 X_6+\beta_7 X_7+\beta_8 X_8+\beta_9 X_9+\beta_{10} X_{10}$。模型说明如表 7-4 所示。

表 7-4 偏最小二乘回归模型说明

因变量	Y：职业病防治绩效指数
自变量	X_1：人均 GDP(对数值) X_2：规模以上工业万元增加值能耗 X_3：财政赤字率 X_4：第二产业比重 X_5：城镇登记失业率 X_6：研发投入占 GDP 的比例 X_7：规模以上工业产值中高新技术产业比重 X_8：卫生技术人员千人拥有量 X_9：大专以上文凭所占比重 X_{10}：职业病危害因素接触率

(一)数据的标准化处理

在进行回归分析前，需要对数据进行标准化处理，标准化公式为：$X=\frac{X_i-\overline{X_i}}{S}$，标准化结果如表 7-5 所示。

(二)主成分提取个数的选择

采用去一交叉验证法提取成分，当提取两个主成分时 Q^2 大于 0.0975，而当提取三个主成分时 Q^2 小于 0.0975，所以本研究提取了两个主成分，如表 5-7 所示。主成分 t_1 对自变量 X 的解释能力为 60.62%，对因变量 Y 的解释能力为 90.07%，主成分 t_2 对自变量 X 的解释能力为 11.89%，对因变量 Y 的解释能力为 6.76%，因此，所提取的两个主成分对自变量 X 的解释能力为 72.51%，对因变量 Y 的解释能力为 96.83%，包含的信息较多。如表 7-6 所示。

表 7-5 因变量与自变量的标准化值

地区	Y	X_1	X_2	X_3	X_4	X_5	X_6	X_7	X_8	X_9	X_{10}
烟台市	0.7421	1.0931	−0.9560	−0.8094	0.5443	−0.0324	0.9963	1.3762	0.6547	0.2786	−0.8017
威海市	0.5365	1.2478	−0.8462	−0.2854	−0.1314	−2.0758	−0.0933	0.8601	1.1274	0.2605	−0.3610
莱芜市	−0.8822	0.1695	2.3744	−0.1529	1.0602	0.9892	1.1035	−1.1232	−0.0187	−0.1104	1.2307
济南市	1.7762	0.8870	−0.6796	−1.0974	−2.3946	−1.2000	0.8356	1.3762	1.0950	2.41693	−1.4526

续表

地区	Y	X_1	X_2	X_3	X_4	X_5	X_6	X_7	X_8	X_9	X_{10}
潍坊市	0.7880	−0.2666	−0.3269	−0.3372	0.1247	0.4054	0.5676	−0.0202	1.0626	−0.1592	−1.2078
枣庄市	−1.2584	−0.1020	0.3133	0.1868	0.7695	0.5514	−1.3436	−0.9006	−0.8022	−0.5011	0.4022
济宁市	−0.4505	−0.4569	−0.1014	−0.1817	−0.3039	0.1135	−0.7006	−0.5768	−0.8022	−0.5084	0.7614
聊城市	−0.4892	−0.6400	0.2345	0.2732	0.3572	0.5514	0.1925	−1.0321	−1.1324	−0.6657	0.2777
菏泽市	−0.7625	−1.9320	−0.0121	2.4040	−0.0260	0.6973	−1.5580	0.0405	−1.1842	−1.0113	1.1511

表 7-6 主成分个数选择及解释能力

主成分	Rdx	Rdx(C_um)	Rdy	Rdy(C_um)	Q^2	临界值
t_1	60.6257	60.6257	90.0745	90.0745	2.1344	0.0975
t_2	11.8880	72.5137	6.7590	96.8335	1.2147	0.0975
t_3	11.8926	84.4063	2.0822	98.9156	0.0703	0.0975

(三)偏最小二乘的回归方程的建立

在提取两个主成分时,可以计算出基于偏最小二乘的回归方程,如表 7-7 所示。经检验,回归模型具有良好的精度,如表 7-8 所示。

由回归模型来看,显然 X_1、X_2、X_3、X_4、X_5 和 X_{10} 与 Y 呈负相关,其他自变量与 Y 呈正相关,即人均 GDP、规模以上工业万元增加值能耗、财政赤字率、第二产业比重、城镇登记失业率以及职业病危害因素接触率与职业病防治绩效呈负相关,研发投入占 GDP 的比例、规模以上工业产值中高新技术产业比重、卫生技术人员千人拥有量、大专以上文凭所占比重与职业病防治绩效呈正相关。

从标准化系数的大小来看,对职业病防治绩效影响最大的首先是职业病危害因素接触率,其次是第二产业比重,再次是规模以上工业产值中高新技术产业比重,最后是规模以上工业万元增加值能耗;而对职业病防治绩效影响最小的首先是财政赤字率,其次为城镇登记失业率。因此,目前我们的当务之急就应该是优化产业结构,提高第三产业的比重,并加速从粗放型经济向集约型经济的转化,提高高科技成分在产业中所占的比例。

表 7-7 偏最小二乘回归分析结果

变量	标准化系数	重要性排序	系数
截距	0.00000000	—	0.8881312
X_1:人均 GDP(对数值)	−0.07806528	8	−0.0147496
X_2:规模以上工业万元增加值能耗	−0.18112119	4	−0.0165811

续表

变量	标准化系数	重要性排序	系数
X_3:财政赤字率	−0.00162577	10	−0.0077410
X_4:第二产业比重	−0.23231698	2	−0.3488888
X_5:城镇登记失业率	−0.03146945	9	−0.3797480
X_6:研发投入占GDP的比例	0.15188585	6	2.2431218
X_7:规模以上工业产值中高新技术产业比重	0.20201332	3	0.1690087
X_8:卫生技术人员千人拥有量	0.15316154	5	0.0081996
X_9:居民大专以上文凭所占比重	0.13018898	7	0.1947291
X_{10}:职业病危害因素接触率	−0.23405934	1	−0.3948836

表 7-8 样本地区回归模型预测误差情况

地区	真实值	估计值	绝对误差	相对误差(%)
烟台市	0.4826	0.4805	0.0021	0.435
威海市	0.4656	0.4711	0.0055	1.181
莱芜市	0.3483	0.3315	0.0168	4.823
济南市	0.5681	0.5764	0.0083	1.461
潍坊市	0.4864	0.4664	0.0200	4.112
枣庄市	0.3172	0.3457	0.0285	8.985
济宁市	0.3840	0.3825	0.0015	0.391
聊城市	0.3808	0.3718	0.0090	2.363
菏泽市	0.3582	0.3652	0.0070	1.954

第三节 环境影响系数的测算

本研究筛选出了10个影响职业病防治绩效的不可控因素,并通过构建偏最小二乘回归模型,确定了这些不可控的因素对职业病防治绩效的影响性质及程度。但是,这些是针对整个职业病防治工作而言的,而这些因素对样本地区职业病防治绩效的具体影响尚需进一步确定。

需要注意的是,这些因素虽然对于狭义的职业病防治体系而言属于外部环境因素,但对于广义的职业病防治体系,甚至整个行政区域而言则属于不可控的内部影响因素,而本研究所进行的职业病防治绩效评价是以行政区域为对象的，因此，本研究在构建影响因素矩阵时将其作为内部因素来处理。本研究将筛选出的10个不可控因素纳入“内部影响因素矩阵”，通过量化计算出了“环境影响系数”，主要步骤为：

一、列出在外部分析过程中确认的关键因素

内部环境因素包括影响职业病防治的各种有利因素与不利因素。本研究采用的上述10个指标中，正向指标有4个（即有利因素），分别为研发投入占GDP的比例、规模以上工业产值中高新技术产业比重、卫生技术人员千人拥有量和大专以上文凭所占比重；负向指标有6个（即不利因素），分别为人均GDP、规模以上工业万元增加值能耗、财政赤字率、第二产业比重、城镇登记失业率和职业病危害因素接触率。

二、给影响因素赋予权重

根据每个因素对职业病防治绩效的影响程度，我们给每个指标赋予了权重，权重范围为0～1，所有因素的权重之和为1。本研究在构建职业病防治绩效不可控因素模型时，确立了基于偏最小二乘法的回归方程，按照提取主成分时各自变量的载荷量进行归一化后作为其权重，如表7-9所示。

表7-9 职业病防治绩效不可控因素权重列表

指标	X_1	X_2	X_3	X_4	X_5	X_6	X_7	X_8	X_9	X_{10}
权重	0.0559	0.1298	0.0012	0.1664	0.0225	0.1088	0.1447	0.1097	0.0933	0.1677

三、给影响因素赋分

本研究按照每个因素对各个地区职业病防治绩效的影响程度对各个因素进行了评分，评分范围为1～4分。其中，正向指标的评分范围为3～4分，3分表示该因素对本地区职业病防治的正向作用大，4分代表该因素的正向作用很大；负向指标的评分范围为1～2分，2分表示该因素对本地区职业病防治的负向作用大，1分代表该因素的负向作用很大。

评分反映的是内部影响因素对各个区域职业病防治工作的影响程度，因此它是以区域为基准的，而步骤二中的权重则是以职业病防治工作为基准的，即权重的大小反映的是不可控因素对整个职业病防治绩效的影响程度，而与具体哪个区域无关。本研究中样本地区影响因素的赋值方法不是通过专家咨询的方式，而是采取界值法，具体为：对于正向指标，若实际值大于平均值则赋值4，否则赋值3；对于负向指标，若实际值大于平均值则赋值1，否则赋值2。详细情况如表7-10所示。

表 7-10　　区域职业病防治内部因素评价矩阵

指标	权重	烟台市		威海市		莱芜市		济南市		潍坊市	
		评分	权值	评分	权值	评分	权值	评分	权值	评分	权值
X_1	0.0559	1	0.0559	1	0.0559	1	0.0559	1	0.0559	2	0.1118
X_2	0.1298	2	0.2596	2	0.2596	1	0.1298	2	0.2596	2	0.2596
X_3	0.0012	2	0.0024	2	0.0024	2	0.0024	2	0.0024	2	0.0024
X_4	0.1664	1	0.1664	2	0.3328	1	0.1664	2	0.3328	1	0.1664
X_5	0.0225	2	0.0450	2	0.0450	1	0.0225	2	0.0450	1	0.0225
X_{10}	0.1677	2	0.3354	2	0.3354	1	0.1677	2	0.3354	2	0.3354
X_6	0.1088	4	0.4352	3	0.3264	4	0.4352	4	0.4352	4	0.4352
X_7	0.1447	4	0.5788	4	0.5788	3	0.4341	4	0.5788	3	0.4341
X_8	0.1097	4	0.4388	4	0.4388	3	0.3291	4	0.4388	4	0.4388
X_9	0.0933	4	0.3732	4	0.3732	3	0.2799	4	0.3732	3	0.2799
合计	1.0000	—	2.6907	—	2.7483	—	2.0230	—	2.8571	—	2.4861

指标	权重	枣庄市		济宁市		聊城市		菏泽市	
		评分	权值	评分	权值	评分	权值	评分	权值
X_1	0.0559	2	0.1118	2	0.1118	2	0.1118	2	0.1118
X_2	0.1298	1	0.1298	2	0.2596	1	0.1298	2	0.2596
X_3	0.0012	1	0.0012	2	0.0024	1	0.0012	1	0.0012
X_4	0.1664	1	0.1664	2	0.3328	1	0.1664	2	0.3328
X_5	0.0225	1	0.0225	1	0.0225	1	0.0225	1	0.0225
X_{10}	0.1677	1	0.1677	1	0.1677	1	0.1677	1	0.1677
X_6	0.1088	3	0.3264	3	0.3264	4	0.4352	3	0.3264
X_7	0.1447	3	0.4341	3	0.4341	3	0.4341	4	0.5788
X_8	0.1097	3	0.3291	3	0.3291	3	0.3291	3	0.3291
X_9	0.0933	3	0.2799	3	0.2799	3	0.2799	3	0.2799
合计	1.0000	—	1.9689	—	2.2663	—	2.0777	—	2.4098

四、计算每个因素的加权分值

由于每个因素对职业病防治工作的影响程度不一，因此必须结合其权重计算其加权分值，方法是用每个因素的评分乘以其权重，即可得到每个因素的加权分值，如表 7-10 所示。

五、计算评价区域的"环境影响系数"

计算各评价区域总加权分值的平均值，然后用各评价区域总加权分值除以该平均值，即可得到评价区域的"环境影响系数"。该系数反映的是不可控因素对评价区域职业病防治的影响程度，如表 7-11 所示。

表 7-11　　样本地区环境影响系数

项目	烟台市	威海市	莱芜市	济南市	潍坊市	枣庄市	济宁市	聊城市	菏泽市
总加权分值	2.6907	2.7483	2.0230	2.8571	2.4861	1.9689	2.2663	2.0777	2.4098
环境影响系数	1.1249	1.1490	0.8457	1.1944	1.0393	0.8231	0.9475	0.8686	1.0074

从表 7-11 中我们可以看出，不可控因素有利于职业病防治活动的开展的地区有烟台市、威海市、济南市、潍坊市和菏泽市，其中济南市的"环境影响系数"最大，这主要是因为该地区正向指标研发投入占 GDP 的比例、规模以上工业产值中高新技术产业比重、卫生技术人员千人拥有量和大专以上文凭所占比重均相对较高，而负向指标规模以上工业万元增加值能耗、财政赤字率、第二产业比重、城镇登记失业率以及职业病危害因素接触率均相对较小，以上种种均有利于职业病防治活动的开展。

不可控因素不利于职业病防治活动的开展的地区有莱芜市、枣庄市、济宁市和聊城市，其中枣庄市"环境影响系数"最小，这主要是因为该地区正向影响指标均相对较小，而负向指标却相对较高，以上种种均不利于职业病防治活动的开展。

第四节　职业病防治绩效指数的校正

一、绩效指数的校正

在以往的研究中，人们往往将上文所求得的绩效指数作为最终结果，但是，由此得出的评价结论是不客观的，更谈不上公正，因为这个综合指数的得出会受到其他不可控因素的干扰，只有排除了这些混杂因素的干扰，才可以得到职业病防治措施的"纯效应"。本研究通过引入"环境影响系数"的方法来剔除上述混杂因素的干扰，方法是用绩效评价指数除以该修正系数，即可剔除不可控的环境因素对职业病防治绩效的干扰。修正后的绩效结果亦可以用来进行横向比较，各地区校正后的职业病防治绩效指数如表 7-12 所示。

表 7-12　　　　样本地区各个维度指标绩效指数

指标	权重	属性	评价对象				
			烟台市	威海市	莱芜市	济南市	潍坊市
A_1	0.2525	—	0.4511	0.4234	0.3133	0.5651	0.3834
B_1	0.2007	—	0.3562	0.3433	0.2471	0.4803	0.3298
C_1	0.0427	↑	0.2150	0.2030	0.1270	0.3140	0.1780
C_2	0.0980	↑	0.3600	0.2400	0.1800	0.4100	0.2700
C_3	0.0199	↑	0.1000	0.0800	0.1800	0.4700	0.1300
C_4	0.0401	↑	0.6250	0.8750	0.5713	0.8338	0.7363
B_2	0.0518	↑	0.8185	0.7336	0.5714	0.8938	0.5927
C_5	0.0356	↑	0.8191	0.7337	0.5963	0.8459	0.6080
C_6	0.0162	↑	0.8160	0.7330	0.5140	1.0000	0.5580
A_2	0.4862	—	0.4231	0.4272	0.3264	0.5072	0.3834
B_3	0.2638	—	0.3389	0.3465	0.2491	0.4321	0.2957
C_7	0.0283	↑	0.5522	0.6922	0.6122	0.6811	0.5011
C_8	0.0650	↑	0.3029	0.2871	0.1971	0.4100	0.2914
C_9	0.0482	↑	0.2750	0.3350	0.2533	0.3050	0.2717
C_{10}	0.0378	↑	0.6385	0.6031	0.3046	0.8092	0.4292
C_{11}	0.0845	↑	0.1975	0.1688	0.1400	0.2700	0.1838
B_4	0.0764	—	0.3757	0.4267	0.2330	0.4385	0.2775
C_{12}	0.0321	↑	0.3150	0.4575	0.2450	0.4125	0.2025
C_{13}	0.0341	↑	0.4600	0.4620	0.2260	0.4860	0.3540
C_{14}	0.0102	↑	0.2820	0.2120	0.2150	0.3580	0.2560
B_5	0.1460	—	0.6000	0.5733	0.5151	0.6788	0.5973
C_{15}	0.0805	↑	0.3920	0.3740	0.3120	0.5160	0.4520
C_{16}	0.0299	↑	0.4163	0.3613	0.2850	0.4950	0.3763
C_{17}	0.0356	↑	0.7350	0.6650	0.5675	0.7763	0.5888
A_3	0.2613	—	0.6238	0.5779	0.4229	0.6847	0.7773
B_6	0.1865	—	0.6209	0.6070	0.4054	0.6617	0.8064
C_{18}	0.0330	↑	0.6888	0.5938	0.5638	0.8025	0.7363

续表

指标	权重	属性	评价对象				
			烟台市	威海市	莱芜市	济南市	潍坊市
C_{19}	0.0575	↑	0.5238	0.4563	0.4200	0.7575	0.8025
C_{20}	0.0960	↓	0.6557	0.7018	0.3419	0.5556	0.8333
B_7	0.0748	—	0.6310	0.5053	0.4666	0.7420	0.7045
C_{21}	0.0500	↑	0.6410	0.5180	0.3760	0.7670	0.6320
C_{22}	0.0248	↓	0.6116	0.4785	0.6494	0.6920	0.8493
调整前绩效指数		—	0.4826	0.4656	0.3483	0.5681	0.4864
环境影响系数		—	1.1249	1.1490	0.8457	1.1944	1.0393
调整后绩效指数		—	0.4290	0.4052	0.4118	0.4756	0.4680

指标	权重	属性	评价对象				
			枣庄市	济宁市	聊城市	菏泽市	平均
A_1	0.2525	—	0.2333	0.3156	0.2986	0.2439	0.3576
B_1	0.2007	—	0.1624	0.2506	0.2446	0.1644	0.2866
C_1	0.0427	↑	0.1010	0.1760	0.1540	0.1290	0.1774
C_2	0.0980	↑	0.0800	0.1600	0.2000	0.1100	0.2233
C_3	0.0199	↑	0.1900	0.1600	0.2300	0.2100	0.1944
C_4	0.0401	↑	0.4163	0.5975	0.4575	0.3125	0.6028
B_2	0.0518	↑	0.5077	0.5656	0.5058	0.5077	0.6330
C_5	0.0356	↑	0.5377	0.5879	0.5126	0.5226	0.6404
C_6	0.0162	↑	0.4420	0.5190	0.4940	0.4750	0.6168
A_2	0.4862	—	0.2661	0.3167	0.3163	0.2857	0.3614
B_3	0.2638	—	0.1918	0.2354	0.2437	0.2187	0.2835
C_7	0.0283	↑	0.3589	0.4322	0.4467	0.4078	0.5205
C_8	0.0650	↑	0.2043	0.2514	0.2614	0.2314	0.2708
C_9	0.0482	↑	0.1883	0.2333	0.2200	0.2100	0.2546
C_{10}	0.0378	↑	0.2077	0.2969	0.3015	0.2292	0.4244
C_{11}	0.0845	↑	0.1213	0.1313	0.1500	0.1463	0.1677
B_4	0.0764	—	0.2382	0.3207	0.3246	0.2880	0.3248

续表

指标	权重	属性	评价对象				
			枣庄市	济宁市	聊城市	菏泽市	平均
C_{12}	0.0321	↑	0.1825	0.2525	0.1800	0.2050	0.2725
C_{13}	0.0341	↑	0.3040	0.4130	0.4830	0.3860	0.3971
C_{14}	0.0102	↑	0.1980	0.2260	0.2550	0.2220	0.2471
B_5	0.1460	—	0.4151	0.4610	0.4425	0.4048	0.5208
C_{15}	0.0805	↑	0.1680	0.2240	0.2160	0.1620	0.3129
C_{16}	0.0299	↑	0.2475	0.3313	0.2663	0.2688	0.3386
C_{17}	0.0356	↑	0.4825	0.5450	0.4875	0.4550	0.5892
A_3	0.2613	—	0.4929	0.5756	0.5802	0.6123	0.5942
B_6	0.1865	—	0.4466	0.5920	0.5936	0.6198	0.5948
C_{18}	0.0330	↑	0.4950	0.5700	0.5275	0.4538	0.6035
C_{19}	0.0575	↑	0.4838	0.5338	0.6400	0.6175	0.5817
C_{20}	0.0960	↓	0.4082	0.6349	0.5882	0.6780	0.5997
B_7	0.0748	—	0.6070	0.5334	0.5468	0.5949	0.5924
C_{21}	0.0500	↑	0.4740	0.5270	0.5020	0.6260	0.5626
C_{22}	0.0248	↓	0.8772	0.5472	0.6390	0.5312	0.6528
调整前绩效指数		—	0.3172	0.3840	0.3808	0.3582	0.4212
环境影响系数		—	0.8231	0.9475	0.8686	1.0074	1.0000
调整后绩效指数		—	0.3854	0.4053	0.4384	0.3556	0.4194

二、绩效评价结果分类

按照分类标准，烟台市、威海市、莱芜市、济南市、潍坊市、济宁市和聊城市的职业病防治绩效分类为“一般”，其中济南市的绩效指数最高；枣庄市和菏泽市职业病防治绩效分类为“较差”，其中菏泽市的绩效指数最低，这是因为该地区校正前的绩效指数较低，而环境影响系数却较高。

本研究样本地域按照绩效从高到低的顺序依次排列为济南市、潍坊市、聊城市、烟台市、莱芜市、济宁市、威海市、枣庄市和菏泽市。显然，就利用“环境影响系数”校正后的职业病防治绩效而言，无论是绝对值还是各地区之间的相对排序均发生了较大的改变。例如，济南市的职业病防治绩效在校正前排名第一，校正后虽仍高居第一，但绩效指数却从 0.5681 锐减到 0.4756；而聊城市的绩效指数则从 0.3808 剧增到 0.4384，在样本地区间的相对排序也从第七名变为第三名。

显然，经过“环境影响系数”校正后的绩效指数与校正前相比，数值变化较大，且各评价区域之间的相对排名也不尽相同，因此，如果不考虑不可控的环境因素的干扰并对其进行校正，那么得出的绩效评价结果将是不可靠的，所采取的激励约束措施也达不到应有的效果。

本章小结

本章主要是将构建的职业病防治绩效评价体系应用于实践，对山东省 9 个样本市进行了评价，主要结论如下：

(1)本研究所构建的职业病防治绩效评价指标体系具有较高的信度、结构效度和区分度。

(2)从对样本地区职业病防治绩效评价的结果来看，我国的职业病防治绩效普遍不佳，远低于理想状态。

(3)人均 GDP、规模以上工业万元增加值能耗、财政赤字率、第二产业比重、城镇登记失业率以及职业病危害因素接触率与职业病防治绩效呈负相关，研发投入占 GDP 的比例、规模以上工业产值中高新技术产业比重、卫生技术人员千人拥有量、居民大专以上文凭所占比重与职业病防治绩效呈正相关。

(4)通过计算各样本地区的“环境影响系数”，并将其作为修正系数对按照常规的综合指数法测算的绩效指数进行校正，我们剔除了不可控因素对职业病防治绩效的影响，从而使得各样本地区的评价结果具有了可比性。

第八章　职业病防治绩效问题的分析与讨论

本研究以系统分析、逻辑分析和卫生系统宏观模型为指导，结合专家意见，形成了“职业病防治绩效概念模型”，并在此基础上形成了职业病防治绩效评价指标体系的框架，即“投入—产出—结果”。围绕此框架，通过文献复习及头脑风暴等方法，我们将其进一步分解，形成了指标库，然后采用 Delphi 法和离散趋势法筛选出了最终指标，并结合运用层次分析法和熵值法确定了各指标的权重。

以上述思路为指导，我们构建的职业病防治绩效评价指标体系是以行政区域为对象的，反映的是某一特定区域职业病防治工作的总体水平，代表了“用人单位负责、行政机关监管、行业自律、职工参与和社会监督”这一机制下职业病防治工作的总体效果，以及为了达到相关目标所需要的保障条件和所要采取的措施。任何系统都不是孤立存在的，必然与其他系统进行物质、能量以及信息的交流，职业病防治体系亦是如此，因此其绩效的实现不仅是职业病防治体系努力的结果，而且还会受到不可控的环境因素的影响，故本研究同时又构建了职业病防治不可控因素的数学模型，并利用结构方程模型中的偏最小二乘回归法对其进行了定量测算。

利用本研究构建的职业病防治绩效评价指标体系以及不可控因素模型，我们选取了烟台市、威海市、莱芜市、济南市、潍坊市、枣庄市、济宁市、聊城市和菏泽市这 9 个地级市为目标进行了实证研究，确定了这些样本地区的总体绩效，并确定了影响职业病防治绩效的关键指标，为进一步完善地区职业病防治工作提供了依据。

第一节　对研究涉及的方法学的讨论

一、对职业病防治绩效评价指标筛选方法的探讨

在确定职业病防治绩效评价指标体系框架后，我们对其进行了分解，形成

了127个指标，然后通过专家咨询与论证，对这些指标进行了增减和修改，最终形成了56个指标以供筛选。

(一)Delphi法应用情况分析

专家的选择是Delphi法成功的关键，在选择专家时，我们没有采用随机选择的方法，而是通过有目的的程序进行了选择。

本研究选择的27名专家在相关领域工作的时间均在10年以上，工作年限平均为21.7年，且专家的研究领域涵盖了卫生管理、职业卫生、流行病学和临床医学等专业，工作单位涉及行政管理、公共卫生机构以及教育与科研机构，对课题研究具有很好的代表性和广泛性。入选专家的学位以研究生为主，职称以高级为主。

一定的回表率是进行统计分析的基础。Earl Babbie认为，70%的回表率就比较好了，而本研究第一轮专家咨询的回表率为90%，第二轮专家咨询的回表率为100%，这说明专家参与调查的积极性很高。

本研究对专家权威程度的判断采用了自我评价的方式。一般认为，专家自评权威系数$C_a \geqslant 0.70$为可接受信度。从两轮咨询的判断依据和熟悉程度来看，本研究一、二、三级指标专家权威系数均在0.70以上，说明专家意见的价值较高，所选专家具有较高的权威程度。由于专家的权威程度与预测精度呈一定的函数关系，因此我们有理由相信咨询结果较为可靠。

专家意见的协调程度反映了不同专家意见的一致性，一般用Kendall's W系数表示。大量实践经验表明，经过2～3轮咨询协调后，协调系数一般会在0.5的范围内波动。第一轮专家的协调系数在0.176～0.254之间，而经过专家的修正后，第二轮专家咨询的协调系数在0.2805～0.5768之间，表明专家关于指标在重要性、可操作性和敏感性上赋值的一致性有了很大幅度的提升，分歧也在相应地减少。而且，第二轮协调系数的χ^2检验值小于0.05，具有显著性，说明专家意见协调性好，结果可取。

综上所述，Delphi法是管理学中一个较为成熟的方法，并且本研究在使用过程中又严格遵循了其固有的操作流程，因此在方法学上取得了良好的效果。

(二)离散趋势法应用情况分析

经过两轮的专家咨询，本研究共筛选出了32个指标。在以往的研究中，往往就将这32个指标作为最终入选的指标，但是这些指标的灵敏性(即分辨能力)尚有待进一步的检验。因此，本研究进一步采用离散趋势法计算出了这些指标的变异系数，剔除了变异系数小于15%的10个指标，这样最终入选的22个指标既在主观上得到了专家的认可，又经受住了实践的检验。

二、对指标权重确定方法的探讨

权重的确定对于定量测量具有举足轻重的作用，目前，权重的确定方法有主观赋权法和客观赋权法两种，但前者的主观性太强，而后者得出的结果往往与客观事实相违背。本研究采用了层次分析法与熵值法相结合的组合赋权法，这种方法既综合了主观赋权和客观赋权的优点，同时又在很大程度上克服了二者的缺点，因此，本研究确定权重的方法具有合理性。

同时，需要注意的是，本研究在使用层次分析法确定指标权重时对其进行了相应的改进。以往在使用层次分析法赋权时，往往需要专家对指标的相对重要性按照1～9的标度进行赋值，而在实际操作中专家往往很难把握各个分值之间的差异，因此赋值具有很大的主观性和不确定性。而本研究仅需专家作出以下判断："A指标比B指标重要""A指标与B指标同等重要"或"A指标不如B指标重要"，因此可操作性较强，得到的结果也更为合理。

之所以对层次分析法作出以上改进，是因为美国学者T. L. Saaty于1970年创建的层次分析法虽然在公共决策领域发挥了重大的作用，但仍有学者[146, 147]对其提出了质疑。他们认为，层次分析法并没有改变以往基于"基数"赋权的本质(即"阿罗困境")，而合理的赋权方法应该是基于"序数"的。本研究为了摆脱以往指标赋权的"阿罗困境"，对层次分析法进行了完善，最终本研究利用的改进的层次分析法是基于"序数"赋权的。

三、对绩效评价方法的探讨

随着信息技术和统计学的发展，目前绩效评价的方法已经有几十种之多，这些方法或简单易行，或晦涩难懂，但其目的均是客观、真实地反映评价对象的绩效情况。因此，如果能够很好地实现这一目标，为何要舍易求难，选择一些不易操作的方法呢？于是，本研究在对灰色综合评价法、集对分析法、TOPSIS法等多种评价方法进行比较的基础上，采用了最具操作性的综合指数法。

四、职业病防治绩效不可控因素模型的构建

本研究在构建职业病防治绩效不可控因素模型时所采用的方法与构建职业病防治绩效评价指标体系时采用的方法略有差异：首先，在文献复习的基础上，我们根据专家咨询论证的结果以及散点图的分布情况，共筛选出了10个指标。其次，我们在构建职业病防治绩效指数与这些不可控因素的回归模型时，采用了偏最小二乘回归法，该方法能够有效地解决自变量之间的多重共线性现象，而且预测精度更高，能够更为客观地反映自变量对因变量的真实效应。因此，相较于普通最小二乘回归法，本研究采用的偏最小二乘回归法得出的结果更加客观真实。

五、对剔除不可控因素影响方法的探讨

绩效测量是绩效评价过程中的一个重要组成部分，与其他测量工具一样，

绩效测量也面临着效度的问题，即测量绩效与实际绩效的吻合程度问题。真实的绩效没有被纳入测量绩效中称为绩效缺失，而非真实绩效被纳入测量绩效中的部分称为绩效污染，如图 6-1 所示。造成绩效污染的一个重要原因就是不可控因素的干扰。

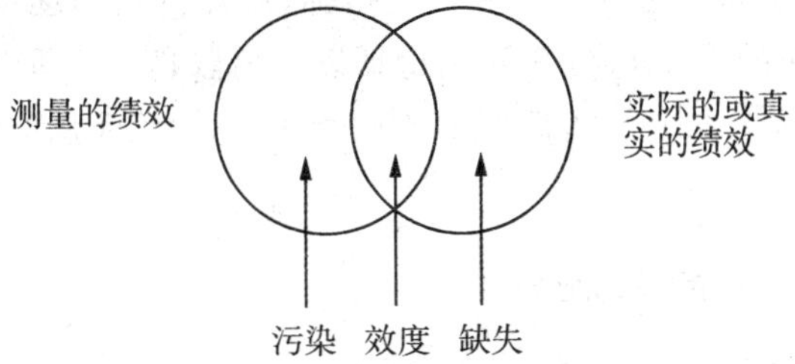

图 6-1 绩效测量的污染与缺失

在实际工作中，绩效缺失往往难以避免，而绩效污染则是可以通过技术手段而加以消除的。例如，有学者采用的方法是从绩效的动态管理上减弱不可控因素的影响，其中戴明的 PDCA 循环是绩效动态评价的一个重要工具。美国学者凯恩提出的“绩效分布法”也是控制绩效不可控因素的一个重要方法。

我国学者在消除绩效不可控因素的研究中也做出了巨大的贡献。例如，庄俊汉在评价公立医院院长的委托代理绩效时，设计了环境影响因素模型，通过消除环境因素对绩效的影响使评价结果更为真实、可靠；盛宇华通过计算“岗位绩效有利度”来剔除相关环境因素的干扰，所谓“岗位绩效有利度”是指不可控的环境因素对岗位绩效的有利或不利的影响程度；同时，陈尚卿和樊洪涛也进行了类似的研究。另外，冯英俊教授所创立的“二次效益理论”模型也是消除绩效不可控因素的有力工具。

因此，本研究在进行职业病防治绩效评价时，无论采用何种评价方法，均面临着“如何剔除外界环境因素对绩效的干扰”的难题。如果不能解决这一问题，那么无论采取多么“高深”的评价方法都会失去客观和公正性，导致评价结果不适宜作横向比较，更不能将其作为奖惩的依据。本研究在构建了“职业病防治绩效不可控因素模型”的基础上，根据样本地区的实际情况，借助内部影响因素模型，计算出了各样本的“环境影响系数”，即不可控的环境因素对该地区开展职业病防治工作的有利程度，然后用按照以往常规方法得到的绩效指数除以环境影响系数进行了校正，这样校正后的绩效指数就在很大程度上消除了这些不可控的因素的干扰，从而真正反映了样本地区开展职业病工作的“净效应”，使得评价结果更为科学、公正。

第二节　对评价指标体系的探讨

本研究将职业病防治绩效评价指标体系分为投入指标、产出指标和结果指标三大类，每一大类再下分为二级和三级指标，使评价指标逐步细化，从而更具操作性。通过两轮的 Delphi 专家咨询论证以及离散趋势分析，最终形成了一套包含 3 个一级指标、7 个二级指标和 22 个三级指标的职业病防治绩效评价指标体系。

一、对最终形成的指标的分析

3 个一级指标的权重差别较大，投入指标为 0.2525，产出指标为 0.4862，结果维度为 0.2613，说明所构建的指标体系并不完全是以结果为导向的，这从产出指标所占的比重就可以看出。这说明在一定投入的基础上，监管机构、技术服务机构以及用人单位自身的职业健康服务产出对职业病防治工作都具有非常重要的意义，只有保障产出的服务才能够从数量和质量上满足目前的需求，才会真正改善目前我国职业病防治的现状。这种以“行为为导向”的指标体系更具有激励性。

投入指标部分从“有形投入”和“无形投入”两个方面入手，具体包括政府对职业病防治工作的财政支持、用人单位自身的投入、职业卫生专业技术人员的数量与素质、基础设施的配置及网络建设情况等方面，这些因素是开展职业病防治工作的基础，没有这些基础条件的支撑，是不可能取得较好的职业病防治绩效的。其中，尤以政府的财政支持以及用人单位的自身投入为关键，这两方面的指标均得到了专家的强调，“用人单位职业卫生投入占 GDP 的比例”是 22 个三级指标中权重最大的，为 0.098，而“职业病防治经费占财政支出的比例”的权重也高达 0.0427。

产出指标部分从“服务提供”“依法行政”和“行业自律”三个方面入手。其中，“服务提供”侧重于描述职业卫生技术服务机构所提供服务的数量和质量，其权重在这三个指标中最大，说明了技术服务提供的重要性；“依法行政”侧重于描述职业健康监管机构对用人单位的监督和管理，其权重在这三个指标中最小，说明政府对职业病防治领域的干预虽然能发挥重要的作用，但并不是解决问题的根本措施，政府应制定切实有效的制度并建立完善的体系，而不是完全采取行政措施进行执法；“行业自律”侧重于描述用人单位开展职业病防治活动或购买职业卫生技术服务的自觉性，无论是职业卫生技术服务的提供还是政府的监督执法，其最终都要落实到用人单位身上，只有确保用人单位甚至整个行业开展职业病防治活动的自觉性，才能真正扭转我国在职业病防治方面的颓势。

结果指标部分从“健康促进”和“社会影响”两个方面入手，前者侧重于描述职业病防治工作的直接结果，如目标人群对职业病防治知识的知晓度、作业环境的改善以及劳动者职业病发病率的降低等，这些是我们开展职业病防治工作的直接目的，其重要性也得到了专家的认可，如“工矿商贸企业十万职工职业病罹患率”是22个三级指标中权重第二大的，为0.096，而“目标人群职业病防治知识知晓率”和“工作场所主要危害因素监测合格率”两个指标的权重也较大。“社会影响”则侧重于描述职业病防治工作的长远影响，如劳动者的满意度以及公平性的改善情况等。

二、指标体系的信度、效度和区分度分析

一个科学、合理的指标体系必然具有良好的信度、效度和区分度，只有这样，得出的结果才是科学的。一般认为，克朗巴赫α系数为0.7是信度可否接受的界值。本研究的克朗巴赫α系数在0.73～0.85之间，因此本研究所构建的指标体系具有良好的信度。我们还采用因子分析法对二级指标进行了检验，共提取了三个主成分，累计贡献率达83.214%，可分别命名为“投入”“产出”和“结果”，与实际情况相吻合，说明我们采用的指标体系具有较高的结构效度。通过聚类分析，样本地区被聚类为三类，经方差检验发现各组之间差异有统计学意义，说明指标体系区分度较好。

三、指标体系的可操作性分析

本研究最终确定的22个指标，除满意度和知晓率等少数指标需要进行专门的调查外，其他均为常规指标，可以通过现有资料而很容易地获得。此外，本研究在筛选完指标并确定其权重后，进一步制定了指标体系的使用指南，对每个指标的内涵、来源及测量方法进行了详细的介绍，有些指标还提供了具体的测量工具，从而使构建的指标体系可操作性更强，更具实用性。

第三节　对实证研究结果的探讨

通过实证研究，本研究中9个地域样本的绩效从高到低依次为济南市、潍坊市、聊城市、烟台市、莱芜市、济宁市、威海市、枣庄市和菏泽市。本研究将绩效分为“好”“较好”“一般”“较差”和“差”五类，按照分类标准，前7个市绩效类别为“一般”，枣庄市和菏泽市绩效类别为“较差”，这说明所有样本地区的职业病防治绩效总体不佳，远低于理想状态，样本地区无论是投入还是职业病防治活动均需要大力改善，这样才会提高该地区职业健康的总体形势。

校正前后各样本地区职业病防治绩效综合指数的大小变化较大,因此,如果按照以往的绩效考核方式,得出来的结果就会与评价对象的实际努力程度不相符合,据此采取的激励约束措施不仅不会起到激励作用,而且还会挫伤部分地区的积极性。

通过对三级指标的分析,我们发现目前制约样本地区职业病防治绩效的关键因素为:职业病防治经费占财政支出的比例、每用人单位职业卫生投入占GDP的比例、万人拥有职业卫生专业技术人员数、工作场所职业病危害因素检测率、建设项目职业病危害预评价率、职业健康体检率、职业病防治监管覆盖率、职业病防治违法企业处罚到位率、建设项目职业健康"三同时"实施率和职业病危害项目申报率。

以上是样本地区存在的共性问题,但是具体到每个行政区域,制约职业病防治绩效的关键因素各不相同,在解决普遍存在的问题的同时,需要具体问题具体分析,有针对性地弥补薄弱环节,切实提高职业病防治的绩效。

第四节　不可控因素对绩效的影响分析

为了保证评价的公平性,本研究筛选出了与职业病防治绩效显著相关的10个不可控因素,并为其建立了偏最小二乘回归模型,从而可以让人们直观地确定这些因素对职业病防治绩效影响的性质及程度,现对其简单分析如下:

一、经济发展水平与职业病防治

以往的研究表明,职业病发病率曲线随经济发展呈开口向下的不对称抛物线状:当经济发展水平较低时,职业病发病率也较低;但随着经济特别是工业化的发展,职业病发病率越来越高,当经济发展水平达到一定程度后,职业病发病率达到顶点;然后随着经济发展水平的提高,职业病发病率又逐渐降低。但是,经济发展水平不仅会影响一个区域职业病危害的程度,而且还会对该区域职业病防治工作的开展带来极大的影响,经济发展水平越高,越有利于职业病防治工作的开展。本研究以指标"人均GDP"衡量地区的经济发展水平,由偏最小二乘回归的结果来看,人均GDP与职业病防治绩效指数呈负相关,说明前者起主要作用,即经济发展水平越高,其职业病防治绩效也越低。这与陈秋玲等人的研究结论正好相反,我们认为这是因为陈秋玲等人在研究经济社会风险因子对地区安全生产形势的影响时是以亿元GDP安全事故死亡率为因变量建立回归模型的,而本研究所选取的自变量则为职业病防治绩效指数,是一个综合性的潜变量,它不仅包括了职业病发病率,而且还包括了职业病防治工作的投入和产出,因此,本研究的结论与以往的研究并不冲突。

二、科技发展水平与职业病防治

技术环境包括两个方面，一是当地的科技水平，另一个是职业病防治技术。当地的科技水平决定着生产的模式，并最终会影响职业病危害因素的产生与否以及严重程度；而职业病防治技术则决定着职业病防治能力，并且前者是不可控的，后者是可控的。

众所周知，高新技术产业的原料多是安全无毒的，并且自动化水平较高，劳动者接触职业病危害因素的机会不多，患职业病的概率也很小。本研究以指标“规模以上工业万元增加值能耗”衡量产业的集约化程度，以指标“研发投入占GDP的比例”衡量政府对科技与研发的支持力度，以指标“规模以上工业产值中高新技术产业比重”衡量高科技产业在经济发展中的比重，综合以上三个指标来衡量一个区域的科技发展水平。由偏最小二乘回归的结果来看，规模以上工业万元增加值能耗与职业病防治绩效指数呈负相关，说明该区域产业的集约化程度越高，职业病防治绩效越高；“研发投入占GDP的比例”和“规模以上工业产值中高新技术产业比重”两个指标均与职业病防治绩效指数呈正相关，说明科技与研发的投入力度越大，高科技产业在经济发展中的比重越大，职业病防治绩效就越高。综上所述，一个区域的科技水平越高，其职业病防治绩效也越高。

三、财政支持与职业病防治

职业病防治工作是以政府为主导的，而政府，特别是地方政府也是追求利益最大化的。目前，政府的重要职责包括维护社会安定团结、提供足够多的就业机会等，这些无不需要强大的财政支持，而职业病防治作为政府所提供的公共服务的重要组成部分，同样也离不开财政的支持。本研究以指标“财政赤字率”来衡量一个区域的财政压力，并认为某区域的财政压力越大，政府进行职业健康管理的边际成本就越大，职业病防治绩效就越低，二者呈负相关。这点在构建的偏最小二乘回归模型中得到了验证。

四、产业结构与职业病防治

以工业为代表的第二产业是职业病发生的重灾区，这是因为第二产业目前科技水平普遍不高，作业环境恶劣，职业病危害因素众多，在缺乏足够的防护措施的情况下，必然成为职业病危害的高危行业。本研究以指标“第二产业比重”来衡量一个区域的产业结构，由偏最小二乘回归的结果来看，第二产业比重与职业病防治绩效指数呈负相关，说明该区域的第二产业在国民经济中所占的比重越大，其职业病防治绩效就越低，这与陈秋玲等人的研究结论完全吻合。

五、劳动力市场与职业病防治

劳动力市场的完善程度是影响职业病防治工作的一个重要因素,特别是供求关系。当劳动力供小于求时,劳动者处于优势地位,用人单位就会重视劳动者的权益;当劳动力供大于求时,用人单位处于优势地位,用人单位就会忽视劳动者的权益。本研究以指标“城镇登记失业率”来衡量劳动力市场的供求状况,由偏最小二乘回归的结果来看,城镇登记失业率与职业病防治绩效指数呈负相关,说明该区域劳动力供大于求的程度越高,其职业病防治绩效就越低,二者呈正相关。

六、医疗条件与职业病防治

职业病防治不是仅靠政府颁布相应的法律条文和规章制度就可以实现的,它需要诸如职业卫生技术服务机构和职业病诊疗机构等医疗卫生机构的配合。本研究以指标“卫生技术人员千人拥有量”来衡量地区的医疗水平,由偏最小二乘回归的结果来看,卫生技术人员千人拥有量与职业病防治绩效指数呈正相关,说明某区域的医疗卫生水平越高,其职业病防治绩效就越高,这与汪崇鲜等人的研究结论完全吻合。

七、劳动者素质与职业病防治

劳动者是职业病防治的直接受益者,同时也是职业病防治工作的重要参与者,因此,其综合素质的高低直接关系到职业病防治工作的成效。本研究以指标“居民大专以上文凭所占比重”来衡量劳动者的综合素质,由偏最小二乘回归的结果来看,居民大专以上文凭所占比重与职业病防治绩效指数呈正相关,说明该区域劳动者的综合素质越高,其职业病防治绩效就越高,这与陈秋玲等人的研究结论完全吻合。

八、既有职业病危害程度与职业病防治

职业病防治的形势越严峻,开展职业病防治工作的难度就越大,实现国家或地区职业病防治规划目标的难度也越大。本研究以指标“职业病危害因素接触率”衡量既有职业病危害程度,由偏最小二乘回归的结果来看,职业病危害因素接触率与职业病防治绩效指数呈负相关,说明某区域既有职业病危害程度越大,其职业病防治绩效就越低,二者呈负相关。同时,在以上 10 个不可控因素中,“职业病危害因素接触率”是影响职业病防治绩效的最重要因素。

第五节　研究的不足之处与未来展望

一、研究的不足之处

(1)由于职业病是一个笼统的概念,它包含很多种疾病,不同的职业病危害需要采取的防治措施不同,因此所需要的医疗资源也不同。本研究没有对其进行细分,因此需要进一步地完善。

(2)本研究利用“环境有利度”对职业病防治绩效进行了校正,但也仅限于综合绩效指数,而没有对三级指标进行校正。

(3)本研究虽然剔除了一些不可控因素的干扰,但由于本研究以行政区域为评价对象,因此不能采取实验或准实验研究的方法(因为没有哪个区域完全不采取职业病防治措施)进行严格的因果论证,虽然是条件所限,但仍是缺憾之处。

二、研究展望

(1)本研究仅选择了山东省 9 个地级市作为样本,如果未来条件允许,我们会将构建的职业病防治绩效评价体系推广到全国范围内进行。

(2)由于研究人员的时间和精力所限,本研究开展的职业病防治绩效评价仅针对特定的行政区域,并不涉及对职业病防治机构的评价,因此在后续研究中应加强对这部分的研究。

(3)在未来的研究中我们会进一步分析不可控环境因素的作用机制,进而通过计算“环境影响系数”对具体的三级指标进行校正。

本章小结

本部分是对研究所涉及的方法的科学性和可操作性进行探讨,对所构建的指标体系的内容、结构及其实用性进行了描述,对实证研究的结果及理论分析结果作了进一步的阐述,并对不可控因素如何对职业病防治绩效进行影响作了进一步的剖析,最后还对未来的相关研究作了展望。

第九章　职业病防治绩效评价体系研究的结论与建议

本研究是关于以行政区域为对象的职业病防治绩效评价的研究，通过构建职业病防治绩效评价体系并将其应用于实证研究，从而得出了研究结论并提出了若干政策建议，现详述如下：

第一节　研究结论

一、构建了一套科学、可行的职业病防治绩效评价体系

本研究构建的职业病防治绩效评价体系包括指标体系、基础数据集、评价模型以及评价标准，整个评价体系科学、可行，可操作性强。

(一)构建的指标体系覆盖面广、科学、可信

如上所述，本研究构建的职业病防治绩效评价指标体系层次清晰，体现了系统论的思想，包含投入、产出和结果三个维度，这与目前国内外公认的绩效概念相吻合。同时，本研究改变了以往以人、财、物为投入的做法，而是将投入分为有形投入和无形投入两个方面，从而使投入的覆盖面更广；本研究的产出维度包含服务提供、依法行政和行业自律三个方面，因此本研究产出不仅包括政府层面，而且还包括职业卫生技术服务机构以及用人单位层面，故更加全面；结果维度不仅包括健康促进这一直接结果，而且还包括社会影响这一间接结果。

参与 Delphi 咨询的专家的代表性和权威程度很高，协调性较好，因此，咨询结果较为可靠，信度、效度和区分度的检验结果也印证了这一点。

(二)指标体系的构建方法得到了公认

本研究采用了主观和客观两种方法筛选指标。主观方法为 Delphi 专家咨询法，目前已经较为成熟，在众多领域中有广泛的应用。本研究严格按照 Delphi 法固有的程序和步骤，选择了合适的咨询对象，通过两轮的咨询，从重要性、

灵敏性和可操作性三个方面对指标进行了筛选。客观方法是指离散趋势法，该方法通过计算各指标的变异系数，剔除变异系数过小的指标，从而保证了入选指标的区分能力。

本研究中各项指标的权重也由主观和客观两种方法确定。主观方法是层次分析法，客观方法是熵值法，这两种方法都已经较为成熟，值得注意的是本研究对层次分析法作了进一步改进，使其更具有可操作性。由于本研究采用的指标用主客观方法组合确定了权重，故更加科学可信。

(三)构建的指标体系可操作性强，更具实用性

本研究最终确定的22个指标中，除满意度和知晓率等少数指标需要进行专门的调查外，其他均为常规指标，可以通过现有资料很容易地获得。此外，本研究在筛选指标并确定其权重后，进一步制定了指标体系的使用指南，对每个指标的内涵、来源及测量方法进行了详细的介绍，对有些指标还提供了具体的测量表，从而使构建的指标体系可操作性更强，更具实用性。

(四)综合评价模型较为可靠，评价结果科学、公正

本研究采用综合指数法对职业病防治绩效进行了初步测量。以往的研究往往直接将测量后的值作为最终结果，但是本研究通过计算各样本地区的“环境有利度”，对评价结果进行了校正，剔除了不可控的环境因素对职业病防治绩效的影响，真正反映了各行政区域进行职业病防治的努力程度及成果，从而使得评价结果更为科学、公正，并且有利于被评价区域的横向比较。

二、样本地区职业病防治绩效普遍不佳，远低于理想状态

通过实证研究我们发现，除枣庄市和菏泽市绩效类别为“较差”外，其他7个样本市绩效类别均为“一般”。显然，样本地区的职业病防治绩效普遍不佳，远低于理想状态。制约样本地区职业病防治绩效的关键因素较多，突出表现在：无论是政府还是用人单位，在职业病防治方面均存在投入不足的情况，包括资金投入以及人员配置；职业健康监管机构不仅监管力度严重不足，而且质量亦不高；职业健康服务的提供不足与购买意愿不强并存。这些因素交织在一起，制约了样本地区职业病防治工作的绩效。

第二节　政策建议

通过理论分析和实证研究，结合我国的相关政策，我们提出了如下的政策建议。

一、落实各级政府和相关部门的责任，加强组织领导是前提

职业病防治工作不仅是公共卫生问题，而且还是重大的民生问题，各级政

府和相关职能部门一定要认真落实职业病防治责任，摒弃以往单纯以经济增长为核心的政绩考核机制，将职业病防治工作纳入当地的经济、社会发展规划和政绩考核范围，并将其作为重要的民生工程切实抓紧落实。各级政府和职能部门要以科学发展观为指导，坚持以人为本，切实转变经济发展方式，调整产业结构，将经济增长建立在劳动者安全健康的基础上，切实维护劳动者的权益。同时，各有关部门要严格按照法定权限和程序履行职责，不得干预用人单位正常的生产经营活动，不得任意设置行政处罚和行政限制。

二、加强职业病防治能力建设是基础

首先要逐步完善职业健康监管体系，根据实际需要配置足量的职业健康监督和管理人员；其次要加强职业健康技术服务机构的建设，加大人员和经费的投入，充实技术力量，配备必要的检测设备，确保职业病危害评价和检测等工作的开展；最后要提高职业病防治人员的综合素质，切实提高其防治职业病的能力。

三、加强对用人单位的监管，强化其责任主体的地位是重点

用人单位是职业病危害的制造者，也是职业病防治责任的主体。但是，用人单位为了自身的经济利益是不会自觉履行其义务的，因此就需要职业健康监管机构的监管，督促其使用先进的技术、设施和低毒的原料，建立相应的规章制度和机构，并自觉购买或自行开展职业卫生服务，为劳动者提供一个健康安全的工作环境。

四、将构建的绩效评价体系推广开来，并建立相应的奖惩制度

绩效评价体系的构建为绩效评价的开展提供了科学、可靠的工具，应尽快将其推广开来，并根据评价结果采取相应的奖惩措施。

中篇

区域职业病防治绩效不佳的经济学分析

第十章 区域职业病防治绩效研究概述

第一节 问题的提出

目前，我国处于职业病的高发期和矛盾凸显期，职业病危害接触人数、职业病发病人数和职业病患者死亡人数均居世界第一位，职业病危害已成为重大的社会问题和公共卫生问题。据不完全统计，我国涉及有毒有害作业的企业超过1600万家，接触职业危害的人数超过2亿人，仅2015年一年我国新发职业病患者人数就多达3万人。截至2015年，我国累计报告职业病患者人数已超过89万人，死亡15多万人。同时，由于我国职业健康监护的覆盖率仅为10%，因此现有的职业病例报告数字并不能反映全部实际情况，而仅仅是揭露了“冰山一角”。职业病危害现状的严峻现实让人们有理由怀疑我国职业病防治体系的运行是否可靠。

本研究利用构建的职业病防治绩效评价指标体系，以山东省为样本开展了实证研究。评价结果显示，样本地区职业病防治绩效均较低，远低于理想状态。在投入方面，无论是政府层面还是用人单位层面，对职业病防治投入的水平均较低，这导致职业卫生专业技术人才极度匮乏、机构建设落后。在产出方面，职业卫生技术服务的质和量均不能满足目前的需要，职业卫生监督的覆盖面较低，执法力度不大，而用人单位在职业病防治方面自律性不强，不能按照相关规定及时申报职业病危害项目并购买相应的职业卫生服务。在结果方面，劳动者对职业病防治知识的知晓度较低，对目前职业病防治工作的满意度不高，政府部门对职业病危害的控制水平极差，且公平性有待改善。

以上种种因素都是本研究确定的制约职业病防治绩效的关键因素，这相较于目前研究多集中在定性分析上已经跨出了重要的一步，具有非常重要的理论意义和实际价值。然而，系统运行的效果虽然受到外部环境因素的影响，但是发挥主导作用的却始终是内部因素，即构成它的各子系统的状态以及各子系统之间的相互影响。目前,尚缺乏对职业病防治绩效评价结果的深层次探讨——绩效评价仅是手段,绩效改善才是目的。因此,确定职业病防治绩效不佳的内部根源并从源头上予以解决就成了我们亟待解决的一个重要问题。本部分内容从经济学的角度,探讨了制约我国职业病防治绩效的内部根源。

第二节 研究目的

本研究旨在确定我国职业病防治绩效不佳的内部根源,并确定正确的策略,从而为相关部门采取有针对性的干预措施,从源头上解决制约我国职业病防治绩效的因素奠定基础。本研究的具体目标为:

(1)确定我国职业病防治绩效不佳的经济学根源。

(2)确定职业病防治的最优策略。

(3)提供有针对性的政策建议。

第三节 研究方法

一、文献复习

通过查阅相关文献,分析与归纳国内外相关的研究进展(主要来源是中文数据库CNKI、CBM、万方数据库等,以及外文数据库Medline,Proquest,Elsevier,PubMed等),我们归纳出了职业病防治绩效的影响因素,并选择了相应的经济学分析方法。

二、规范分析法

规范分析法是美国管理心理学家S. Pilnick提出的一种方法,该方法研究的是已有的事物现象,旨在对事物的运行状态作出有关是非曲直的主观价值判断,力求回答"事物的本质应该是什么"。本研究采用规范分析的方法,借鉴经典的委托代理模型以及成本收益模型,对我国职业病防治绩效不佳的内在根源进行了探讨,包括制约地方政府开展职业病防治工作的内在根源和制约用人单位开展职业病防治工作的内在根源两大部分。

(一)委托代理理论

委托代理理论是制度经济学契约理论的主要内容之一,其建立基础是非对称信息博弈论。专业化是委托代理关系产生的根源,现代意义上的委托代理的概念最早是由罗斯提出的。罗斯认为:"如果当事人中代理人一方代表委托人一方的利益行使某些决策权,则代理关系就随之产生了。"

一般来讲，人们常常将博弈中具有私人信息的参与人称为“代理人”，不具有私人信息的参与人称为“委托人”。这种委托人与代理人的经济关系被称为委托代理关系，它实质上是占有信息优势的代理人按照一种明示或隐藏的契约为委托方提供某种服务，而后者则根据服务的数量和质量对其支付相应的报酬。不过，委托代理关系并不必然会引起委托代理问题，只有在代理关系双方信息不对称和目标函数不一致的情况下才会产生委托代理问题。按照信息不对称类型的不同，委托代理问题可分为逆向选择问题和道德风险问题等。

在信息不对称的情况下，为了解决由于目标函数不一致所导致的道德风险和机会主义行为等问题，委托人需要设计一套激励机制以促使代理人的行为符合委托人的目标，而若要实现这一目标，委托人一般需向代理人支付一种“信息租金”。激励机制的设计面临着“参与约束”和“激励相容约束”的问题。

（二）博弈论

博弈论又称“对策论”(game theory)，它既是现代数学的一个新分支，也是运筹学的一个重要子学科。博弈论主要研究公式化了的激励结构间的相互作用。是研究具有斗争或竞争性质现象的数学理论和方法。博弈论考虑游戏中个体的预测行为和实际行为，并研究它们的优化策略。

根据不同的基准，博弈论也有不同的分类。一般认为，博弈主要可以分为合作博弈和非合作博弈；从行为的时间序列性方面来说，博弈论又可进一步分为静态博弈和动态博弈两类；按照参与人对其他参与人的了解程度的不同可分为完全信息博弈和不完全信息博弈。

本研究借助博弈理论，通过建立各利益相关者之间的博弈模型，从而确定了职业病防治的关键技术及策略。

系统运行的效果虽然受到外部环境因素的影响，但是发挥主导作用的却始终是内部因素，即构成它的各子系统的状态，以及各子系统之间的相互影响。具体到职业病防治领域，职业病防治的资金投入不足、人力资源配置和机构建设的不完善均会制约我国职业病防治的绩效，但是这只是问题的表面现象。是什么原因导致了资金投入不足、人力资源配置和机构建设的不完善？下面，我们就以经典的经济学原理为指导，对影响我国职业病防治绩效的内部根源进行初步探究。

第十一章　绩效不佳的经济学根源

第一节　职业病防治的委托代理关系分析

职业病防治领域存在着委托代理关系，而且是多重委托代理关系：首先，劳动者与政府之间形成了第一层委托代理关系。由于政府拥有代表所有民众利益的公共权力，因此在这层关系中，政府作为代理人就要负起维护劳动者职业健康的责任，而劳动者作为委托人也要付出相应的税收作为委托成本。其次，政府与专门的职业病防治机构形成了第二层委托代理关系。作为代理人，职业病防治机构负责实施职业病防治的职能，而政府作为委托人则需要付出相应的财政支出作为委托成本。最后，职业病防治机构与用人单位之间形成了第三层委托代理关系。作为代理人，用人单位具体负责开展职业病防治工作；而作为委托人，职业病防治机构要制定和实施用人单位在职业病防治方面必须要遵守的细则作为委托成本。

在信息不对称的情况下，很容易发生代理人违背委托人意愿的情形，即委托代理问题的发生。但是委托代理关系并不意味着必然产生委托代理问题，目标函数不一致和信息不对称分别为委托代理问题的产生提供了充分条件和必要条件。下面，本研究就从政府及用人单位层面分析一下委托代理问题产生的根源。

一、政府层面委托代理关系分析

(一)职业病防治的信息不对称

为了方便起见，我们假设涉及职业病防治的政府部门包括中央政府和地方政府。显然，地方政府比中央政府更清楚本辖区职业病防治的真实情况以及自身的努力程度，因此，政府部门之间在职业病防治信息上存在不对称。

(二)目标函数不一致

市场取向的分权化使得中央政府与地方政府成了两个不同的主体，这就造成了地方政府与中央政府的目标函数的不一致。

1. 中央政府的目标函数

我们假定中央政府的目标函数为：$U=U(X)+U(G)+U(E)-U(C)$

其中，U 为中央政府的总效用满足程度，$U(X)$ 为中央政府从民众的支持得到的效用满足程度，其中 X 为民众的满意度；$U(G)$ 为中央政府从税收收入等带来的效用满足程度，G 为工业企业税收收入；$U(E)$ 为中央政府的声誉提高而获得的效用满足程度，E 为国际声誉；$U(C)$ 为中央政府为了监督地方政府的工作而损失的总效用，C 为监管成本。

由于民众的支持和国际声誉是影响中央政府效用的关键因素，因此中央政府有很大的动力开展职业病防治工作。同时，加强职业病防治虽然会在短期内降低税收收入，但从长远来看则会促进工业企业的发展，从而增加政府的税收。由于对地方政府监管的有限性，因此中央政府的监管成本相对于前三者而言微乎其微，故中央政府必然会选择加强职业病防治工作。

2. 地方政府的目标函数

本研究假定各级地方政府的目标函数为：$U=U(R_1,A)+U(R_2,G)+U(C)-U(\alpha,\beta,F)$

其中 U 为地方政府的总效用，$U(R_1,A)$ 为地方政府由于按照中央政府要求严格执行政策所获得效用所得，R_1 为严格执行政策所受到中央政府的奖励(升职、增加财政预算等)，与 A 即努力程度成正比；$U(R_2,G)$ 为地方政绩的增加而获得的效用，R_2 为地方政府因为其业绩而受到中央政府的奖励，与 G 即地方业绩成正比；$U(C)$ 为地方政府加强职业健康监管而投入的人力、物力和财力等成本；$U(\alpha,\beta,F)$ 为地方政府不认真执行中央政府的政策被发现后所收到的惩罚，α 为发生职业病危害的概率，β 为发生职业病危害后被惩罚的概率，F 为惩罚力度。

由于信息不对称的存在，中央政府发现地方政府努力程度的概率很小，所以地方政府通过更多的努力以加强职业病防治工作而获得奖赏的选择是“不智”的，而如今地方政绩的考核仍然以 GDP 为中心，故通过短期提高政绩而获得中央政府奖赏不失为一项有效的途径，而放松职业病防治无疑会促进工业企业的繁荣发展，进而提高地方政绩，故地方政府有足够的动力放松职业病防治工作。同时，放松防治显然可以减少地方政府的行政成本，而放松防治虽然会增大受到中央政府惩罚的概率，但由于在我国因此而受惩罚的概率很小，即使受到惩罚也多是以“平调”为主，因此地方政府倾向于选择放松防治。

(三)委托代理问题的产生

显然,在中央政府与地方政府之间同时存在信息不对称以及目标函数不一致的情况,而二者分别为委托代理问题的产生提供了充分条件和必要条件。因此,我国的职业病防治工作存在着严重的委托代理问题,即虽然作为决策者的中央政府要求加强职业病防治工作,但作为主要执行者的地方政府却选择放松防治,甚至干预职业病防治工作的开展,为一些企业充当"保护伞"。因此,目前我国职业病防治形势的恶化不仅是用人单位责任心丧失的问题,而且还是中央政府与地方政府之间产生的委托代理问题导致的结果。

二、用人单位层面委托代理关系分析

(一)企业职业病防治不作为行为的产生模型

企业的职业病防治不作为行为是一种社会责任感丧失的表现,但只有在该行为给企业带来的收益大于其所要承担的成本时,这种行为才会发生。我们用 TR 表示职业病防治不作为行为给企业带来的收益,用 TC 表示这种行为可能给企业造成的损失或成本,那么企业职业病防治不作为行为产生的必要条件为:$TR>TC$。其中,TR 包括企业因未开展职业病防治活动所节省的成本,即职业危害治理成本 W,以及节省的职业健康的管理成本 C;TC 包括由于不开展职业病防治活动而受到监管部门的惩罚 Q 以及被曝光后给企业造成的舆论压力和形象损失 L,还有因为企业不开展职业病防治活动造成职业病发生而支付的费用 K。若设企业被查处的概率为 P,被查处的概率取决于监管部门的监管能力 F 以及监管意愿 S,则有 $P=P(F,S)$。

对于非国有企业来说,职业病防治不作为行为的收益—成本不等式可表示为:

$$(W+C)\times[1-P(F,S)]\geqslant(Q+C+K)\times P(F,S)$$

对于国有企业来说,其目标是追求上级主管部门对它的考核结果最好。假设考核内容分两部分:一是经济指标,设权重为 R_1;二是职业健康指标,设权重为 R_2,则国有企业职业病防治不作为行为的收益—成本不等式可表示为:

$$(R_1W+C)\times[1-P(F,S)]\geqslant(Q+C+K+R_2W)\times P(F,S)$$

以上两式分别为非国有企业和国有企业职业病防治不作为行为产生的必要条件。

(二)企业职业病防治不作为行为产生的原因分析

本研究通过分析企业职业病防治不作为行为的收益—成本不等式,确定了这种行为发生的原因:

1. K 来自于企业所缴纳的工伤保险金

据专业机构调查分析,职业病造成的经济损失与发生职业病危害前企业的治理成本以及职业病预防体系的投入之比为 7∶4∶1，因此，加强前期预防、建立预防系统的经济效益是显而易见的。但是，为什么企业会反经济学规律而行呢？这是因为，企业每年须向政府缴纳一定比例的工伤保险金，一旦企业发生职业病危害事故，则所需要的费用 K 可以从工伤保险金中支取，这样 K 值在收益—成本不等式中的作用基本为零，对企业起不到应有的震慑作用，从而导致收益—成本不等式的成立。

2. Q 值太小

职业健康监管部门可以根据相关法律法规的规定，对不严格执行《职业病防治法》的企业予以相应的处罚。但是，我国目前对职业病防治不作为行为的处罚力度较小，甚至不处罚，因此对企业的震慑作用不大。而 Q 值太小，就会从客观上造成收益—成本不等式的成立。

3. P 值较小

P 值的大小取决于 F 和 S，即职业健康监管机构的监管能力和监管意愿。目前，我国职业健康监管人员严重缺乏，如某市安全生产监督管理局仅有两个专职的职业健康监管人员，其中一个为处长，一个是副处长，另外还存在专项经费不足等问题，这些均制约了职业健康监管机构的监管能力。同时，根据上文的委托代理关系分析可以看出，地方政府及职业健康监管机构的目标函数与中央政府不同，这就造成了监管意愿不足。监管能力与监管意愿的不足就会造成 P 值较小，从而导致收益—成本不等式的成立。

4. R_1 远大于 R_2

目前，我国对国有企业的考核仍然以经济效益为中心，而对企业职业健康形势的重视力度却不够，这样就会造成在考核内容中经济效益的权重远大于职业健康的权重，即 R_1 远大于 R_2，从而在客观上导致收益—成本不等式的成立。

三、政府干预、共同代理对激励的影响

通过上文的分析我们知道，地方政府与职业病防治机构缺乏动力来贯彻和落实中央政府制定的职业病防治法律法规。那么，作为职业病防治工作直接负责人的用人单位是否愿意全力开展职业病防治工作呢？下面我们通过一个模型来检验一下。

(1)在这里我们假设有两个委托人，分别为$(n-1)$个地方政府，以及一个中央政府。从上面的描述中，我们知道中央政府与地方政府目标函数不一致：在职业病的防治工作中，中央政府旨在保护劳动者的职业安全和健康，因此中央政府要求加强职业病防治工作；而在目前以 GDP 为中心的政绩考核模式下，地方政府则追求经济增长带来的财政收入，以及因此而带来的其他效益，故缺乏

足够的动力来进行职业病防治工作。代理人为工业企业，由于委托方利益的不一致，因此代理人必然会受到各级政府不尽相同的激励和行政干预。

与经典的委托代理模型一致，本研究也假设委托人是风险中性的，代理人是风险规避的，其效用函数为 $u(x)=-e^{-\rho x}$。对于企业来说，由于在短期内职业病防治工作只是投入，而不会带来收益，因此，我们假设政府对企业提出的任务可以简化为短期经济行为和职业病防治活动，其产出函数为：

$q_1=a_1+u_1, q_2=a_2+u_2$

式中：q_1 和 q_2 分别为职业健康产出和短期经济产出，a_1 和 a_2 分别为职业病防治活动和短期经济行为，u_1 和 u_2 都是无偏的外生变量，均值为 0，方差为 σ^2，σ^2 代表外生的不确定因素的贡献。

(2)企业努力的成本函数为：

$$C=\frac{1}{2}a_1^2+\lambda a_1 a_2+\frac{1}{2}a_2^2$$

式中：$0<\lambda<1$，表示职业病防治活动与短期经济行为的努力成本之间有替代作用。

(3)企业的线性收入方案为：

$L=W+\alpha q_1+\beta q_2$

式中：W 是与职业健康产出和短期经济产出无关的固定收入，α 和 β 为激励企业的激励强度系数，亦可视为代理人分享的剩余索取权份额。

(4)边际收益由 n 个政府官员和企业共同拥有，相应的企业的报酬方案也由 n 个政府官员共同承担。显然这很抽象，但我们可以用数学公式来表示：

$P_1^{li}+\sum P_1^{L(-i)}+P_1^C=P_1$

$W_1^{li}+\sum W_1^{L(-i)}+W_1^C=W$

$\alpha^{Li}+\sum\alpha^{L(-i)}+\alpha^C=\alpha$

$P_2\ Li+\sum P_2^{L(-i)}+P_2^C=P_2$

$\beta^{Li}+\sum\beta^{L(-i)}+\beta^C=\beta$

(5)企业参与职业病防治活动的约束为：

$$W+\alpha q_1+\beta q_2-(\frac{1}{2}a_1^2+\lambda a_1 a_2+\frac{1}{2}a_2^2)-\frac{\rho}{2}(\alpha^2\sigma_1{}^2+\beta^2\sigma_2^2)\geqslant W^*$$

式中：W^* 为企业的保留收入。

激励相容约束的条件可简化为：

$\alpha=a_1+\lambda a_2, \beta=a_2+\lambda a_1$

模型求解：$\alpha^*=\dfrac{p_1(1+n\rho\sigma^2{}_2)-p_2 n\rho\lambda\sigma_2^2}{1+n\rho\sigma_1^2+n^2\rho^2\sigma_1^2\sigma_2^2(1-\lambda^2)}$

因此，我们可以得出以下结论：

(1)由于职业病防治活动具有很大的不确定性，且企业与政府之间信息不对称，故政府不可能完全掌握企业防治职业病的努力程度，并且因此而造成的委托代理问题会严重降低企业开展职业病防治活动的激励程度。

(2)职业病防治活动与短期经济行为之间的努力成本替代关系会削弱企业开展职业病防治活动的激励程度。

(3)若职业病防治活动带给政府的边际效益降低，那么企业开展职业病防治活动的激励程度将被削弱。

(4)短期经济行为带给政府的边际收益增大，会促使企业采取短期经济行为，而忽视对职业病防治活动的投入。

(5)各级政府规模庞大，委托代理时间长，以及各行政区域“块块”与各主管部门“条条”分割，是导致企业开展职业病防治活动激励弱化的又一重要原因。

现实情况是，目前我国地方政府政绩的考核仍然以 GDP 为中心，职业病防治工作受重视的程度不够，因此，职业病防治活动带给政府的边际效益很低，而短期经济行为带给政府的边际收益很大；同时，目前我国的职业病防治工作由安全监督管理局、卫生行政部门、劳动保障部门等共同负责，导致各行政区域“块块”与各主管部门“条条”分割。另外，职业病防治所需要的投入巨大，在短期内不会带来直接的经济增长，而且我国很多企业(特别是中小企业)尚处在资本原始积累阶段，职业病防治活动与短期经济行为之间的努力成本必然存在着严重的替代关系。以上种种，无不会导致企业开展职业病防治活动的激励弱化。

四、我国职业病防治绩效不佳的内在根源

实证研究的结果显示，样本地区职业病防治绩效总体较差。从投入、产出和结果三个维度来看，政府支持力度不够、用人单位投入不足、职业卫生服务提供不足、政府监管力度较弱以及用人单位自律性不强，这些制约因素与不可控的环境因素结合在一起导致了样本地区的职业健康形势不佳。不过，这些均是问题的外在表现，职业病防治领域委托代理问题的具体表现如图 11-1 所示。

通过图 11-1 我们可以得出以下结论：无论是地方政府还是用人单位均没有足够的动力来开展职业病防治工作，同时，地方政府的干预反而会降低用人单位开展职业病防治工作的积极性。

具体说来，目前以 GDP 为核心的政绩考核模式促使地方政府片面追求经济效益，不能切实履行其职业病防治的职责，甚至会出现地方政府出面干预相关行政执法的情况，将一些未经职业病危害评价与审核的项目直接投入运营。同时，由于地方政府的不作为，导致其对本辖区内的职业病防治工作投入不足，

表现在职业病防治经费不足、人力资源匮乏、机构建设不完善，从而导致职业卫生技术服务的提供远远达不到实际的需求。

此外，在不作为方面，由于职业病防治机构的不作为，导致其执法和服务的质量及效果不佳，这突出表现为我国职业病防治的有效覆盖率极低；由于用人单位的不作为，导致其只追求经济效益，不履行职业病防治的义务，从而忽视了对劳动者健康权益的保护，而目前我国劳动力过剩，且工会的作用没有充分发挥，从而导致劳动者无力维权。

综上所述，我国职业病防治绩效不佳的原因众多，但其根源却是职业病防治领域代理风险的存在以及激励的不相容。

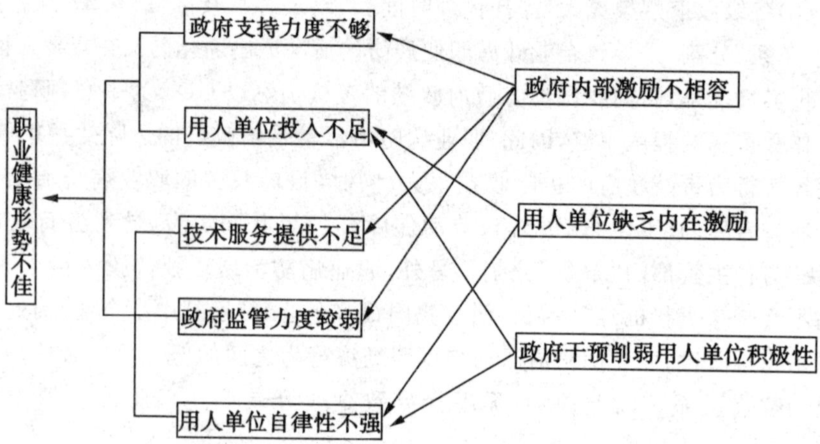

图 11-1 职业病防治存在的问题及其内在根源

第二节 职业病防治激励约束策略的选择

委托方为促使代理方的行为符合自己的意愿，需制定相应的激励约束措施，以实现委托代理双方的激励相容。本部分研究利用博弈分析的方法，简单探讨了职业病防治激励约束的策略。

一、博弈模型的构建及求解

假定博弈的双方为地方政府（包含职业卫生地方政府）及用人单位，地方政府的策略是规制、不规制，用人单位的策略是违规、不违规，则此博弈的支付矩阵如表 11-1 所示。

表 11-1　　　　地方政府与用人单位博弈的支付矩阵

		用人单位	
地方政府		违规	不违规
	规制	$-F,0$	$0,0$
	不规制	$V,-D$	$0,I$

若地方政府采取规制策略，而用人单位违反职业病防治法的相关规定，则其被查处后，受损为 F，而地方政府的规制行为亦是有成本的，但同时也获得了上级政府相应的奖励，为简单起见，设二者相互抵消，即地方政府的总体收益为 0；若用人单位遵守职业病防治法的规定，则其获得的额外收益为 0，而地方政府由于用人单位对法规的遵守而获得额外奖励，设其与成本相互抵消，总收益为 0。

若地方政府采取不规制策略，而用人单位违反职业病防治法的相关规定，则用人单位因为其违规行为未得到查处而减少了对职业病防治的投入，从而获得额外收益为 V，而地方政府由于公共利益受损而形象受损或受到上级政府的惩罚的损失为 D；而用人单位不违规，则其额外收益为 0，而地方政府却因此得到额外收益 I。

显然，这个博弈不存在纯粹策略纳什均衡，而是混合策略纳什均衡，设用人单位违规的概率为 η，地方政府规制的概率为 σ。

用人单位的期望效用及最优决策分析为：

期望效用 $E=\eta\sigma(-F)+\eta(1-\sigma)V$

令 $\frac{\partial E}{\partial \eta}=0$，求解得 $\sigma^{*}=\frac{V}{F+V}$

地方政府的期望效用及其最优决策分析为：

期望效用 $E=\eta(1-\sigma)(-D)+(1-\eta)(1-\sigma)I$

令 $\frac{\partial E}{\partial \sigma}=0$，求解得 $\eta^{*}=\frac{I}{I+D}$

从上述分析我们可以看出，用人单位以 $\frac{I}{I+D}$ 的概率选择违反职业病防治法的相关规定。地方政府以 $\frac{V}{F+V}$ 的概率选择规制，这就意味着只有地方政府的规制概率小于 $\frac{V}{F+V}$ 时，用人单位才会倾向于违反职业病防治法的相关规定。同理，只有用人单位违反职业病防治法的相关规定的概率大于 $\frac{I}{I+D}$ 时，地方政府才会进行规制。

二、激励约束策略的选择及分析

根据分析结果,本研究提供了以下三个激励约束策略:

(一)加大对地方政府规制不力的处罚力度

如果将规制不力的惩罚由 D 增加到 D_1,这样在用人单位策略不变的情况下,地方政府若依然选择不规制的策略,则其期望收益将会小于 0,这样地方政府将会选择规制策略,而用人单位则会选择不违规。但是,这种情形是短暂的、脆弱的,随后博弈将达到新的混合策略纳什均衡,$\eta_1{}^*=\dfrac{I}{I+D_1}$,$\sigma_1{}^*=\dfrac{V}{F+V}$。这就意味着在新的均衡下,地方政府选择规制策略的概率不变,而用人单位违规的概率则有所降低,这种结果是较为理想的。

(二)加大对用人单位违反职业病防治法的相关规定的处罚力度

如果将对用人单位违规的处罚由 F 提高到 F_2,这样在地方政府策略不变的情况下,用人单位违规的期望收益将会小于 0,故用人单位将会放弃违规行为,而地方政府则会放弃规制,同样这样的局面不会维持太长的时间,新的纳什均衡将会产生,$\eta_2{}^*=\dfrac{I}{I+D}$,$\sigma_2{}^*=\dfrac{V}{V+F_2}$。这就意味着在新的均衡下,用人单位违规的概率不变,而地方政府规制的概率则有所降低,这种结果是不理想的。

(三)对地方政府的规制行为给予奖励

当规制者进行规制时,给予其奖励 M。我们将 M 与 I 进行比较,若 $M>I$,则地方政府必然会选择规制,而用人单位则会选择不违规,这就形成了一个纯粹的均衡。但是,这一切在现实情况下是不恰当的,因为原来用人单位不违规时,地方政府得到收益 I,而如今虽然用人单位依然不违规,但国家财政却要增加 $M-I$ 的投入,这最终会增加人民的纳税额或参合金额,这显然是有失偏颇的,因此这种情形不在我们的考虑范围之内。若 $M<I$,则地方政府选择规制的收益将会大于不规制的收益,因此其将选择规制,而用人单位会选择不违规,但是如前面所述,这种情形是短暂的,新的纳什均衡将会产生,$\eta_3{}^*=\dfrac{I-M}{I+D}$,$\sigma_3{}^*=\dfrac{V}{F+V}$。这就意味着在新的均衡下,地方政府选择规制策略的概率不变,而用人单位违规的概率则有所降低,这种结果是较为理想的。

三、最优策略的选择

从上面的分析我们可以看出,策略二是不足取的,因为用人单位违规的概率没有增加,而地方政府规制的概率却下降了;策略一和策略三是可取的,因为地方政府规制的概率虽然没变,但用人单位违规的概率却降低了。但是,在没有具体数据信息的情况下，我们无法比较概率下降的幅度，因此也就无法比较二者的优劣，不过，由于策略三额外增加了国家财政支出，或者说是人民的税收负担或参合金额，而策略一却没有，因此从某种意义上来讲，策略一要优于策略三。

经过混合策略博弈分析我们可以得出以下结论：在信息不对称的情况下，加大对地方政府规制不力的处罚力度是最优策略，对规制行为进行奖励是次优策略，而加大对用人单位违规行为的处罚力度是劣等策略。

第十二章　区域职业病防治绩效研究的结论与建议

通过委托代理关系及博弈分析我们可以发现，职业病防治绩效不佳有着深层次的原因，应采取针对性的措施才能从根本上解决这一难题。据此，我们提出了有建设性的政策建议。

一、研究结论

（一）职业病防治绩效不佳有着深层次的原因

本研究通过经济学分析发现，样本地区职业病防治绩效普遍不佳是因为我国职业病防治体系与制度的不健全使得地方政府与用人单位均没有足够的动力去开展职业病防治工作。就政府方面而言，因为中央政府与地方政府之间有着严重的代理风险，主要表现在地方政府对用人单位的纵容，具体来说就是为了吸引外资和民资发展地方经济，有些地方政府不惜简化各种法定程序，使大量未经过职业病危害项目评价的建设项目得以开工和投产，更有甚者，一些地方政府和部门直接干预职业健康监管部门的执法工作。就用人单位而言，因为目前职业健康监管不力，再加上制度上的不完善，使得他们缺乏自觉开展职业病防治工作的内在动力。

（二）实现委托代理双方的激励相容，是改善我国职业健康的关键

实现委托代理双方的激励相容，是一项政策能够被有效贯彻执行的关键。无论来自外部的压力和要求如何，归根结底都要通过内部的动力机制才能发挥作用，如果地方政府和企业没有足够的激励去牺牲短期的经济利益，那么中国职业病防治政策的实施效果必然不会理想。因此，只有从根本上改变目前我国以 GDP 为核心的政绩考核模式及职业病防治的激励机制和制度环境，才能提高我国职业病防治政策的实施效果。

（三）加强政策引导，提高各相关责任体的内在动力是关键

职业病防治工作是一个复杂的系统工程，需要各级政府和职能部门、职业

病防治机构、用人单位、劳动者及其他社会团体的通力合作才能发挥其应有的作用。相比于客观能力，主观能动性显得更为关键，因此国家需要制定相应的政策，提高政府部门及用人单位开展职业病防治工作的积极性。

二、政策建议

(1)制定有利于职业健康的产业政策，充分发挥产业政策导向和市场机制的作用，鼓励和引导用人单位采用先进的技术、装备和工艺，加快淘汰不符合职业健康标准、职业危害严重的落后技术、装备和工艺，从源头上遏制职业病危害的发生。

(2)完善中央政府与地方政府之间的转移支付机制，建立中央政府—地方政府安全健康生产基金，中央政府根据地方政府的政策执行情况，按照一定的比例从税收中返还给地方政府。

(3)完善我国的工伤保险制度，除要求用人单位严格按照一定的比例上缴工伤保险金外，还需要对其使用规定进行相应的改革。用人单位购买职业卫生技术服务的费用从工伤保险金中报销，一旦发生职业病危害事故，所需要的费用可以从工伤保险金中支取一部分，而大部分则需要用人单位自行解决。同时，建立弹性工伤保险金制度，对考核结果不佳者，提高其上缴工伤保险金的比例，而考核结果优秀者则返还一部分的工伤保险金。

(4)实行更为严格的考核和责任追究制度。严格落实职业病防治目标考核制度，对各级政府、相关职能部门以及用人单位完成年度职业病防治指标的情况进行严格考核，并建立相应的奖惩制度。对不履行职业病防治义务并造成严重后果的用人单位要加大处罚力度，严重者可勒令其停产，并追究用人单位主要负责人的责任，对触犯法律者要依法追究其法律责任。对在职业病防治方面不作为的政府和职能部门，要实行严格的责任追究，对主要领导和相关责任人给予相应的行政处罚。

(5)实施用人单位职业健康公示和承诺制度，用人单位必须定期公示本单位职业健康的基本信息，职业病危害严重的用人单位每年年初要与当地政府或监管机构签订职业健康承诺书，保证严格贯彻执行职业病防治法的相关规定，为劳动者提供一个安全健康的作业环境。承诺内容应通过媒体进行公示，以形成社会舆论监督和行为制约。安监部门可根据相关标准和承诺内容对用人单位进行考核，并将考核结果通报给银行、财政、工商、人力资源和社会保障、发展与改革委员会、国土资源等部门，各部门据此对用人单位的诚信进行分级，并对其给予相应的支持或限制。

下篇

发达国家职业卫生管理经验对中国的借鉴意义

第十三章　中外职业卫生管理体系的比较

第一节　中国的职业卫生管理现状

一、中国职业卫生管理涵盖的范围

中国的职业卫生管理主要针对劳动者在从事职业劳动过程中产生的职业卫生问题，旨在避免劳动者在职业活动过程中受到职业病危险因素的侵害，通过对作业环境的管理和对职工健康状况的持续关注，让所有的劳动者享受安全、健康、舒适的工作环境，降低职业病危害的发生率。

二、中国职业卫生法制建设与发展

中国最早的有关劳动安全和安全生产的法规是1922年5月制定的《劳动法大纲》，其主要内容包括要求资本家合理地规定工时、工资及劳动保护等。新中国成立60多年来，我国的职业卫生立法工作发展迅速，取得了很大进展。这一发展历程大致可分为以下几个阶段：

(一)初建时期(1949～1957年)

新中国成立前期，由中国人民政治协商会议通过的《共同纲领》中明确规定："保护青工、女工的特殊利益""实行工矿检查制度，以改进工矿的安全和卫生设备"。在我国的第一部《宪法》中明文规定："国家通过国民经济有计划发展，逐步扩大劳动就业，改善劳动条件和工资待遇以保证公民享受这种权利。"此外，新中国对改善劳动条件和建立工时休假制度也都作出了明确的规定。

新中国成立后，在废除旧的劳动法的同时，开始制定新的、真正符合劳动人民利益的职业卫生法规。据不完全统计，仅在国民经济恢复时期，由中央产业部门和地方人民政府制定和颁布的各种安全生产法规就有119种。1956年5月，国务院正式颁布了《工厂安全卫生规程》《建筑安装工程安全技术规程》和

《工人职员伤亡事故报告规程》,即“三大规程”,以及《关于进一步加强安全技术教育的决定》《关于编制安全技术安全生产措施计划的通知》《工业企业设计暂行卫生标准》等法规和规章,使对一些基本安全生产问题的处理有了初步的法律依据。在新中国成立初期,这些法规对我国的安全生产和保证劳动者的安全与健康起到了重要作用。

(二)调整时期(1958～1966 年)

虽然在“一五”期间我国职业安全健康法规的实施取得了良好的效果,许多事故隐患被排除,生产环境也得到了改善,但从 1958 年下半年开始的“大跃进”忽视科学规律,冒险蛮干,只讲生产,不讲安全,大幅削减安全设施,伤亡事故又明显上升,造成了新中国成立以来伤亡事故的第一个高峰。不过,以 1961 年开始的调整中,安全工作又转入了正轨并得到了相应的发展。安全生产检查从一般性的检查发展为专业性和季节性的检查,推动了安全生产工作向经常化和制度化的方向发展,机械防护、防尘防毒、锅炉安全、防暑降温、女工保护等劳动保护工作有了显著成效。1963 年,我国进入国民经济三年恢复调整时期,在这一时期我国先后发布了《工业企业设计卫生标准》《关于加强企业生产中安全工作的几项规定》《国营企业职工个人防护用品发放标准》等一系列安全法规、规章,使安全生产法制工作得到了进一步加强。

(三)动乱时期(1966～1978 年)

经过三年调整刚刚好转的局面由于十年动乱又被破坏。在“文化大革命”时期,工业生产秩序混乱,劳动纪律涣散,安全管理工作出现倒退,安全生产工作被认为是“活命哲学”而受到批判,伤亡事故急剧上升,形成了新中国成立以来的第二个事故高峰,这是安全生产工作遭受破坏和倒退的阶段。

(四)恢复发展时期(1978～1990 年)

1978 年 12 月召开的中国共产党第十一届三中全会确立了改革开放的方针,随着思想上的拨乱反正和生产秩序的逐步恢复,安全生产工作迎来了第二个春天。党中央、国务院对安全生产工作非常重视,先后发出了中央[1978]76 号文件和国务院[1979]100 号文件,即《中共中央关于认真做好劳动保护工作的通知》和《国务院批准国家劳动总局、卫生部关于加强厂矿企业防尘防毒工作的报告》,要求各地区、各部门、各厂矿企业必须加强劳动保护工作,保护职工的安全和健康。尤其是对“渤海二号”沉船事件等事故的严肃处理,强化了领导干部的安全生产意识,确定了“安全第一,预防为主”的方针,初步建立了职业安全法规体系,安全监察体系和检测检验体系;安全生产责任制得以逐步落实,职业安全健康的科研、教育工作也得到长足发展,同时还在劳动保护、安全生产方面加强了与其他国家的合作与交流。

在此期间,我国中央和地方各级政府陆续制定并颁布了一系列职业安全健康法规。1979年4月,国务院重申要认真贯彻执行《工厂安全卫生规程》《建筑安装工程技术规程》《工人职员伤亡事故报告规程》和《国务院关于加强企业生产中安全工作的几项规定》。1979年,全国五届人大二次会议颁布了《中华人民共和国刑法》,其中明确了对交通、运输、工矿、林场、建筑等单位因违反规章制度、强令工人违章作业而造成重大事故的责任者的惩办,并规定了量刑标准。1997年3月14日,第八届全国人民代表大会第五次会议修订的《中华人民共和国刑法》(新刑法)对安全生产方面的犯罪作了更为明确具体的规定。

1982年2月,国务院颁布了《矿山安全条例》《矿山安全监察条例》和《锅炉压力容器安全监察条例》等规范性文件,要求加强矿山及锅炉、压力容器等的安全生产工作。1983年5月,国务院又批转了劳动人事部、国家经委、全国总工会《关于加强安全生产和劳动安全监察工作的报告》,对劳动安全监察提出了具体要求。1984年7月,国务院发布了《关于加强防尘防毒工作的决定》,对企事业单位治理尘毒危害和改善劳动条件的经费开支渠道,严禁企事业单位或它们的主管部门转嫁尘毒危害问题,以及关于加强防尘防毒的监督检查和领导等问题都作了明确规定。1987年1月,卫生部、劳动人事部、财政部、全国总工会联合发布了《职业病范围和职业病患者处理办法的规定》,规范了对职业病的管理,并将九大类99种职业病列为法定职业病。

此外,全国有28个省、自治区、直辖市的人民政府颁布了地方劳动保护条例。从1981年开始,国家有关部门加快了安全生产方面的国家标准的制定和颁布,先后制定颁布了一系列有关劳动安全健康的国家标准,为安全生产工作提供了法定的技术依据,也使职业安全健康法制建设在技术方面得以落实。

(五)逐步完善时期(1991年至今)

进入“八五”时期,随着改单的不断深入和社会主义市场经济体制的建立与完善,我国的职业安全法制建设也加快了进程。1991年3月,国务院发布了《企业职工伤亡事故报告和处理规程》的第75号令,严肃了对各类事故的报告、调查和处理程序。1992年4月3日颁布实施的《中华人民共和国工会法》把党中央对工会工作的方针和主张予以具体化、法律化,为工会适应新的历史时期的需要、更好地维护职工安全健康权益提供了法律依据和保障。1992年4月《中华人民共和国妇女权益保障法》颁布,该法对女职工的劳动保护提出了明确要求。1994年7月5日,八届人大八次常务会议通过了《中华人民共和国劳动法》(下文简称《劳动法》),它的颁布和实施标志着我国劳动保护法制建设进入了一个新的发展时期。《劳动法》以保护劳动者的合法权益为立法宗旨,不仅规定了劳动者享有的权利,而且还规定了用人单位的义务和对劳动者相应的保护措施,为保护劳动者的合法权益提供了有力的法律保障。为了贯彻落实《劳动法》,国务院、原劳动部、全国总工会等部门制定了配套法规规章。在加强事故多发行业的管理方面，国家还陆续制定了《中华人民共和国矿山安全法》《中华人民共和国煤炭法》《中华人民共和国乡镇企业法》《中华人民共和国消防法》等法律法规，这些法律法规的颁布和实施对推动我国的安全生产工作发挥了重要作用。为了贯彻执行安全生产法规，国家有关行政主管部门依据《中华人民共和国标准化法》的规定，授权标准主管部门审批和发布了一批安全生产和劳动安全健康标准。这些从技术条件或管理业务方面提出的比较具体的定量标准，是我国处理有关职业安全健康专业技术问题的技术规范。

在“九五”期间，我国采取了各种措施，初步建立起了与社会主义市场经济体制要求相适应的职业安全健康法规体系和标准体系，坚持中央和地方两级立法并举的原则，加快了职业安全法规和制度的补充完善，制定和修订了安全生产方面的国家标准和行业标准100余项，加强了执法监察，纠正、惩戒了一批违反安全生产法律、法规的行为，保证了各项法律法规的实施，真正做到了有法必依、执法必严、违法必究。尽管在这一时期也有过一些波折，诸如由于矿业秩序的混乱及乡镇企业、“三来一补”和私营企业等对职业安全健康工作的忽视造成过严重的伤亡事故等，但这是在经济发展过程中出现的问题，安全生产工作总体来看还是取得了很大成绩，出现了前所未有的大好局面。从总体上看，我国的伤亡状况稳中有降。总的来看，这一时期我国的安全生产工作有了进一步的改善，进入了发展和提高的阶段。国际劳工组织在1999年4月召开的第15届世界职业安全健康大会上正式把我国列入发展中国家里劳动伤亡率较低的国家之列。

三、中国国家职业卫生管理机构

我国的职业卫生管理机构经历了四个阶段的发展：从建国之初到1998年，由原劳动部与卫生部共同管理职业卫生工作；1998年政府机构调整改革后，职业卫生管理工作由卫生部单独管理，管理范围涵盖从职业卫生标准的设定到职业卫生管理的监督；2003年，根据国务院的重要指示，职业卫生管理工作中的职业危害因素申报、作业场所职业卫生监督检查以及职业危害事故调查处理等现场监督职能转交由原国家安全生产监督管理局管理，形成了由卫生部门和安全生产监督管理部门共同管理的格局；2013年，国务院职业卫生管理的职能调整进一步加强，建设项目的职业危害因素评价及备案管理工作也调整至安全生产监督管理局进行监管。

经过多次调整，我国的职业卫生管理日趋合理化，职业卫生与职业安全也更好地衔接在了一起，有力地保障了现场管理的一致性，减少了之前现场职业危害管理与职业危害评价相脱节的现象，使得职业卫生的行政监督管理与法规标准制定都有专人各司其职。

四、中国目前在职业卫生管理方面存在的问题

(一)国家整体职业卫生管理层面

我国职业病发病广泛，涉及全国各个地区。从国家层面上讲，我国在职业卫生管理方面的问题有以下几个：

1.政府的职业卫生监督执法不严格

我国自20世纪50年代便起草并开始执行与职业卫生管理相关的法规。随着经济的发展，也相应出台了许多相关的法律法规。根据最新的职业病名录，我国的职业病种类已从之前的118种增加到了132种，从法规制定的角度来讲，管理已经十分严格。但从实际操作来看，政策法律并没有被完全付诸实施。

2.我国的职业危害的种类繁多，相关法规的制定落后于实际操作

目前，我们国家的职业卫生监护规范所涉及的职业危害因素比较局限，随着经济的发展，出现了很多新的化学物质，但对于新化学物质的危害性以及职业监护方法均未得到及时更新。

3.职业病信息的发布与实际存在滞后性

国家安全生产监督管理部门每年会对企业的安全生产事故进行通报，及时披露安全事故的统计数据和调查结果，但对企业发生职业病的数据及调查分析却少有发布，这对职业病的预防没有起到积极的作用。

4.理论研究与实践应用脱节

每年我国会投入大笔经费用于职业病防治，一来用于救助罹患职业病的劳动者，二来用于进行职业病预防和职业病危害基础数据研究。但是，研究所获得的实际成果明显难以为普通用人单位或劳动者所获取，因此不利于职业病的预防。

5.国家对于职业病预防的宣传和培训力度不够

很多劳动者由于很少接触职业卫生常识的教育和培训，致使其职业危害防范意识淡漠。随着国家对职业卫生管控的加强，城市居民对职业性粉尘和毒物的控制意识也在提升。但是，城乡变迁引起了巨大的劳动力流动，使得劳动力个体之间对职业危害的认知存在巨大差异，个人防护不到位也成为职业病发病的重要原因之一。

6.对于发生职业病危害的用人单位，法律设定的违规风险成本过低

对于发生职业病危害的事件，工伤保险要求企业赔偿的金额较低。过低的违法成本导致用人单位存在侥幸心理，铤而走险，减少了职业卫生管理方面的投入。

7.缺少与国外的交流

目前我国的职业卫生管理工作与国际接轨的程度还不够深入,国外的职业卫生管理工作已经取得了巨大的进步,但很多优秀的职业卫生管理经验还没有被带到国内,国家应加强在这一方面的引导力度。

8.对专业人才的培养还有待提高

在经济快速发展的大背景下,培养职业卫生安全方面的专业人员已经迫在眉睫。任何一个行业和专业性较强的工作都需要专门的人才来支持和带动。因此,无论从社会的角度还是从政府的角度,都要考虑如何更快更好地培养出职业卫生安全方面的复合型、实用型人才。应当将这一问题纳入到教育领域的范畴,设立专门的计划进行解决。对职业卫生安全方面人才的培养具有深远的意义,这关系到国家的可持续发展,对我国的民生发展具有深远的影响。

(二)用人单位内部职业卫生管理层面

1.用人单位自身存在的问题

(1)用人单位领导人员对职业卫生管理的意识不强。结合欧美安全管理理论来看,职业卫生管理的核心要素是领导者对组织性职业卫生安全管理工作的承诺,这应该是从最高管理层到所有组织成员的共同努力,并反映在管理活动中。如果一家化学品制造企业的领导人员在生产车间不佩戴个人防护用品,就很难要求劳动者穿戴。安全与健康管理的问题需要高级管理层的衷心支持。由于历史方面的原因,有些用人单位高级管理层的健康、环保意识比较淡薄,表现为只重视经济效益,轻视劳动保护,从而造成了极恶劣的影响。

(2)劳动者自我保护意识不足。目前,劳动者工作的眼光多数停留在对薪资待遇的渴求上,而忽略了对自我的保护。以笔者多年从事职业卫生检测和评价工作的亲身感受来看,许多劳动者,特别是教育文化水平相对不高的人群往往不按规定使用个人防护用品,不按照要求定期参加职业卫生体检,甚至故意隐瞒自身的职业禁忌。

(3)许多用人单位工作环境差,容易对劳动者的健康造成危害。例如,许多用人单位的设备存在缺陷,劳动防护不当,高温低温作业没有有效防护;危险化学品管理程序欠缺,现场化学品管理不良;照明不当,光线刺眼或不足;通风不佳,空气污浊,等等。

(4)用人单位没有职业安全健康管理措施。《中华人民共和国职业病防治法》已经出台10多个年头了,但一些用人单位仍然存在侥幸心理,无视法律法规的规定,使得劳动者的健康监护和工作场所监测工作迟迟不能得到落实。一些用人单位无视劳动者的健康权益,对劳动者的职业安全健康保护不力且没有有效的资金保障,工作场所的条件和监测结果也达不到国家规定的要求。劳动者长期在这样的环境中工作极易罹患职业病。

2. 用人单位所在地地方主管部门存在的问题

(1)片面追求 GDP 的增长,忽视了职业卫生管理的重要性。有的地方政府部门为了追求地方经济的发展,通过各种经济手段和奖励机制吸引高效益的企业在本地发展,但却忽视了对这些企业的职工安全健康的监管。像珠江三角洲一带普遍在区以下各镇设立劳动站,但又是不属于市区劳动局的分支机构,只存在业务上的指导关系,劳动站的人、财、物均为镇政府领导,主要是向企业收取各种费用,其职能决定了它们在受理打工者投诉时易偏袒用人单位。一旦发生事故,企业往往不愿上报,一般采取与受害人"私了"的解决方式,主管部门为了不影响本地的政绩,一般也不上报上级劳动监察部门,致使对职业病统计、监管的难度加大。

(2)职业病违法行为的处理成本较低,处罚力度较弱。根据国务院 2004 年 1 月 1 日实施的《工伤保险条例》,通常因职业病导致死亡事故的抚恤金和一次性补助金累计为 3 万～5 万元。过轻的赔偿使得企业单位的领导不愿将过多的精力投入到职业卫生管理上面。更有甚者,为了减少由于执行职业卫生保护而产生的费用,有的企业单位的领导随便减少或降低给予劳动者的劳动保护投入,使劳动者长期暴露于职业危害严重的作业场所。2014 年出台的新的《工伤保险条例》,将职业病事故的赔偿金额大幅提高,以此来迫使"黑心老板们"提高对劳动者的健康保护。

(3)工会对职业卫生管理工作的监督流于形式。我国《职业病防治法》中对于工会组织在职业卫生监督方面的职责提出了明确的要求。在国外,专职工会人员通常不是由资方直接供薪,而是通过税收立法,从税收中划出一项"工会支付费"用于开展工会工作。正是由于工会的经济收入与用人单位无直接利益关系,才使得工会能够保持相对的独立和公正。而在我国,工会是用人单位的一个组成部分,与用人单位的发展息息相关,具有直接的经济利益关系,故在职业卫生监督工作方面,工会难以站在劳动者的立场上,维护其职业健康权利。

(4)对职业卫生项目"三同时"工作监管不到位。用人单位在进行新项目引进和立项的过程中,没有按照建设项目职业卫生"三同时"规定的要求对项目进行立项审查,特别是严重的职业病危害项目。而政府由于在项目"三同时"审查过程中疏于监管或监管不当,导致了很多建设项目没有经过相关部门的审查就立项、施工和投产,从而失去了对第一道职业卫生管理的控制,造成了后期诸多职业卫生问题的出现。

(5)职业病防治知识的宣传和培训不能满足劳动者的需求。在我国传统的劳动意识中,"不计较个人得失,一切以集体利益为重"的观念在很长的时间内是工人阶级特别为之称颂的美德,先辈们曾以此为荣。但随着新媒体的发展,劳动者从方方面面获取的信息使其了解了劳动保护对自身的重要性。可是,在这样的背景下，用人单位和政府对劳动保护的宣传力度却没有大幅提升。由于劳动者对职业卫生常识不能系统、完整地进行了解，因此导致一部分劳动者存在对职业卫生管理工作的误解。

第二节 发达国家的职业卫生管理经验

一、美国的职业卫生管理情况

（一）美国的职业卫生发展历程

美国是一个多元文化和多元种族的汇集体，这个国家诞生于1776年，到了20世纪，美国已发展成为一个超级大国，在经济、文化、科技等各个领域都处于世界领先地位。19世纪初，美国的工业化开始起步，并于内战后走向成熟。随着在各个领域的不断发展，由于职业性因素导致的劳动者死亡率也在大幅增高。20世纪70年代以前，每年有超过30万人罹患职业病，到了80年代，每年职业性疾病导致的死亡数降到了2.5万～7.2万人。但是，美国每年在职业病方面的政府支出仍超过140亿美元，其中职业性癌症和职业性心脏病是职业性疾病总负担中的主要两个方面，这两类患者的医疗负担约为90亿美元。经过30多年的发展，在美国职业安全与卫生管理局（OHSA）和美国职业安全与卫生研究所（NIOSH）的持续推动以及在美国各个企业的大力执行下，目前美国工作场所的雇员人数已达1.1亿人，而职业伤害和职业病发生率则下降了40%。

（二）美国的职业卫生管理模式

美国的职业卫生管理工作是由专门的职业卫生管理机构进行管理的，包括职业安全与卫生管理局（Occupational Safety and Health Association，简称OSHA）、矿山安全健康管理局（Mineral Safety and Health Association，简称MSHA）和国家职业安全和卫生研究所（National Institute of Occupational Safety and Health，简称NIOSH）。职业安全与卫生管理局下设在劳工部内，同时拥有对企业的职业卫生监督权和裁量权，其职责是促使各个企业必须按照相关的职业旦生要求规范自己的行为，为劳动者创造安全、健康的劳动环境，保障劳动者的职业卫生。相反，制定职业卫生安全标准的工作则是由国家职业安全和卫生研究所和疾病预防控制中心共同承担的。由于几大机构的联合协作、各司其职，使得美国的国家职业卫生标准务实详尽，具有极高的可操作性。对于企业而言，专门的职业卫生管理部门在整理并识别出国家法规、标准中对自身企业的要求以及确保了职业卫生管理的合法性后，便可实现职业卫生管理的有效性和持续性，避免职业病的发生。与此同时，也可以最大限度地避免由于职业卫生管理不当而带来的经济以及法律风险。

1. 职业安全与卫生管理局(OSHA)

OSHA成立于1971年,主要负责起草和颁布安全卫生法规,执法、监督检查,要求雇主保存安全健康档案,建立工作场所标准等。OSHA颁布的职业健康和环境控制标准有100多项,包括通风标准、噪声标准、电离辐射标准、储罐标准及呼吸防护标准等,其中空气污染物标准包含435种毒物。

2. 矿山安全健康管理局(MSHA)

为应对矿业死亡率攀升的局面,美国政府于1910年成立了MSHA,其目的是通过研究和培训来提高矿山安全水平。1987年,MSHA成为联邦政府机构,专门负责矿山安全和健康执法。MSHA制定的相关法规与OSHA制定的法规非常相似,但更关注矿山安全。

OSHA和MSHA都致力于为企业提供法律帮助,以预防职业伤害和职业病。它们都负责起草、颁布法律法规,并通过各种途径与雇主展开合作。目前,OSHA和MSHA在个人防护设备、危险物质信息、环境监测、安全检查等方面的执法监督员超过2100人,设有办事处200多个。

3. 国家职业安全卫生研究所(NIOSH)

NIOSH以帮助保障工人的工作安全和健康为目标,它从事降低与工作有关的疾病和伤害的研究,可以建议修订标准,从事个人防护装备方面的研究、测试和认证呼吸器,并通过国际合作提高全球工作场所的安全和健康。2001年,NIOSH建立了“国家个人防护技术实验室”(简称NPPTL),该实验室以保护依靠个人防护用品的广大工人为使命,旨在预防疾病、伤害和死亡。NPPTL集中了多种学科和专业技术,推进了政府在呼吸器及其他个人防护技术方面的研究。

(三)美国的职业卫生立法

1970年,美国正式颁布了《1970年职业安全与健康法》,这部职业安全卫生法是美国职业卫生管理的基础,也成为许多国家职业卫生管理方面的参考资料,被许多国家引用,是国际职业卫生管理方面最具借鉴意义的法规之一。它涵盖了对从事职业活动的劳动者可能引发职业病的情形以及管理保障等各个方面,适用于美国各行业和各地区,旨在保障劳动者能够享有安全、健康的工作条件,并获得良好的职业卫生监护的权利。

此外,以《职业安全健康法》为基础,美国国家职业安全和卫生研究所针对工作过程中可能引发职业病的化学因索、物理因索、生物因素制定了一系列的职业卫生标准,并免费提供给全球各行各业的企业和劳动者,以提高全人类对职业危害因素的认知及自我保护意识,这对降低职业病的发生率起到了积极的作用。

美国以州为单位建立了州 OSHA 机构，未设置 OSHA 的州由联邦政府管辖。OSHA 每年约开展 9 万次检查活动，年财政预算 50 亿美元。OSHA 按照职业安全与卫生法制定了一系列的战略方针和对策，进一步减少了工作场所死亡事故和职业病的发生。OSHA 实施强制监察，并在要求高伤害和易发职业病的工作场所改善劳动安全卫生条件，建立加强安全卫生管理的制度方面具有执法优先权。此外，OSHA 的职责还包括大力开展监活动，对违反职业安全卫生的行为进行处罚、保证职业安全卫生法律法规的有效实施等。

职业安全与卫生回顾委员会(简称 OSHRC)是根据职业安全和卫生法建立的独立于美国政府部门的机构，其职责是对 OSHA 的工作进行监督和监察。该机构共有 3 名成员，且全都由总统任命，并经参议院确认通过。OSHRC 的活动经费由政府拨款，实质上是一个确保 OSHA 的行动与法律保持一致的司法机关。

(四)美国职业卫生管理对我们的启示

美国的职业安全与健康管理对发生在职业场所的伤害和事故起到了卓有成效的遏制作用，同时给美国的经济、社会发展带来了积极的推动作用。其主要表现在：

1. 直接面对问题

针对美国职业安全面临的现实问题，为改进职业场所员工的安全和健康条件，美国颁布了《职业安全健康法》并成立了专门的职业安全与健康管理局来促进该法案的实施。美国通过实施强制性法规加强对工作场所的监察，使意外事故造成的人员伤亡数减少了一半以上，职业伤害与职业病人数也下降了 40%。

2. 创造双赢的局面

美国的职业安全与健康管理并不仅仅从职工的角度出发，还考虑到了雇主的利益，充分发挥了双方的作用，使共同促进工作场所的安全与健康成为雇主与员工的共同追求。这样做不仅对员工有利，而且还有效地增加了雇主的利益，因为职业病发生率的减少会大幅降低运营成本，减少损失，节约巨额赔偿及医药费，同时安全设施的投入使用也会带来更高的生产率。基于这些因索，雇主往往更愿意主动配合政府搞好自身的安全建设。

3. 职业安全与健康并重

美国在法律中强调了职业安全与职业健康的双重重要性，因此在职业安全与健康管理的过程中，无论是政府还是企业及协会，在强调安全的同时也会积极关注健康问题。

4. 相互协作

政府与企业间建立起的良好的协作机会及横向和纵向的合作管理能够更

加有效地保护各企业及其他机构的职工。尽管政府的监察人员数有限,但由于部分企业人员自愿参与管理,因此许多项目的实施变得更加有效和直接。此外,美国职业安全与健康管理局还积极发展了多个战略合作项目,鼓励第三方机构参与到职业安全与健康管理中来,为发展教育和培训发挥积极的作用。

5.成本控制

核算经济可行性是美国职业安全与健康管理局在发布一项新的法案或法规前必做的一项重要工作,它是保障法案能够被通过的必要条件之一。在提案上交到参众两院讨论时,经济可行性也是主要的考虑因素之一。这种最大限度的经济成本考虑更好地促进了美国经济的发展。

二、德国的职业卫生管理情况

(一)德国的职业卫生发展历程

德国是工业高度发达的国家,其工业产品在全球素来享有盛誉,且德国工商业及服务业的从业人数占全国总就业人数的80%以上。众所周知,德国是一个非常重视劳动者职业安全卫生的国家,其职业卫生管理工作可以追溯到20世纪50年代,德国在那时就开始了全面、系统的职业安全卫生管理工作,通过建立工伤保险制度来约束和调整用人单位的经济行为,保障劳动者的合法权益。近年来,随着德国政府对职业卫生管理工作的进一步加强,职业病的种类也从55种增加到了64种,更多的职业病危害因素被列入了重点监管项目。由于职业病目录的扩展,导致职业病发病人数在短期内将有所增加,但从长期效应来看,将有更多的劳动者会降低因接触职业病危害因素而罹患职业病的风险。

(二)德国的职业卫生管理模式

德国的职业卫生管理主要依靠其完善的法律法规和执行力度,即立法、检查和工伤保险相结合的模式来管理。德国负责职业安全卫生管理的政府机构是联邦职业安全和健康机构(BAUA),其主要的工作任务包括对用人单位在职业安全卫生方面的管理进行监督,审核用人单位的劳动保护和职业卫生体系的执行情况,帮助劳动者解决关于劳动保护和职业卫生方面的疑问和诉求,等等。

德国的职业病预防制度已臻于完善,用人单位职业病危害事故甚少发生。在整个劳动保护工作中,职业病预防是重中之重。根据联邦法规的要求,用人单位在日常职业安全卫生管理方面,应最大限度地消除职业性危害因素。德国对职业病法规、标准的制定也主要集中在对重点职业病危害的防护及其改进措施的研究和优化上。

德国政府设有专门的职业病管理机构,有州级执法人员3500人,专门负责与职业安全及健康相关的工作。德国的法定工伤保险经办机构包括9个农业系统、27 个公共系统、13 个工商业系统，这些系统自 2007 年 6 月 1 日起合并成为目前德国的法定工伤保险机构（DGUV），该机构共有约 6000 名工伤保险监管人员、2000 余名心理专家和众多的人体工程学专家。目前，全德国的参保人数总计有 7500 万人，其中包括 1700 万入托和上学的未成年人；参保的用人单位有 380 万家，与此同时，德国还有许多与职业安全和健康相关的联盟和研究机构，它们专门为职业安全和健康工作提供技术支持和咨询服务。

1. 工伤保险机构的作用

德国工伤保险管理机构的主要职责是：①采取任何合法的手段，防止或降低工伤事故、职业病危害以及工作相关疾病的发生；②查明事故发生的原因；③保证在事故发生后有效地采取急救措施；④减轻工伤事故和职业病导致的后果。德国工伤保险的原则是"先预防后康复，先康复后赔偿"。为了保障劳动者的职业安全与健康，可采取咨询和监督、培训和进修、作业场所检测、职业危害调查、职业危害风险评估、科学研究、定期体检、制定规章制度等措施。

2. 用人单位内部的职业安全卫生管理

德国的《劳动保护法》对用人单位的安全卫生责任进行了明确的界定，并明确规定用人单位有保护劳动者安全与健康的责任和义务。根据德国法律的规定，用人单位在组织生产时，首先要考虑提供先进、安全可靠的技术措施来保护劳动者的安全与健康；要对各岗位的安全卫生风险进行评估，明确可能产生的事故隐患，并制定相应的针对性措施加以防范；用人单位必须建立职业安全与健康保护机构，并配置安全工程师、用人单位医生、安全员和工会人员、急救抢险队伍（由消防队和用人单位医生组成），安全工程师和医生必须取得国家认可的资质证书；用人单位内部安全卫生管理工作应做到分工详细，培训、监督到位。

3. 注重咨询与安全科学研究

无论是政府相关部门还是保险机构，咨询及研究都是一项不可或缺的工作。例如，德国联邦各州劳动保护局和各行业工伤保险部门都将一半以上的工作时间用在了向各有关部门和人员进行咨询、了解职业安全卫生防护（特别是职业病防治）方面的现状和存在的问题上了。在此基础上，他们用 25%的时间对咨询的结果进行归纳分析，从技术、设备以及管理上找出解决问题的方法，不断推动技术进步，提高安全防范能力。德国各个行业的工会都有自己的科研人员，他们通过咨询和研究，对事故的防范发挥了积极的作用。

4. 将教育培训作为预防事故的根本性措施

在德国，由政府出资设立职业学校，以培养技术工人和专业人员。学生在校期间除学习理论外，还要进行实践训练。由于政府在教育上的高投入，使德国拥有了一支高素质的产业队伍,从根本上提高了劳动者的安全自我防护意识和防护能力,较好地解决了劳动者自身的不安全因素。

(三)德国的职业卫生立法

以 1950 年实施的《手工业和流通业劳动监督第 81 号国际协议》为开端,德国的职业卫生管理工作正式起步。从那时开始,德国就全面、系统地开展了职业卫生管理工作,并且建立了较为完善的联邦立法、各州执法的工作运转模式,到今天已有 60 多年了。德国的联邦经济劳动部是独立的专门执法机构,主要发挥职业安全卫生管理监督的职责。它可以针对具体的职业安全卫生问题作出处理决定,并可以最大限度地避免其他利益集团的外部干扰。

1."双元制"劳动保障体系

德国依照欧盟的相关规定建立了"双元制"职业病防治体系,即通过国家法律和工伤保险的自主法律对职业安全与健康工作进行约束和调整:前者是指建立国家法律后,各州在此基础上建立联邦州的法律,由各劳保保障部门进行国家监督;后者是指由工伤保险部门自主立法,建立相应的法律法规、条例,并自主监督法规的实施。二者互相配合,通过合作成立联邦职业保护战略联盟。

2.良好的职业安全与职业健康监管体系

德国政府对用人单位的监管来自两个方面:一是用人单位依照《劳动保护法》缴纳工伤保险费。2009 年,德国用人单位的平均缴费金额为工资总额的 1.31%,最低缴费金额约为 0.8%(例如行政管理部门),最高缴费金额约为 8%(例如建筑、采矿行业)。二是重罚机制。德国的事故成本非常高,如果发生一起死亡事故,经法院确定为责任事故后,用人单位在下一年度将要大大增加保险费率;反之,如果连续多年不发生工伤事故,则可减免保险费。这样就从根本上解决了用人单位不重视职业安全卫生的问题,所以用人单位乃至全社会的安全卫生意识非常强,事故率和死亡率非常低。

(四)德国职业卫生管理对我们的启示

1.以经济约束代替简单的责任追究

作为资本主义国家,德国的企业属于私人所有,但是,除非发生极其恶劣的故意伤害事故,否则对责任人并不会太过追究。不过,事故发生后企业所要承担的工伤保险费率却会大大提高,并会遭受巨大的社会舆论压力。出于对自身经济利益以及社会影响的考虑,雇主也不得不高度重视职业安全卫生管理工作。

在我国,《中华人民共和国职业病防治法》明确规定了对职业安全卫生事故相关责任人的处理意见,但由于各种原因,执行效果很差。因此,在进一步严格进行责任追究的同时,采取经济制约手段,使政府规制与经济约束相结合,效果会更为理想。

2.充分发挥保险公司的作用

德国的保险公司在职业安全卫生方面发挥着巨大的作用，不仅负责事故发生后的理赔和康复工作，而且负责事故发生前的监督工作。然而，目前我国的保险公司在职业安全卫生方面发挥的作用较小，仅负责事故发生后的理赔工作。

3.提高法定保险的覆盖面

在职业安全卫生领域，我国目前法定的保险以工伤保险为主，但工伤保险的覆盖率也非常低，大多数农民、个体工商户、学生、婴幼儿、无业群体等人群都没有参加任何保险，只有极少数经济状况较好的群体参加了商业保险。没有参加保险的群体在发生职业安全卫生事故之后，往往会因为无力支付高昂的医疗费用而不能得到有效的治疗，受害者的劳动能力也得不到有效的恢复，因此将给家庭和社会带来沉重的负担。而德国法定参加保险覆盖了95%以上的总人口，可以为绝大多数从业人员提供必要的经费和服务。

4.教育培训

德国的安全科研机构每年为35万人提供免费的培训服务，技能培训、特种职业人员培训等费用都是由保险公司或者政府支付的。而我国许多安全培训机构属于从政府机构分离出来的事业单位，隶属于政府机关，提供的培训服务都不是免费的，这就增加了用人单位的经济负担，导致其对参与培训的热情不高，除非是必须要参加的。此外，有些培训机构单纯注重经济效益而忽视培训质量，培训效果往往不佳，所以，即使劳动者获得了相应的培训合格证书，但是专业素质并没有得到显著的提高，为这就为职业安全卫生事故的发生埋下了伏笔。

三、英国的职业卫生管理情况

(一)英国的职业卫生发展历程

英国是工业革命的起源国，在经济迅猛发展的同时，众多的职业卫生问题也随之而生，如作业环境恶劣、职业病危害的发病率及死亡率居高不下等。对此，劳动者为了自身的安全与健康权益而组成工会，为自己的生存权益进行斗争，并取得了最终的胜利。此后，英国的职业病防治工作开始起步，第一部《用人单位法》正式颁布。在随后的发展中，法律不断完善，作业环境较之前亦有所改善。但在20世纪70年代，英国的不少社会组织和机构，特别是工会对现有的安全卫生法规的覆盖面提出了质疑。他们对所有职业安全卫生相关的法律法规进行分析后发现：尚有500万劳动者未能得到有效的保护，他们的作业环境依然恶劣，职业病危害高发，政府对这部分劳动者疏于管理。1972年，英国工会正式提出报告,建议制定统一的、适用于所有劳动者的安全卫生法,以取代目前虽然数目众多但却不够系统的法律法规,并加大监督力度,明确劳动者的权利和义务。在此基础上,英国的职业安全卫生法律法规又一次进行了修订和完善。

(二)英国的职业卫生管理模式

相较于其他国家的职业卫生管理模式,英国的模式更加国际化,更为人所熟知,那就是循环式的职业安全卫生管理体系。在这一体系下,用人单位需要对自身可能存在的职业病危害风险进行全面的评价,以遏止或减少作业场所的职业病危害以及安全事故的发生,并通过一系列的标准来指导用人单位在各个方面的操作行为。

从国家职业卫生管理机构的设置来看,英国设有专门的安全卫生委员会、安全卫生执行局、民间组织和中介机构。这些组织一方面对用人单位的职业卫生管理工作起到了监督的作用,另一方面又为用人单位的职业卫生管理引入了新的方法,成为了英国职业卫生管理工作发展的一大推动因素。

英国由国务大臣任命职业安全卫生委员会及其执行委员会成员,他们负责帮助职业安全与卫生法所涉及的人达到该法规定的目的,安排相关研究、培训和提供资料,协调政府部门、用人单位和雇员、代表用人单位和雇员的组织提供信息和咨询服务,制定条例提交立法机关,实施国务大臣下达的指示。监察员由国家权力机关任命,其有权依法进入工作现场取证、起诉和发布改进通知或禁止通知。当监察员认为某人违反一项或几项条款时可以发布改进通知,列举违反的条款和理由,并要求该人限期纠正。如果监察员认为某人的活动涉及发生严重人身伤害的危险时,可以发布禁止通知,限期令该人停止或纠正该活动。

(三)英国的职业卫生立法

英国是较早建立职业卫生法规的国家之一,自19世纪开始,职业卫生管理的概念便出现在其对于童工保护的法规中。随后,英国的职业卫生法规经历了五次大的修订,并于1974年正式颁布了《职业卫生安全法》。该法案的目的有了本质的变化,由关注劳动的效率转变为关注劳动者的职业健康,由保护用人单位利益转变为保障劳动者的权益。该法明确规定了用人单位在职业病防治工作中的责任,并明确了用人单位、劳动者及工会等利益相关者的的权利和义务。1992年,英国对该法案进行了修正和完善,并颁布了《职业卫生安全管理条例》,使其更加符合现代职业卫生管理的需求,对用人单位在职业卫生管理过程中的责任又提出了更加具体、严格的要求。目前,英国已形成了一套独具特色的、成熟的职业卫生安全法律体系,并成为了国际标准组织认可的标准管理流程。

英国的职业安全与卫生法有以下几个特点:①强调合理和可行性原则,即某特定作业场所的职业危害风险的大小应与避免或减少其发生所需时间、费用和实施难易程度相关,以促使用人单位进行风险评估。②设置职业卫生安全委员会,协调法律法规制定的各个方面,并为其提供信息和咨询服务。③法律法规的监督工作由作业场所的安全代表和相关部门任命的监察员共同承担,而且详尽地对监察员的权力进行了描述。④通过改进通知和禁比通知制度明确了健康监护不需支付医学检查费用等规定,同时又要求遵守国家的法律法规及用人单位自身的规章制度。

(四)英国职业卫生管理对我们的启示

英国颁布的职业安全卫生法是关于职业安全与卫生问题的基础法律,且多是授权法,即该法规定授权大臣、部长或机构可根据需要制定从属性法规,例如条例、规程等,不需要再经过国会审议等繁琐的立法程序。这样可以加速立法进程,及时发挥法律效力,解决存在的问题。英国的职业安全卫生法律对劳动者和用人单位的权利与义务都作了比较明确的规定,例如用人单位除了要遵守国家有关的法律、法规及卫生标准,为劳动者提供符合职业卫生标准要求的作业场所和环境外,还要为劳动者提供必要的职业卫生培训、有效的个体防护用品、职业卫生服务(包括工作中可能对劳动者产生职业危害的信息,健康监护,因工伤、职业病而致残的健康管理、治疗和康复等)、有效的应急救援措施,并依法承担因职业危害而对劳动者身体健康造成危害的赔偿责任,等等。

我国前些年公布的关于职业安全卫生的规章多是由国务院或劳动部公布,安全与卫生兼容并蓄的情形比比皆是,到制定《劳动法》的时候还是如此。只是在近几年制定新法时,才将安全与卫生分别规定于两个法律,同时由于政府部门的职权调整,使得立法名称与立法目的随同更张,导致安全与卫生分离,卫生方面制定了《中华人民共和国职业病防治法》,安全方面制定了《中华人民共和国安全生产法》。然而,职业安全与职业卫生息息相关,凡工业先进国家关于安全及卫生的法律都归纳在劳工法体系架构中,如美国、英国均称《职业安全卫生法》,日本称《劳动安全卫生法》。因此,建议我国适时考虑将现行的《中华人民共和国安全生产法》和《中华人民共和国职业病防治法》合并修正为《中华人民共和国职业安全卫生法》或《中华人民共和国劳动保护法》,建立完整的法制体系,政府组织随该法调整。

《中华人民共和国职业病防治法》规定:"为预防控制消除职业病危害、防治职业病、保证劳动者健康及相关权益,促进经济发展,根据宪法,制定本法。"《中华人民共和国安全生产法》规定:"为了加强安全生产监督管理,防止和减少生产安全事故,保障人民群众生命和财产安全,促进经济社会持续健康发展,制定本法。"从中可以看出，我国的安全生产法旨在维护用人单位的安全生产，以防止公害及促进经济发展为中心，着重于"经济性"而非"社会性"，这其中体现的立法精神与世界其他国家是有着显著差异的。英国的《职业安全卫生法》的立法目的是以保证劳动者为宗旨，着重于"社会性"。可见，我国的职业安全卫生立法目的与世界潮流是有着显著差别的。

我国于1994年公布的《劳动法》把关于劳动安全卫生的内容专列为独立章节，明确规定"国务院劳动行政部门主管全国劳动工作"，而职业安全卫生属劳动法重要的一环，理应由劳动部主管。后来劳动行政部门为减轻工作负荷，自愿将职业安全卫生业务划出，所以此后制定的职业病防治法就规定"国务院卫生行政部门统一负责职业病防治监督管理工作"。2002年公布的《中华人民共和国安全生产法》并未明确规定主管机关，实际上在该法公布施行前，已将职业安全业务由劳动部移归国家经贸委下属的安全生产监督局办理。后来安全生产监督局的地位得到提高，直属于国务院，但是危险性机械设备的检查监督管理工作又另归属于国家质量监督检验检疫总局。这样就很难实现统筹规划的目的，也无法与国际组织及各国主管部门接轨，因此在适当时机应当再加调整。

我国的职业灾害补偿制度以工伤保险为主，给付标准有待于酌情提高。从业人员发生职业灾害后均由工伤保险机构给付，这样就导致在出现人员死伤时，用人单位在财务上不需要另负责任，从而可能使用人单位懈怠疏忽于改进采取必要的措施。对于这个问题，我们不妨参照国外的有关制度，在职业保险制度中采取经验费率，即灾害愈多，工伤保险机构给付愈多，投保单位缴纳的保险费率愈重，从而促使用人单位为考虑其经费负担而作出积极的改进。

四、日本的职业卫生管理情况

(一)日本职业卫生管理的发展历程

日本是世界第三大经济实体，是一个有着近5400万劳动力的国家。第二次世界大战后，日本迅速实现了经济复兴，但是在早期日本的职业安全卫生管理工作并未受到应有的重视，导致其职业病发病率居高不下。随着职业安全卫生问题越来越受到日本政府的重视，职业安全卫生管理工作也逐渐被提上了议事日程。通过引进国外先进的管理理念，近十年来，日本每年的工伤死亡人数基本稳定在1472～2500人，工伤死亡人数未呈明显上升趋势，这与其严格地实施了职业安全卫生管理与运行措施是分不开的。

(二)日本的职业卫生管理模式

厚生劳动省是日本职业安全卫生管理的中央一级的政府机构，设有11个局和8个部。日本的安全卫生管理工作由劳动标准局负责，下设政策法规科、安全科、劳动卫生科、化学物质调查科。日本47个都、道、府、县都设有地方劳动局,机构设置比照中央政府。地方一共设有343个劳动基准监察办公室,负责辖区内的安全卫生监察工作。此外,日本厚生劳动省还有三个直属的具有独立行政法人的研究机构,即国立劳动安全研究所、国立劳动卫生研究所、国立健康和营养研究所,它们主要负责为职业安全卫生管理部门的行政决策提供技术支持。

此外,日本还有一些非政府组织在政府的授权下代行一些检查与监督的职能,这些机构有日本职业安全卫生协会(JISHA)、日本建筑安全卫生协会(JCSHA)、日本道路运输安全卫生协会、日本港口工伤事故预防协会(PCAPA)、森林和木材加工事故预防协会及日本矿山安全卫生协会共六个协会。另外,授权具有检验和检查职能的机构有日本锅炉协会、日本起重机协会、锅炉和起重机安全协会及劳动安全技术研究所;授权具有评定资格的是安全卫生资格评定研究所、作业环境测量协会、安全卫生咨询协会等专家和技术协会。

(三)日本的职业卫生立法情况

日本的职业卫生法律完善,机构健全。1947年,日本颁布了《劳动基准法》,1972年颁布了《劳动安全卫生法》,并以其为基础设置了机构、制定了规章。历经40多年的发展和完善,日本不仅实施了职业安全卫生的一体化监管,而且还将涉及劳动保护的有关事项统一规范,形成了"法律—法规—规章—标准"这样一套完善的法规体系,在管理机构设置上形成了"厚生劳动省—地方劳动局—地方监督办公室"的垂直管理体系,其管理与现场监管分开设置。此外,日本的技术支撑体系建设也相对完备,形成了包括职业安全卫生研究所、信息中心、健康促进会等从中央到地方的技术支撑体系。

(四)日本职业卫生管理对我们的启示

1. 日本具有严格的职业医师培养和资质认证制度

职业医师是职业卫生管理的一线人员,他们分布到全国各用人单位,按照法律法规的要求开展用人单位的职业卫生管理工作。制度的建立规范了用人单位的职业安全卫生管理,使全国用人单位的整体管理水平有了保障,并使法律法规得以实施。我国目前的职业卫生管理中,医师的培养以及资格认定制度还没有建立。

2. 日本的职业安全卫生管理一体化

厚生劳动省是日本负责职业安全卫生管理的政府部门,监察人员对用人单位的安全和卫生管理进行督导检查,效率较高。用人单位安全健康委员会同时开展对用人单位的安全与卫生管理工作,省时省力。

五、国际职业卫生的立法进程

作为联合国专门机构之一的国际劳工组织(ILO)成立于1919年,旨在保护劳动者免遭由工作而引起的身体不适、疾病和伤害。ILO通过独特的雇主、劳动者和政府三方达成共识的程序，以公约和建议书的形式制定国际劳工标准。目前，ILO已制定了近190个公约和近200个建议书，这些国际劳工标准都经国际劳工大会通过，一半以上都直接或间接与职业安全卫生有关。

国际劳工公约对所有批准公约的成员国形成法律约束义务，公约批准国需要实施公约的规定并接受ILO的监督。相反，建议书仅提供指导原则，不需要被成员国批准。没有被批准的公约对成员国的效力和建议书一样，都不具有法律约束力。为帮助成员国实施国际劳工标准，ILO还制定了一批职业安全与卫生领域的操作规则，包括操作组织方面及技术工艺性质的详细建议，用于指导国家主管部门、用人单位及劳动者，帮助他们实施相关标准或解决某一特定的职业安全卫生问题。传统上，操作规则一直在为各国执行职业安全卫生政策提供指导框架。近年来，操作规则越来越重视直接向用人单位提供技术的、可操作的建议。

(一)职业卫生立法的早期阶段

把保护劳动者在作业场所的安全和健康上升到立法的高度，用法律手段并由国家监督和强制执行保护劳动者的历史可以追溯到19世纪。18世纪中期，当时用人单位的劳动条件恶劣，劳动者的健康和安全完全没有保障。为缓和这种状况，从19世纪初开始，英国陆续颁布了一系列用人单位法，如1802年的《学徒健康和道德法》，使英国成为了世界上首先通过立法对劳动者的劳动安全、健康和福利加以保护的国家。但在劳动者的保护、权利和义务等方面，仅国家一级的立法还不够，还需要在国际层次上制定相应的标准和法规。

(二)职业卫生法规的发展阶段

ILO在过去的90多年间制定劳工标准和其他文件的历史，反映出了国际上解决职业安全卫生问题的思路和方法的演变过程。不同历史和立法时期的劳工标准及其文件产物，代表了不同社会经济发展阶段的科学、技术和工业的发展和变革。

1.针对某些有害物质的立法阶段

ILO从成立时起就十分重视提高劳动者的安全和健康保护水平。最初的公约和建议书是针对某些物质(尤其是危险物质)所致安全和健康危害的保护而制定的，这些公约和建议书包括《炭疽病预防建议书》(第3号，1919年)、《白磷建议书》(第6号，1919年)、《铅中毒(妇女儿童)建议书》(第4号，1919年)、《白铅(油漆)公约》(第13号，1921年)、《辐射防护公约》(第115号，1960年)及其建议书(第114号，1960年)、《苯公约》(第136号，1971年)及其建议书(第144号)、《石棉公约》(第162号，1986年)及其建议书(第172号)、《化学品公约》(第 170 号,1990 年)及其建议书(第 177 号)等。

2. 针对行业的立法阶段

从 20 世纪 30 年代开始,ILO 针对某些行业和部门,如办公室和建筑业开始制定标准,从而将更为广泛的行业部门的概念引入了职业安全卫生法规。ILO 陆续制定了一些经济活动部门和特殊行业的标准,重点是高危行业和部门,包括建筑业《建筑业安全和卫生公约》(第 167 号,1988 年)及其建议书(第 175 号)、矿业《矿山安全与卫生公约》(第 176 号,1995 年)及其建议书(第 183 号)、农业《农业中的安全与卫生公约》(第 184 号,2001 年)及其建议书(第 192 号)等。第二次世界大战后,健康保护和职业卫生服务备受重视。20 世纪 70 年代,预防职业性癌症成为了职业卫生工作的重点,国际劳工大会于 1974 年通过了《职业癌公约》(第 139 号)及其建议书(第 147 号)。

3. 注重预防的综合框架法令的制定阶段

1972 年,英国工作安全与卫生委员会发表了罗本斯(Robens A.)的报告——《工作安全与卫生》。该报告针对职业事故和职业病的发病率下降缓慢这一现状,提出需加强职业卫生实践中的政治意愿。报告建议改变过去那种在职业安全与卫生立法上零打碎敲式的做法,逐步废除行业部门的单项安全与卫生立法,由一种框架法令取而代之,这种框架法令要覆盖所有的行业和所有的劳动者。该报告还建议,为消除用人单位对职业安全与卫生的反感情绪,应提高雇主和劳动者对政策制定和实施的参与程度。该报告成为了国家和国际范围内进行改革的动力,促进了职业安全卫生法规从详细的技术标准向强调雇主职责和劳动者的权利与义务方向的根本转变。

这种强调加强政治意志,提倡覆盖所有行业,鼓励劳动者参与和制定综合的职业安全卫生框架法令的新思维,在 ILO 的职业安全卫生工作活动中得到了回应和发展。1975 年,国际劳工大会通过了一项决议,呼吁各国制定国家政策和用人单位政策。这是职业安全与卫生工作转向“管理”的第一步。这种规定雇主责任和劳动者权利与义务的做法在以后所制定的其他公约中得到了充分体现,它在赋予雇主和劳动者共同参与管理用人单位的职业安全与卫生服务、保证职业安全卫生政策更好地适应用人单位等方面起到了推动作用。

1976 年通过的“改善工作条件和工作环境国际计划”(PIACT)标志着 ILO 的职业安全与卫生观念的巨大进步。该计划的理念至今仍然具有重大意义,因为它要求把职业安全卫生政策与环境问题结合起来进行考虑。该计划同时明确了 ILO 和 WHO 的职能,即对职业安全卫生问题而言,WHO 是通过公共卫生战略、卫生政策和法律予以解决,在 ILO 则是通过改善工作条件和作业环境的劳工战略、三方参与机制和劳动法解决。该计划还为职业安全与卫生政策制定了一个综合模式，集中体现了需要对人类环境和作业环境采取更为综合性措施的理念。在这一理念的推动下，ILO 于 1977 年通过了《作业环境（空气污染、噪声和振动）公约》（第 148 号）及其建议书（第 156 号）。与之前的其他标准相比，这两个标准更加全面。

1981 年《职业安全与卫生公约》（第 155 号）及其建议书（第 164 号）的颁布具有全新的标志性意义，这两个标准除强调以综合方式处理职业安全卫生与作业环境问题外，还特别要求成员国制定、实施和定期审核协调一致的国家职业安全、卫生和作业环境政策。这两个标准的出台标志着标准制定的核心已不仅限于保护措施，而是开始转向对事故和职业病的预防上。155 号公约明确指出，国家的职业安全、卫生和作业环境政策的根本目标是"在合理可行的范围内，把作业环境中的危险因素减少到最低限度，以预防来自工作、与工作有关或在工作过程中发生的事故和对健康的危害"。

1981 年通过的《职业安全与卫生公约》（第 155 号）及其建议书（第 164 号），还未就"合并"那些针对单个议题通过和颁布的职业安全和卫生的法规规定作好准备。该公约对职业安全与卫生服务也仅作了非常简单的提及。几年以后，也就是 1985 年通过的《职业卫生服务公约》（第 161 号）及其建议书（第 171 号）对这个问题作出了更加全面而详细的规定，更加强调职业安全卫生中预防原则的重要性，对预防原则和措施也作出了详细和具体的规定。在此之后通过的一些公约也对预防性措施给予了高度重视，强调只有在危险不能避免、无法减少或消除的情况下才应该求助于保护措施。"人类工效学"的概念也首次在《职业卫生服务公约》及其建议书中出现，这从一个侧面反映了从传统的以保护为中心到重视预防的转变趋势。

2003 年国际劳工大会通过了《职业安全卫生全球战略决议》，要求成员国通过宣传培训，逐步建立发展国家预防性安全卫生文化，采取系统管理的方式完善和加强国家职业安全卫生体系的建设。2006 年 ILO 通过的关于《促进职业安全与卫生框架的公约》（第 187 号）和建议书（第 197 号）重申了需按照 1981 年《职业安全与卫生公约》（第 155 号）第 4 条的原则制定国家职业安全卫生和环境政策，要求成员国建立健全国家职业安全卫生体系和制定、实施、监测、评估并定期审查国家职业安全与卫生计划。这两个框架文书特别强调国家职业安全与卫生计划应当促进建立和保持预防性的安全与卫生文化。187 号公约还首次以国际法的形式定义"国家预防性安全与卫生文化"为："安全卫生作业环境作为权利在所有层面得到尊重的文化，这种文化使政府、雇主和劳动者在一个权利、责任和义务明确的制度下积极参与安全卫生作业环境的保障，这种文化体现了'预防第一'的原则。"迄今为止，在第 161 号公约颁布后不到 4 年的时间里，14 个国家正式批准了该公约，另外一些国家也已经进入实质批准程序，还有许多国家明确表明有意批准，目前正在准备阶段。

从立法技术的角度来说，这些趋势包括从规则向政策，从详细标准到综合标准以及从刚性、精确的规定向更加灵活的以过程为基础的规则的转变。具体而言，职业安全与卫生规定的内容和范围已经从主要重视作业场所的安全，转变为职业安全和卫生并举和使作业环境适应劳动者的能力和需要；从单纯的保护措施转变为对风险的综合预防、评价和管理。现代职业安全与卫生标准更加强调用人单位、劳动者及其代表在作业场所的安全和卫生方面所应发挥的作用、承担的责任和相互之间所应建立的良好合作关系。总之，环境应适应劳动者的能力和需要，要从单纯的保护措施转变为对风险的综合预防、评价和管理。

第三节　政策建议

一、国家职业卫生管理改革对策

（一）推进国家的职业安全健康体系建设

2000 年以来，我国的各种职业中毒事故和职业病的发生率呈明显上升的趋势，这不仅给人民的生命财产造成了巨大损失，而且影响着经济发展、社会稳定和我国的国家形象。针对目前我国的职业卫生安全状况，相关部门应采取先进的管理方法，改善职业安全卫生条件，科学预防危害因素，变事后处理为积极预防，全面推行职业卫生安全管理体系，这对于尽快遏制职业病上升的趋势非常必要。在这项工作中，政府管理部门对整个体系建设起着直接的引导作用。政府主管部门可以组建职业卫生管理的专业研究部门，鉴定、评审工艺场所及其各种生产设备的测量技术、控制工艺、生产布局等的合理性和安全性，建立具有中国特色的职业卫生管理体系，并通过各个部门的联合协作推进重点职业危害企业的管理体系建设，形成完备的管理体系，并逐步推进普通、一般职业危害企业建立职业卫生管理体系，并通过公平合理的评价方式对企业的职业卫生绩效给予年度综合测评，制定合理的奖惩机制。

（二）推进工会在职业卫生管理工作中的作用

应进一步加强工会对企业内部的职业卫生管理工作的监督作用，转变工会的机构设置方式以及资金来源，使工会能够游离于组织内部的管理，充分发挥其对劳动者的保护作用，更好地为职工利益服务。

（三）加大政府在职业卫生安全方面的资金投入

政府应加大在职业卫生安全方面的资金投入，用于职业卫生管理的基础研究、职业卫生管理人才的培养、职业卫生培训资料及内容的宣传、充实安全监督力量、建立覆盖全社会的职业卫生安全应急救援机制等。同时，应进一步加大媒体的作用，进行劳动保护宣传教育，对违反职业卫生管理的行为进行舆论监督。

（四）进一步完善职业卫生管理标准

政府应进一步加大对职业卫生管理标准的研究和修订。目前我国的一些管理标准与现实管理现状存在脱节现象，很多时候会出现标准异常严格，但现实状况难以满足标准的要求的情况。由于没有相应的管理标准，很多存在职业危害的因素难以在职业卫生管理中得到有效的控制。

（五）加强职业卫生监督管理力度。

我国新修订的《中华人民共和国职业病防治法》明确规定，企业的主要负责人对职业病防治工作负全面责任。该法同时规定，职业卫生监督检查部门也应对存在职业危害因素的企业进行职业卫生监督。随着职业卫生监督管理工作转入国家安全生产监督管理局，未来我国的职业卫生监督机制将更好地发挥作用，逐步降低企业职业病的发病率。

（六）进一步完善职业卫生法律法规的建立

我国自 20 世纪 50 年代便开始了对职业卫生管理工作的立法，时至今日，在职业卫生管理方面已形成了较完善的职业卫生法律体系。但在法条的文字描述中，一些具体的要求描述模糊，不同的人执行起来存在一定的偏差性，职业卫生法规所涵盖的范围不能确保涵盖所有的劳动者，法规所包含的情形也不够具体。若这些方面能有所改善，将大大提高我国职业卫生法规的可操作性。

二、用人单位的职业卫生管理改革对策

（一）用人单位主要负责人的重视

用人单位的主要负责人既是制度的制定者，又是推动制度实施最有效的推动者。用人单位主要负责人的重视是良好的职业卫生管理工作的关键。管理人员的以身作则将使企业内部形成一种自上而下的良好风气。在实践中，如果用人单位的领导者亲自参与日常的职业卫生安全管理活动，在会议和生产绩效中优先考虑劳动者的职业安全事务，给予安全管理人员以较高的级别和地位，将安全培训纳入各级人员的日常培训中，那么长此以往，就会在用人单位内部建立一种重视职业安全、重视职业健康的作风，各级领导在执行工作任务时，也会将本部门劳动者的职业保护工作作为工作的重点来进行持续管控。杜邦安全理论模型表明，在进行每一项工作任务前，若所有的劳动者都将安全健康作为其首要考虑的对象，那么用人单位的安全管理工作将上升到安全管理的“共产主义阶段”，即职业安全事故将不复存在。另外，用人单位的领导者除了应做到以身作则之外，还需要确保提供职业安全卫生工作所需要的人力、物力和财

力支撑。没有领导的支持,职业安全卫生工作就只能是纸上谈兵。

(二)建立职业卫生管理体系

目前,用人单位的职业卫生管理仅仅停留在合法的阶段,只是为劳动者提供基本的体检,但并不了解体检的目的是什么;只是为劳动者提供培训,但培训的内容在用人单位实践中又难以执行。很多用人单位虽然想改善职业卫生管理水平,但碍于缺乏相应的管理经验,在执行过程中往往会出现虎头蛇尾的现象。所以对于用人单位来讲,通过建立职业卫生管理体系这种成熟的管理模式来推进用人单位的职业卫生管理,不仅在方法上合理,同时也是一条捷径。

(三)切实搞好安全教育工作,预防职业病的发生

安全教育是搞好安全卫生工作、预防职业病发生的必不可少的一环。用人单位内部的培训会因为行业的不同而有所区别,但万变不离其宗,其基本形式会比较相似,培训的种类也存在一致性,大致会包括如下几种:①新进人员三级安全教育;②劳动者转岗、复工(离岗一年以上)再教育;③采用新工艺、新设备、新技术等的岗位操作培训;④管理人员专业技术培训和安全知识培训;⑤对各级领导及安全卫生管理人的专业及技术培训;⑥特种作业人员的专业及技术培训、复审;⑦全体劳动者的普及性安全教育及再教育。值得注意的是,如何保证培训效果是企业需要研究的课题。通常情况下,通过分析事故案例以及生动形象的画面会给劳动者留下深刻的印象,这将对提高培训质量有所帮助。

(四)加强前期预防工作

我国每年都会发生由于粉尘、化学因素等导致的职业病案例,每一起案例都有企业可以引以为戒的部分。企业应加强对职业病案例的分析总结,通过调查、分析、统计,并结合自身特点对有可能发生职业病的重点区域进行管控,以预防职业病的发生。

(五)关注劳动保护管理

劳动保护一直是职业卫生管理的一项重要内容。广义的劳动保护指的是国家和用人单位为保护劳动者在作业过程中的安全和健康所采取的立法、组织和技术措施的总称。本书所说的“劳动保护”指的是用人单位为减少职业病的患病概率,从本质安全角度为劳动者提供低毒或无毒的生产物料,提供有效的劳动保护设备设施,提供能够起到职业卫生防护作用的设备设施等一系列预防管理工作。其中,用人单位为劳动者提供劳动保护装备的主要管理内容包括对劳动保护用品的识别、选型、配备、维护、报废等流程。

出于资金方面的考虑,大多数用人单位的劳动防护用品配备不足,劳动者的自我保护意识也有待提高,有的劳动者甚至认为发放劳动防护用品还不如多发点钱实在。另外,劳动保护用品本身也存在问题,如佩戴舒适度问题或者用

起来比较麻烦等。用人单位应很好地贯彻“以人为本”的思想，加强对有毒有害作业场所的定期检测，配齐防护用品并教育工人正确使用，定期进行职业体检，建立工业卫生档案，切实保护好职工的安全与健康。

（六）营造积极的用人单位文化氛围

对于用人单位的文化建设，关键是要树立“以人为本”的核心价值观，围绕这个价值观建立相应的制度文化，进而形成外在形象和物质文化。用人单位若对劳动者的职业健康保护具有强烈的使命感，则在其整个业务运营过程中将会始终充满积极的人文氛围。用人单位应让接触职业病危害因素的劳动者参与到对风险评估和风险应对措施的决策过程中，通过管理层与劳动者的有效沟通来听取劳动者的意见，并将劳动者的建议与单位职业卫生管理相结合，最终解决问题。在执行人力资源规划中的互利策略中，将奖励策略与健康政策结合在一起也是很有效果的。

总之，无论是从劳动者自身权益的角度出发，还是为了用人单位的可持续发展，加强职业安全健康管理工作都应是用人单位管理的重要内容。

本章小结

本章首先对中国职业卫生管理的现状进行了描述，并分析了目前存在的主要不足之处，然后对美国、德国、英国、日本及世界劳工组织的职业卫生管理的先进经验进行了介绍，并经过归纳总结，给出了对中国职业卫生管理有借鉴意义的政策建议。

附录

附录一

职业病防治绩效评价指标体系研究专家咨询评议表(第一轮)

尊敬的专家:

您好!鉴于您的学识和成就,我们诚挚邀请您作为"职业病防治绩效评价指标体系构建"的咨询专家。

首先,感谢您对这项研究的参与与支持,我们对您付出的辛勤劳动表示最诚挚的感谢。

目前我国已处于职业病高发期和矛盾凸显期,职业病患者人数、死亡人数均居世界首位,职业病已成为重大的公共卫生问题和社会问题,本研究致力于构建一套科学、合理的职业病防治绩效评价指标体系,然后将其应用于实证研究,通过绩效评价提高职业病防治资源的利用效率,改善职业病防治的服务质量,从而切实维护我国劳动者的健康及相关权益。

本调查结果仅作科研研究之用,请您根据填表说明进行问卷填写,不要留空格,以免影响结果的完整性。

由于时间紧迫,敬请您在收到该量表后一周内填好并发回。衷心感谢您的大力支持!在完成调查后,我们将根据有关规定,向您支付一定的报酬,祝您工作顺利。

职业病防治绩效评价研究课题组

2012 年 3 月 12 日

联系人:张乐

联系方式电话:15106995825　　E-mail:sduzhangle@sina.cn

通信地址:山东省济南市文化西路 44 号山东大学公共卫生学院　250012

A 部分:专家基本情况问卷

1. 姓名________

2.您的工作单位________

3.您的工作单位性质________

1)行政管理部门 2)公共卫生机构 3)教学科研单位 4)医疗机构

4.至今您的工龄有________年

5.您的年龄________岁

6.您的专业技术职称________

1)正高 2)副高 3)中级 4)初级

7.您的性别________1)男 2)女

8.您的最高学位________

1)学士以下 2)学士 3)硕士 4)博士研究生

9.您的专业技术职称________

1)正高 2)副高 3)中级 4)初级

或您的职务________

1)司局级 2)处级 3)科级 4)其他

10.您目前所从事的主要专业领域是________

1)卫生管理 2)卫生经济 3)公共卫生 4)流行病与卫生统计 5)临床医学 6)其他(请注明)

11.您对职业病防治绩效评价项目的熟悉程度________.

1)很熟悉 2)比较熟悉 3)一般 4)不太熟悉 5)不熟悉

12.您的联系方式

1)通信地址________________________

2)办公电话________________________

3)E-mail ________________________

B部分:职业病防治绩效评价指标体系专家咨询评议表

填写说明:

1.本研究所要构建的职业病防治绩效评价指标体系是以行政区域为对象的,不涉及对职业病防治机构的评价。

2.本次指标体系在多次专题讨论后形成初稿,一级指标为投入、产出和结果三个维度,其中,投入是指在一定社会经济条件约束下,各行政区域开展职业病防治活动所需要的公共资源的综合,包括有形投入和无形投入两部分;产出是指在一定投入的基础上,通过职业病防治活动的开展,所产生的直接服务和产品的数量和质量,包括服务提供、依法行政和行业自律三部分;结果是投入和产出的终末环节,是对职业病防治工作目标的实现程度,包括健康促进和社会影响两部分。

3. 指标的重要性(1～9)指该指标的重要程度和代表性,按很重要、较重要、一般、较不重要、很不重要,分别赋值 9,7,5,3,1 分,对于介于两等级之间的可赋中间值。

4. 指标的可操作性(1～9)是指在实际评估工作中,获得该指标数据的难易程度和可信性,按操作性很好、操作性较好、一般、操作性较不好、操作性较好,分别赋值 9,7,5,3,1 分,对于介于两等级之间的可赋中间值。

5. 指标的敏感性(1～9)是指该指标对不同评价对象的区分能力,按敏感性很好、敏感性较好、敏感性一般、敏感较不好、敏感性不好,分别赋值 9,7,5,3,1 分,对于介于两等级之间的可赋中间值。

若您有修改意见,请先在“修改为”一栏处填写修改意见,然后再作选择。

表 1　　职业病防治绩效一级评价指标专家咨询表

评价指标	修改意见	重要性	可操作性	灵敏性
投入评价指标				
产出评价指标				
结果评价指标				

表 2　　职业病防治绩效二级评价指标专家咨询表

评价指标	修改意见	重要性	可操作性	灵敏性
1. 投入评价指标	1.1 有形投入			
	1.2 无形投入			
2. 产出评价指标	2.1 服务提供			
	2.2 依法行政			
	2.3 行业自律			
3. 结果评价指标	3.1 健康促进			
	3.2 社会影响			

表 3　　职业病防治绩效评价三级指标专家咨询量表

评价指标	修改意见	重要性赋值	可操作性赋值	灵敏性赋值
1.1　有形投入评价指标				
职业病防治经费占 GDP 的比例				
职业病防治经费占财政支出的比例				
职业病防治经费到位率				
人均职业病防治经费				
政府拨付占职业病防治经费的比例				
每万人拥有职业卫生监管人员数				
每万人拥有职业卫生专业技术人员数				
基础设施和仪器设备达标单位比例				
每一万接害劳动者拥有床位数				
职业病防治机构设置率				

您认为在“有形投入”方面还应该增加哪些指标：

职业病防治人员综合素质				
网络直报覆盖率				
职业病防治人员培训次数				
成立职业病防治工作领导小组				

续表

评价指标	修改意见	重要性赋值	可操作性赋值	灵敏性赋值
评价指标	修改意见	重要性赋值	可操作性赋值	灵敏性赋值
建立多部门协调机制				
制定职业病防治工作责任追究制度				
制定辖区职业病防治规划并组织实施				

您认为在“无形投入”方面还应该增加哪些指标：

2.1　服务提供

职业卫生培训率				
工作场所职业病危害因素检测率				
建设项目职业病危害预评价率				
建设项目职业病危害控制效果评价率				
职业健康体检率				
建设项目职业病危害评价质量指数				
职业病危害因素检测质量指数				
接触放射线工作人员个人剂量监测率				

续表

评价指标	修改意见	重要性赋值	可操作性赋值	灵敏性赋值
劳动者工伤保险覆盖率				

您认为在“有形投入”方面还应该增加哪些指标：

评价指标	修改意见	重要性赋值	可操作性赋值	灵敏性赋值

2.2 依法行政

职业病防治监管覆盖率				
严重职业病危害事故查处率				
职业病防治违法企业处罚率				
职业病防治违法企业处罚到位率				
监管企业占申报企业的比例				
职业危害事故及时处理率				

您认为在“依法行政”方面还应该增加哪些指标：

2.3 行业自律

建设项目“三同时”实施率				

续表

评价指标	修改意见	重要性赋值	可操作性赋值	灵敏性赋值
疑似职业病患者及时安排就诊率				
工作场所主要危害因素检测合格率				
职工健康监护建档率				
劳动合同职业病危害告知率				
职业病危害项目申报率				
专职职业卫生管理人员设置合格率				
健康监护费用在生产成本列出率				
评价指标	修改意见	重要性赋值	可操作性赋值	灵敏性赋值
职业病危害警示标志设置率				
职业病防治费用占生产投入的比例				
现有职业病患者享受国家规定的职业病待遇率				
职业病危害事故应急预案健全率				
职业病防治计划和实施方案健全率				

您认为在“行业自律”方面还应该增加哪些指标：

续表

评价指标	修改意见	重要性赋值	可操作性赋值	灵敏性赋值
3.1　健康促进				
劳动者职业病防治知识知晓率				
劳动者职业健康行为形成率				
亿元 GDP 生产安全与职业健康死亡率				
工矿商贸企业十万职工职业病患病率				
工矿商贸企业十万职工职业病罹患率				
新发尘肺病例年增长率				
新发职业病病例数				
评价指标	修改意见	重要性赋值	可操作性赋值	灵敏性赋值
您认为在“健康促进”方面还应该增加哪些指标：				
3.2　社会影响				
劳动者对职业卫生工作满意度				
用人单位满意度				
工业生产总值增长率				
伤残调整期望寿命年				
您认为在“社会影响”方面还应该增加哪些指标：				

附录二
职业病防治绩效评价指标体系研究专家咨询评议表(第二轮)

尊敬的专家：

您好！感谢您参加本课题的第二轮专家咨询。

在各位专家的热情参与和大力支持下，第一轮专家咨询得以顺利完成。在上一轮的专家咨询中，各位专家对指标体系的基本框架给予了充分的肯定，并对具体的指标提出了中肯的修改意见，在此，对您的指导表示衷心的感谢。

本次咨询量表是在第一轮专家咨询的基础上形成的，根据统计结果和专家意见，对有些指标进行了删除、修改等处理，并增加了一些指标，请您根据反馈意见，进行相应的赋值。本次咨询的目的是将第一轮的结果进行反馈，以便各位专家对指标体系的完善再次提出宝贵的意见。

由于时间紧迫，敬请您在收到该量表后一周内填好并发回。衷心感谢您的大力支持！在完成调查后，我们将根据有关规定，向您支付一定的报酬，祝您工作顺利。

职业病防治绩效评价研究课题组

2012 年 5 月 27 日

联系人：张乐

联系方式　电话：15106995825　E-mail：sduzhangle@sina.cn

通信地址：山东省济南市文化西路 44 号山东大学公共卫生学院　250012

一、一级指标评判

评价指标	重要性			可操作性			敏感性		
	第一轮咨询结果		第二轮咨询结果	第一轮咨询结果		第二轮咨询结果	第一轮咨询结果		第二轮咨询结果
	平均值	标准差		平均值	标准差		平均值	标准差	
1. 投入评价指标	8.22	0.8787		8.03	1.0624		8.16	1.5112	
2. 产出评价指标	8.27	0.9047		7.96	1.2449		8.06	1.6636	
3. 产出评价指标	8.20	0.9504		8.11	1.0519		8.22	1.3694	

二、二级指标评判

评价指标	重要性			可操作性			敏感性		
	第一轮咨询结果		第二轮咨询结果	第一轮咨询结果		第二轮咨询结果	第一轮咨询结果		第二轮咨询结果
	平均值	标准差		平均值	标准差		平均值	标准差	
投入评价指标									
1.1 有形投入	8.15	1.2535		8.25	1.0114		7.96	1.4973	
1.2 无形投入	7.98	1.6710		8.01	1.4754		7.37	1.6745	
产出评价指标									
2.1 服务提供	7.47	1.5956		8.11	1.6893		7.73	1.8946	
2.2 依法行政	7.32	1.6550		7.91	1.8770		7.42	1.6784	
2.3 行业自律	7.52	1.5123		7.28	1.5310		7.36	1.5640	
结果评价指标									
3.1 健康促进	8.04	1.5598		8.02	1.4709		8.01	1.3489	
3.2 社会影响	7.92	1.6173		8.11	1.4858		7.42	1.4291	

三、三级指标评判

评价指标	重要性			可操作性			敏感性		
	第一轮咨询结果		第二轮咨询结果	第一轮咨询结果		第二轮咨询结果	第一轮咨询结果		第二轮咨询结果
	平均值	标准差		平均值	标准差		平均值	标准差	
1.1　有形投入									
职业病防治经费占财政支出的比例	8.02	1.7227		7.62	1.6231		7.95	1.3658	
职业病防治经费到位率	7.80	2.0116		8.04	1.3716		7.25	1.6733	
政府拨付占职业病防治经费的比例	8.02	1.7628		8.12	1.1327		7.92	1.8382	
用人单位职业卫生投入占GDP的比例	新增			新增			新增		
万人拥有职业卫生监管人员数	7.26	1.5420		8.03	1.6718		7.63	1.2925	
万人拥有职业卫生专业技术人员数	7.31	1.4781		7.69	1.7118		7.60	1.4721	
专职职业卫生管理人员设置合格率	7.73	1.5414		7.31	1.4328		7.16	1.6117	
基础设施和仪器设备达标单位比例	7.46	1.5614		7.31	1.6740		7.67	1.5624	

续表

评价指标	重要性			可操作性			敏感性		
	第一轮咨询结果		第二轮咨询结果	第一轮咨询结果		第二轮咨询结果	第一轮咨询结果		第二轮咨询结果
	平均值	标准差		平均值	标准差		平均值	标准差	
职业病防治机构设置率	7.39	1.6029		7.62	1.4318		7.15	1.4672	
1.2. 无形投入									
职业病防治人员综合素质	7.44	1.3690		7.72	1.6799		7.83	1.3687	
网络直报覆盖率	7.26	1.5239		7.56	1.6768		7.04	1.7663	
2.1. 服务提供									
职业卫生培训率	7.96	1.3015		7.69	1.4980		7.58	1.4129	
工作场所职业病危害因素检测率	7.15	1.5658		7.58	1.5312		7.13	1.5900	
建设项目职业病危害预评价率	7.33	1.5598		7.21	1.5336		7.36	1.7333	
建设项目职业病危害控制效果评价率	7.68	1.5414		7.16	1.6003		7.22	1.8736	
职业健康体检率	7.67	1.3215		7.33	1.2358		7.41	1.5109	

续表

评价指标	重要性			可操作性			敏感性		
	第一轮咨询结果		第二轮咨询结果	第一轮咨询结果		第二轮咨询结果	第一轮咨询结果		第二轮咨询结果
	平均值	标准差		平均值	标准差		平均值	标准差	
建设项目职业病危害评价质量指数	7.54	1.5615		7.42	1.4810		7.06	1.1917	
职业病危害因素检测质量指数	7.61	1.6727		7.31	1.5102		7.52	1.8206	
出入院诊断一致率	新增			新增			新增		
职业病诊断与鉴定质量指数	新增			新增			新增		
2.2. 依法行政									
职业病防治监管覆盖率	8.21	1.7323		8.01	1.5107		7.99	1.4510	
严重职业病危害事故查处率	7.61	1.5410		7.56	1.6110		7.36	1.6302	
职业病防治违法企业查处率	7.38	1.6110		7.31	1.6309		7.28	1.6045	
职业病防治违法企业处罚到位率	7.56	1.3177		7.17	1.3264		7.43	1.5848	

续表

评价指标	重要性			可操作性			敏感性		
	第一轮咨询结果		第二轮咨询结果	第一轮咨询结果		第二轮咨询结果	第一轮咨询结果		第二轮咨询结果
	平均值	标准差		平均值	标准差		平均值	标准差	
监管企业占申报企业的比例	7.11	1.4448		7.26	1.7119		7.09	1.7030	
2.3. 行业自律									
建设项目“三同时”实施率	7.82	1.3490		7.26	2.0125		8.06	1.5435	
疑似职业病患者及时安排就诊率	8.04	1.4303		7.27	1.5412		7.94	1.2617	
职工健康监护建档率	7.25	1.6733		7.05	1.5193		7.21	1.3569	
职业病危害项目申报率	8.01	1.5515		8.05	1.2316		7.88	1.4318	
专职职业卫生管理人员设置合格率	7.73	1.5414		7.31	1.4328		7.16	1.6117	
职业病患者享受国家规定的职业病待遇率	7.73	1.3149		8.09	1.0120		7.52	1.7830	
职业病危害事故应急预案健全率	7.56	1.7328		7.67	1.4834		7.74	1.5031	

续表

评价指标	重要性			可操作性			敏感性		
	第一轮咨询结果		第二轮咨询结果	第一轮咨询结果		第二轮咨询结果	第一轮咨询结果		第二轮咨询结果
	平均值	标准差		平均值	标准差		平均值	标准差	
职业病防治计划和实施方案健全率	7.76	1.5171		7.92	1.5008		7.92	1.5008	
劳动者工伤保险覆盖率	7.57	1.6306		7.54	1.5118		7.35	1.2319	
3.1. 健康促进									
目标人群职业病防治知识知晓率	7.62	1.6231		7.17	1.7610		7.69	1.6103	
劳动者职业健康行为形成率	7.74	1.7082		7.06	1.5906		7.32	1.5006	
工作场所主要危害因素检测合格率	7.97	1.5836		7.06	1.2115		7.85	1.1108	
亿元 GDP 生产安全与职业健康死亡率	7.34	1.6214		7.76	1.1120		7.83	1.5715	
工矿商贸企业十万职工职业病罹患率	7.93	1.4552		7.73	1.4123		7.89	1.2316	
新发尘肺病例年增长率	7.86	1.2639		7.72	1.4251		7.31	1.7230	
3.2. 社会影响									
劳动者满意度	8.03	1.3009		7.32	1.2415		7.98	1.2321	
职业病患者中流动人口比重	新增			新增			新增		

附录三
职业病防治绩效评价指标权重专家咨询调查表

若您认为指标 I_m 比 I_n 重要，则在相应表格中填“+”号；若认为二者同等重要，则填“=”号；若认为 I_m 不如 I_n 重要，则填“−”号。在填写过程中必须遵循“传递性”原则：如果指标 I_m 比 I_k 重要，同时 I_k 比 I_n 重要，则 I_m 比 I_n 重要，反之亦然。

一、一级评价指标

评价指标	投入	产出	结果
投入	=		
产出		=	
结果			=

二、二级评价指标

1. 投入指标

评价指标	有形投入	无形投入
有形投入	=	
无形投入		=

2.产出指标

判断依据表

评价指标	服务提供	依法行政	行业自律
服务提供	=		
依法行政		=	
行业自律			=

3.结果指标

评价指标	健康促进	社会影响
健康促进	=	
社会影响		=

三、三级评价指标

1.1 有形投入

有形投入包括四个三级指标：职业病防治经费占财政支出的比例 C_1、用人单位职业卫生投入占 GDP 的比例 C_2、万人拥有职业卫生专业技术人员数 C_3、基础设施和仪器设备达标单位比例 C_4。

评价指标	C_1	C_2	C_3	C_4
C_1	=			
C_2		=		
C_3			=	
C_4				=

1.2 无形投入

评价指标	职业病防治人员综合素质	网络直报覆盖率
职业病防治人员综合素质	=	
网络直报覆盖率		=

2.1 服务提供

服务提供包括五个三级指标：职业卫生培训率 C_7、工作场所职业病危害因

素检测率 C_8、建设项目职业病危害预评价率 C_9、建设项目职业病危害控制效果评价率 C_{10}、职业健康体检率 C_{11}。

评价指标	C_7	C_8	C_9	C_{10}	C_{11}
C_7	=				
C_8		=			
C_9			=		
C_{10}				=	
C_{11}					=

2.2　依法行政

依法行政包括三个三级指标：职业病防治监管覆盖率 C_{12}、职业健康违法企业查处率 C_{13}、职业病防治违法企业处罚到位率 C_{14}。

评价指标	C_{12}	C_{13}	C_{14}
C_{12}	=		
C_{13}		=	
C_{14}			=

2.3　行业自律

行业自律包括三个三级指标：建设项目职业健康“三同时”实施率 C_{15}、职业病危害项目申报率 C_{16}、劳动者工伤保险覆盖率 C_{17}。

评价指标	C_{15}	C_{16}	C_{17}
C_{15}	=		
C_{16}		=	
C_{17}			=

3.1　健康促进

健康促进包括三个三级指标：目标人群职业病防治知识知晓率 C_{18}、工作场所主要危害因素监测合格率 C_{19}、工矿商贸企业十万职工职业病罹患率 C_{20}。

评价指标	C_{18}	C_{19}	C_{20}
C_{18}	=		
C_{19}		=	
C_{20}			=

3.2　社会影响

评价指标	劳动者对职业病防治工作的满意度	职业病患者中流动人口比重
劳动者对职业病防治工作的满意度	=	
职业病患者中流动人口比重		=

主要参考文献

一、英文文献

[1]Andrei Shleifer, Robert W. Vishny. *Corruption*. Quarterly Journal of Economics, 1992(2): 599-617.

[2]Arnold Levying. *A model for health projections using knowledgeable information*[*C*]. World Health Statistics Quart, 1984, 37:310.

[3]Avi Yacar Ellencweig. *Analyzing Health Systems: a modular approach*. Oxford University Press, 1992.

[4]Baldacci E, Guin-Sin M T, De Mello L. *More on the effectiveness of public spending on health care and education: a covariance structure model*. *J Int Dev*, 2003, 15: 709-725.

[5]Barbara Starfield. *Health Services Research: A working model*. The New England Journal of Medicine. 1973,19,132-135.

[6]Bena A, Berchialla P, Debernardi M L. *Impact of organization on occupational injury risk: evidence from high-speed railway construction*. Am J Ind Med, 2011, 54(6): 428-437.

[7]Brown B. Delphi process: *A methodology used for the elicitation of opinions of experts*. The Rand Corporation, 1968.

[8]Campbell J. *A Theory of Performance* [M]. In: N Schmitt & W C Borman(ed.). Personnel Selection in Organizations. San Francisco: Jossey-Bass Publisher, 1993:35-70.

[9]Castro-Leal F, Dayton L, Demery L. *Public spending on health care in Africa: does the poor benefit? Bull World Health Organ*, 2000, 78: 66-74.

[10]Claude Elwood Shannon, Warren Weaver. *The Mathematical Theory of Communication* [M]. Urbana: University of Illinois Press, 1949.

[11]Deadrick Diana L. Gardner Donard G. *Distributional Rating of Performance Levels and Variability: An Examination of Rating Validity in a Field Setting*. Group&Organization Management, 1997: 317-342.

[12]Deadrick Diana L. Gardner Donard G. *Performance Distributions: Measuring Employee Performance Using Total Quality Management Principles*. Journal of Quality Management, 1999: 225-241.

[13]Filmer D, Pritchett L. *The impact of public spending on health: does money matter?* Soc Sci Med, 1999, 49: 1309-1323.

[14]Fischer Richard J. *An Overview of Performance Measurement*. Public Management, 1994, 9: 2-8.

[15]Ghahramani A, Summala H. *A study of the effect of OHSAS* 18001 *on the occupational injury rate in Iran*. Int J Inj Contr Saf Promot, 2015, 24: 1-6.

[16]Godderis L, Johannik K, Mylle G. *Epidemiological and performance indicators for occupational health services: a feasibility study in Belgium*. BMC Health Serv Res, 2014, 14: 410-415.

[17]Gupta S, Verhoeven M, Tiongson ER. *Public spending on health care and the poor*. *Health Econ*, 2003, 12:685-696.

[18]H J Bernardin, R W Beatty. *Performance Appraisal: Assessing Human Behavior at work*. Boston: Kent Publishers, 1984:341-351.

[19]Johanna M, van Dongen, Marieke F, et al. *Trial-based economic Evaluations in occupational health-principles, methods, and recommendations*. J Occup Environ Med, 2014, 56(6): 563-572.

[20]John H Holland, Karl Sigmund. *Hidden Order: How Adaptation Builds Complexity*[J]. Nature, 1995.

[21]John H Holland. *Adaptation in natural and artificial systems: an introductory analysis with applications to biology, control, and artificial intelligence*[M]. Cambridge, Mass: MIT Press, 1992.

[22]John H Holland. *Emergence: from chaos to order*[M]. Reading, Mass: Addison-Wesley, 1998.

[23]Joseph P. Martino. *A review of selected recent advances in technological forecasting*. Technological Forecasting and Social Change, 2003(70):

719-733.

[24]Kevin R. Murphy, Jeanette Cleveland. *Performance appraisal: An organizational perspective* [M]. Allyn & Bacon publishers, 1991.

[25]L S Bacow. *Bargaining for Job Safety and Health*. Cambridge: Massachusetts MIT Press, 1980: 103-121.

[26]National Health Performance Committee. *Fourth national report on health sector performance indicators*. Sydney: NSW Health, 2000.

[27]Richard Thaler, Sherwin Rosen. *The Value of Saving Life Evidence from the Labor Market*. New York: National Bureau of Economic Research, 1976: 265-302.

[28]Robert Stewart Smith. *The Impact of OSHA Inspection on Manufacturing Injury Rates*. The Journal of Human Resources, 1979, 14(2): 145-170.

[29]Self S. Grabowski R. *How effective is public health expenditure in improving overall health? A cross-country analysis*. Appl Econ, 2003, 35: 835-845.

[30]Simeon Djankov, RafaelLa Porta. *The Regulation of Entry*. Quarterly Journal of Economics, 2002, 117(1): 1-37.

[31]T C Schelling. *The Life You Save May Be Your Own: Problems in Public Expenditure Analysis*. Washington DC: The Brookings Institution, 1968: 127-162.

[32]Tampa Emile. *Economic evaluation of interventions for occupational health and safety*. Oxford Univ Pr, 2008, 26(10): 1142-1144.

[33]The National Health Performance Committee. *National Health Performance Framework Report*. Brisbane Queensland Health, 2001.

[34]Tompa E, Verbeek J, van Tulder M W, et al. *Developing guidelines for good practice in economic evaluation of occupational health and safety intervention*. Scand J Work Environ Health, 2010, 36: 313-318.

[35]Uegaki K, de Bruijne MC, Lambeek L, et al. *Economic evaluations of occupational health interventions from a corporate perspective-a systematic review of methodological quality*. Scand J Work Environ Health, 2010, 36: 273-288.

[36]Uma G. Gupta and Robert E. Clark. *The theory and applications of DelphiTechnique: A Bibliography* (1975-1994). Technological Forecas-

ting and Social Change, 1996(53):185-211.

[37]van Dongen J M, Proper K I, van Wier M F, et al. *A systematic review of the cost-effectiveness of worksite physical activity and nutrition programs*. Scand J Work Environ Health, 2012, 38: 393-408.

[38]van Dongen J M, Tompa E, Clune L A, et al. *Bridging the gap between the economic evaluation literature and daily practice in occupation health: a qualitative study among decision-makers in the healthcare sector*. Implement Sci, 2013, 8: 57.

[39]Verbeek J, Pulliainen M, Kankaanpaa E, et al. *Transferring results of occupational safety and health cost-effectiveness studies from one country to another-a case study*. Scand J Work Environ Health, 2010, 36: 305-312.

[40]Wayne B Gray, John M Mendeloff. *The Declining Effects Of OSHA Inspections On Manufacturing Injuries*, 1979-1998. Industrial and Labor Relations Review, 2005, 58(4): 571-587.

[41]Wold H. Path Models with Latent Variables: The NIPALS Approach. In Quantitative Sociology: International Perspectives on Mathematical and Statistical Modeling. New York: Academic Press, 1975: 307-357.

[42]Yazdani A, Wells R. *Prevention of MSD within OHSMS/IMS: a systematic review of risk assessment strategies*. Work, 2012, 41(1): 5-7.

[43]Yoon S J, Lin HK, Chen G. *Effect of Occupational Health and Safety Management System on Work-Related Accident Rate and Differences of Occupational Health and Safety Management System Awareness between Managers in South Korea's Construction Industry*. Saf Health Work, 2013, 4(4): 201-209

二、中文文献

[1]《劳动保护》编辑部.《英国职业安全与卫生法(1974年)》简介[J]. 劳动保护,2000:18-19.

[2]艾尔巴比. 社会研究方法基础[M]. 4版. 邱泽奇译. 北京:华夏出版社,2010.

[3][美]贝塔朗菲. 一般系统论[M]. 林康义,等译. 北京:清华大学出版社,1987.

[4]边卫华. 电力企业实施职业安全健康管理体系安全绩效影响的分析[J]. 中国职业安全健康协会2005年学术年会论文集,湖北.

[5]蔡立辉.政府绩效评估[M].北京:中国人民大学出版社,2012.

[6]蔡立辉.政府绩效评估[M].北京:中国人民大学出版社,2012.

[7]蔡正茂.区域疾病预防控制绩效评估的方法学和指标体系研究[D].复旦大学博士学位论文,2009.

[8]陈长杰,马晓微,魏一鸣.基于多目标规划的中国可持续发展模式优化研究[J].中国管理科学,2004,12(5):91-96.

[9]陈嘉立,李学建.基于主成分和层次分析法的银行绩效评价研究[J].系统科学学报,2011,19(1):74-77.

[10]陈秋玲,肖璐,张青.地区安全生产的经济社会风险因子分析—基于我国面板数据的实证分析[J].华东经济管理,2011,25(3):51-56.

[11]陈全,温贺,陈波.基于二言语义的职业健康安全监管体系绩效评价[J].中国安全科学学报,2011,21(10):156-160.

[12]陈任.艾滋病综合防治绩效评价中防治活动和经济学指标研究[D].安徽医科大学硕士学位论文,2008.

[13]陈荣昌,刘敏燕,黄兵.美国职业卫生法规、监管及统计体系[J].中国安全科学学报,2007,17(3):15-20.

[14]陈瑞华.信息经济学[M].天津:南开大学出版社,2003.

[15]陈尚卿.施工项目经理绩效不可控因素评价方法及应用[D].大连理工大学硕士学位论文,2005.

[16]陈万明,卓越.层次分析法在地方政府绩效评估中的应用——一个实际案例的探讨[J].南京农业大学学报(社会科学版),2008,8(2):55-62.

[17]陈曦.农村区域公共卫生绩效评价指标体系研究[D].华中科技大学硕士学位论文,2009.

[18]陈小娥,雷光和,冯林林.职业病防治体系构建之管见——以公共管理理论为视角[J].中国卫生事业管理,2011(6):440-446.

[19]陈怡.公共财政支出绩效评价体系研究[D].厦门大学硕士学位论文,2009.

[20]程明熙.处理多目标决策问题的二项系数加权和法[J].系统工程理论与实践,1983,3(4):23-26.

[21]戴峰.疾病预防控制中心(CDC)应急能力评价模型的研究[D].同济大学硕士学位论文,2006.

[22]段莉琼,刘立国,郭黎.应用层次分析法确定道路属性指标的权重[J].海洋测绘,2004,24(3):44-446.

[23]樊洪涛.航空制造项目经理绩效评价中不可控因素的影响及修正[D].

南昌大学硕士学位论文,2007.

[24]方鹏骞,张治国,杨梅. TOPSIS 法在医院绩效评价中的应用[J]. 中国卫生统计, 2005, 22(3):169-170.

[25]房曰荣,沈斐敏. 福建省安全生产与经济社会发展关系研究[J]. 中国安全科学学报,2008,4(3):54-58.

[26]冯英俊,李成红. 二次相对效益——衡量企业经济效益的一种新指标[J]. 中国软科学,1995(7):30-37.

[27]冯英俊,王大伟,丁文恒. 绩效管理与管理有效性[J]. 中国软科学,2003(4):132-136.

[28]冯英俊,魏松贤,高欣. 管理有效性[J]. 哈尔滨工业大学学报,2000(2):76-78.

[29]冯志明. 深圳市龙岗区职业卫生执法能力现状调查[J]. 职业与健康,2013,29(23):3207-3209.

[30]高倩倩,邢秀凤,姚传金. 基于逐步回归分析的粮食产量影响因素研究[J]. 当代经济,2010(5):145-147.

[31]高树生. 德国的职业安全与健康管理[J]. 大视野(上半月刊),2012,7:31-32.

[32]郭岩. 卫生事业管理[M]. 北京:北京医科大学出版社,2003.

[33]郭玉莲. 地方公共卫生支出项目绩效评价指标体系研究[D]. 武汉理工大学硕士学位论文,2008.

[34]韩学义. 基于平衡计分卡的地方政府绩效考核研究[D]. 中国矿业大学博士学位论文,2010.

[35]杭一平,熊敏如,陈小春. 职业病防治法律法规与控制职业病危害效果的影响因素[J]. 实用预防医学,2005,12(2):371-376.

[36]郝模. 卫生政策学[M]. 北京:人民卫生出版社,2005.

[37]何琴. 我国职业安全规制问题研究[D]. 吉林大学硕士学位论文,2007.

[38]黄金碧,金晓斌. 基于主成分分析的全国城乡统筹发展评价研究[J]. 河南科学,2009,27(12):1602-1607.

[39]黄盛仁. 一个评判组织职业安全健康管理体系绩效的模型[J]. 中国职业安全卫生管理体系认证,2003(2):24-26.

[40]黄新建,李若山. 基于主成分分析的房地产业的业绩评价模型[J]. 企业管理,2006(5):163-165.

[41]蒋冰玲. 加权 TOPSIS 法在综合评价职业卫生管理中的应用[J]. 中国职业医学,2008,35(4):316-317.

[42]金泰廙.职业卫生与职业医学[M].6版.北京:人民卫生出版社,2008.

[43]柯娜.政府职业健康监管成本及收益研究[D].华北电力大学(北京)硕士学位论文,2011.

[44]肯尼斯·阿罗.社会选择:个性与多准则[M].钱晓敏,等译.北京:首都贸易大学出版社,2000.

[45]蓝恭彦.我国国家职业病管理的缺失与多元化管理模式的构建[D].山东大学硕士学位论文,2006.

[46]李国红,胡善联.医院绩效评价研究[J].中国医院,2002,6(8):24.

[47]李洁雪.艾滋病综合防治绩效评价指标体系研究[D].安徽医科大学硕士学位论文,2007.

[48]李林贵.山东省新型农村合作医疗评价研究[D].山东大学博士学位论文,2006.

[49]李绍奎.艾滋病综合防治绩效评价中需求评价与组织保障评价指标研究[D].安徽医科大学硕士学位论文,2008.

[50]李甜甜,谢宏,马骏.基于层次分析法的企业职业健康绩效考核体系及权重研究[J].华北科技大学学报,2015,12(6):78-81.

[51]李霞.艾滋病综合防治绩效评价中防治效果、满意度和反应性指标研究[D].安徽医科大学硕士学位论文,2008.

[52]李小三,崔文彩,赵云胜.企业安全投资现状及其利益博弈分析[J].中国公共安全,2006,7(4):59-62.

[53]李新旭,徐汉成,李游.中国结核病防治规划监控与评价指标可信性研究[J].中国预防医学杂志,2010,11(12):1202-1206.

[54]李亚曼.济南市社区卫生服务中心绩效评价指标体系及薪酬影响因素研究[D].山东大学硕士学位论文,2008.

[55]李政,钟永红.基于岭回归分析法的中国区域经济差异影响因素分析[J].统计与决策,2006(2):103-106.

[56]李祚泳,邓新民.人工神经网络在台风预报中的应用初探[J].自然灾害学报,1995,4(2):86-90.

[57]梁万年.卫生事业管理[M].2版.北京:人民卫生出版社,2007.

[58]梁耀元.社区卫生服务居民满意度评价指标赋权方法的探讨[D].广西医科大学硕士学位论文,2010.

[59]刘飞鹰,董柏青,王喜文.运用特尔菲法建立结核病防治效果综合评价指标体系[J].中国卫生统计,2009,26(1):96-97.

[60]刘国柱,孙云伟,杨振宇.TOPSIS法运用于临床科室绩效评价的探讨

[J]. 中国卫生统计,2008,25(6):671-672.

[61]刘惠萍. 基于网络层次分析法(ANP)的政府绩效评估研究[J]. 科学学与科学技术管理,2006(6):111-115.

[62]刘蕾. 我国职业安全卫生法律体系现状调查及问题分析[J]. 徐州工程学院学报,2010,25(3):10-13.

[63]刘颖芬,占济舟. 比例标度一致性比较的新方法[J]. 统计与决策,2007(15):17-18.

[64]刘玉红. 浅谈我国职业病防治现状及对策[J]. 职业卫生,2007,7(2):35-36.

[65]柳利利. 偏最小二乘回归在大坝安全监测资料分析中应用研究[D]. 西安理工大学硕士学位论文,2008.

[66]罗万军,谭晓东,谢洁广. 结核病防治效果综合评价指标体系研究[J]. 公共卫生与预防医学,2010,21(1):9-13.

[67]孟华. 推进以公共服务为主要内容的政府绩效评估——从机构绩效评估向公共服务绩效评估的转变[J]. 中国行政管理,2009(2):16-20.

[68]倪锦标,王金敖. 江苏省职业卫生服务机构现状及对策研究[J]. 职业与健康,2011,27(2):214-217.

[69]宁禄乔,于本海. 结构方程模型-偏最小二乘法理论与应用——以软件项目绩效评价为例[M]. 北京:北京理工大学出版社,2012.

[70]彭国甫. 地方政府公共事业管理绩效模糊综合评价模型及实证研究[J]. 数量经济技术经济研究,2005(7):129-136.

[71]沈林. 社区公共卫生服务绩效评价研究[D]. 浙江大学学位硕士论文,2009.

[72]盛宇华,方志军,王平. 企业高层管理人员考评模式研究[J]. 中国工业经济,2002(10):73-75.

[73]孙胤羚. 职业卫生管理政策分析与评价研究[D]. 山东大学博士学位论文,2014.

[74]孙振球,王乐三. 医院综合评价及其应用[M]. 北京:北京工业出版社,2006.

[75]孙振球,徐勇勇. 医学统计学[M]. 北京:人民卫生出版社,2002.

[76]汤海滢,胡永华,康辉. 加权 TOPSIS 法综合评价职业卫生管理状况的探讨[J]. 中国工业医学杂志,2007,20(1):20-22.

[77]汤海滢,康晓平,康辉. 用层次分析法确定职业卫生管理综合评价指标的权重系数[J]. 中国卫生监督杂志,2006,13(2):88-91.

[78]汤海滢,康晓平,康辉.职业卫生管理综合评价指标的筛选[J].中国公共卫生,2005,21(2):198-200.

[79]唐月红,薛茜,陈景春.基于平衡计分卡的公立医院绩效评价指标体系[J].中国医院管理,2008,28(5):56-57.

[80]唐月红,薛茜,汪平.加权综合指数法在平衡计分卡评价医院绩效中的应用[J].中国医院统计,2007,14(4):301-303.

[81]陶菊春,吴建民.综合加权评分法的综合权重确定新探[J].系统工程理论与实践,2001(8):43-48.

[82]汪崇鲜.北京市安全生产与经济社会发展耦合关系研究[J].中国安全科学学报,2008,18(5):61-65.

[83]王道平,王煦.基于 AHP/熵值法的钢铁企业绿色供应商选择指标权重研究[J].软科学,2010,24(8):117-122.

[84]王芳.社区卫生服务绩效评价指标体系研究[J].中国全科医学,2008,11(1):77-79.

[85]王海立.山东省新型农村合作医疗运行绩效评价研究[D].山东大学硕士学位论文,2012.

[86]王奎.社区卫生服务绩效评价研究[D].江苏大学硕士学位论文,2010.

[87]王磊.中国职业安全规制改革研究[D].辽宁大学博士学位论文,2009.

[88]王明科,黄家运,曾世培.应用德尔菲法构建乡镇级结核病防治效果评价体系[J].卫生软科学,2012,26(1):70-72.

[89]魏一鸣,万庆.基于神经网络的自然灾害灾情评估模型研究[J].自然灾害学报,1997,6(2):1-6.

[90]文献忠,陈维清,卢次勇.广州市六所中学初中男生吸烟行为影响因素的结构模型[J].中华流行病学,2006,27(3):234-237.

[91]文彦莹.平衡计分卡在政府部门绩效评估中的应用研究[D].云南师范大学硕士学位论文,2013.

[92]夏永胜.基于逻辑框架法的政府公共项目绩效评价研究[D].厦门大学硕士学位论文,2008.

[93]肖友立,陈伯良,刘霭成.湖南省职业病防治机构能力状况调查[J].中华劳动卫生职业病杂志,2014,32(2):115-116.

[94]徐凌忠.现代结核病控制政策评价[M].济南:山东大学出版社,2011.

[95]徐秀娟.结构方程模型及其在医学研究中的应用[D].山西医科大学硕士学位论文,2004.

[96]徐泽水.多属性决策的组合赋权方法研究权重[J].中国管理科学,

2002,10(2):84-87.

[97]许和连,赖明勇,钱晓英.外商直接投资影响因素的偏最小二乘回归建模分析[J].中国管理科学,2002,10(5):20-25.

[98]杨甲文.职业安全健康管理体系的理论及应用绩效研究[D].中国矿业大学硕士学位论文,2006.

[99]杨武,苗志敏,杨松凯.主管护师综合评价指标体系权重的研究[J].中国医院管理,2009,29(6):47-49.

[100]袁政.政府绩效评估权重设计中 AHP 法之改进[J].统计研究,2008,25(7):39-44.

[101]曾光. 现代流行病学方法与应用[M].北京:北京医科大学与中国协和医科大学联合出版社,1994.

[102]张斌.基于主成分回归分析法的新疆农业经济增长影响因素评价[J].新疆财政大学学报,2008(4):27-31.

[103]张红霞,沈志文,张兆梁.基于模糊综合评价的地方政府绩效评估模型[J].科学技术与工程,2006,6(7):854-863.

[104]张敬东,左含.基于聚类分析的中小企业职业健康管理研究[J].工业安全与环保,2015,41(10):95-99.

[105]张俊霞,张浩.逻辑框架法在 GEF 海河项目评估中的应用分析[J].水利经济,2009(3):56-59.

[106]张乐,曹爽,李士雪.层次分析法的改进及其在权重确定中的应用[J].中国卫生统计,2016,33(1):154-155.

[107]张乐,曹爽,李士雪.职业病防治绩效影响因素分析[J].中国卫生统计,2016,33(2):202-203.

[108]张乐,徐凌忠.新型农村合作医疗定点医疗机构监管策略的假设与检验[J].中国经济卫生,2012,31(8):50-51.

[109]张乐.职业病防治绩效评价及分析研究[D].山东大学博士学位论文,2014.

[110]张敏.用人单位职业病防治工作评估指南[J].中国卫生监督杂志,2010,17(1):23-27.

[111]张胜林.健康行为改变理论统计模型研究——结构方程模型的应用[D].华中科技大学硕士学位论文,2009.

[112]张维迎.博弈论与信息经济学[M].上海:上海人民出版社,2004.

[113]张学智.基于岭回归的中国技术进步影响因素实证分析[J].经济研究导刊,2011(26):264-265.

[114]张莹.安全生产监管博弈分析[D].山东大学硕士学位论文,2007.

[115]张振强.基于逐步回归分析的财政收入模型研究[J].经济研究导刊,2009(5):94-96.

[116]中国疾病预防控制中心.督导与评估术语表[S].

[117]周小燕.职业健康与安全管理体系的培训、危险源辨识和绩效测量规范运行研究[D].四川大学博士学位论文,2006.

[118]朱俐冰,程丽,刘亚青.加权逼近理想解排序法在评价行业职业卫生管理情况中的应用[J].中国职业医学,2010,37(1):51-52.

[119]庄俊汉.中国公立医院院长委托代理绩效管理研究[D].华中科技大学博士学位论文,2007.

[120]庄霞,尹爱田,任旭功.构建综合医院关键绩效评价指标体系研究[J].中华医院管理杂志,2006,22(5):352-355.

[121]庄霞.综合医院关键绩效评价指标体系研究及应用[D].山东大学硕士学位论文,2006.

[122]邹积志.威海市新型农村合作医疗绩效评价研究[D].山东大学硕士学位论文,2007.